Naturheilkunde

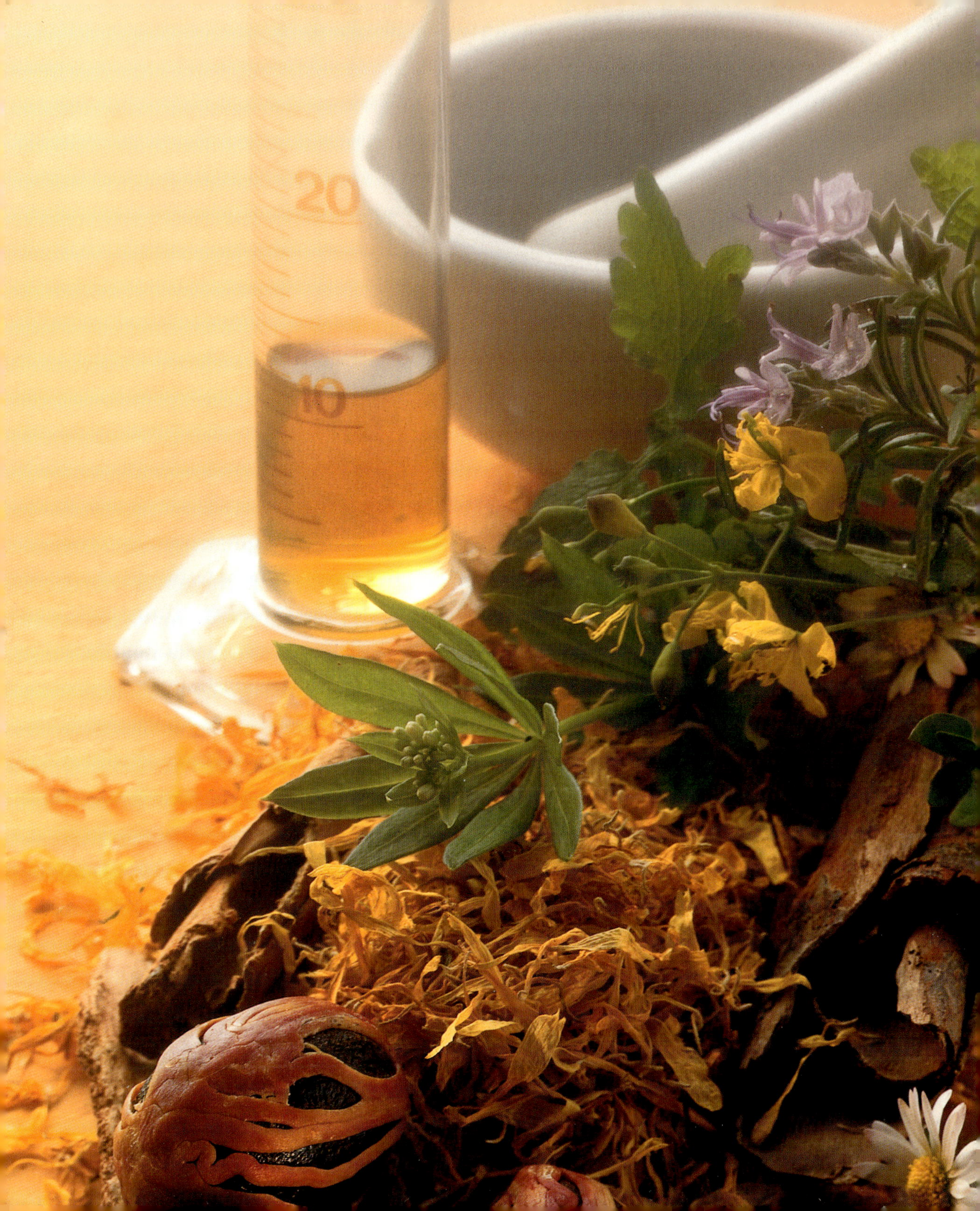

20
10

Peter Oppliger

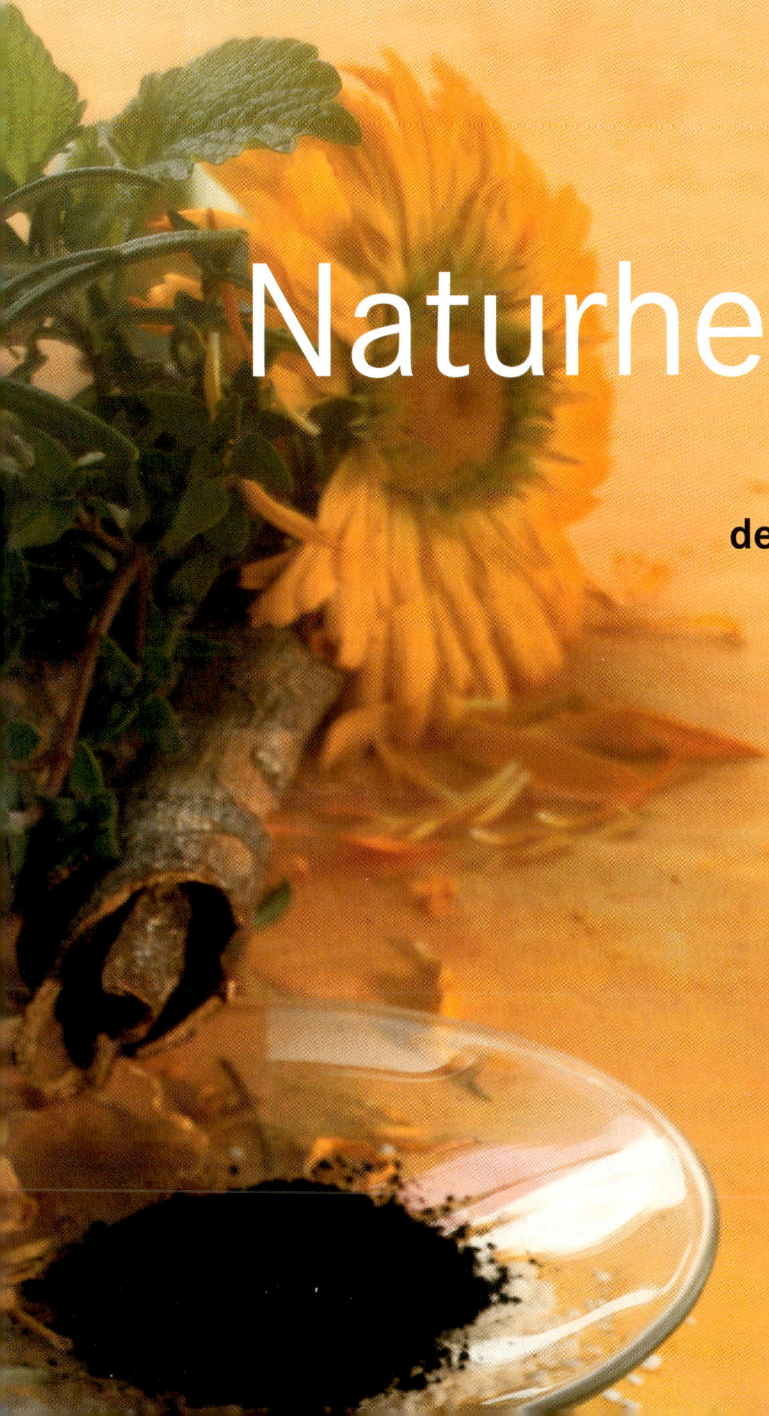

Naturheilkunde

Geheimnisse der natürlichen Heilkräfte, ihre Wirkungsweisen und Anwendungen

AT Verlag

Inhaltsverzeichnis

Einleitung

Es gibt viele sinnvolle Gründe, sich ernsthaft mit den Heilkräften der Natur zu befassen.

Die pflanzlichen, mineralischen und teilweise auch tierischen Rohstoffe bildeten in jeder Kultur, auch bei den so genannten Urvölkern, die Grundlagen zur Herstellung von Heilmitteln. Daraus entstanden im Laufe der Zeit die modernen Medikamente. Trotz den heutigen wissenschaftlichen Erkenntnissen darf das traditionelle Wissen über altbewährte Anwendungen von Heilpflanzen und Naturheilmitteln als Basis der Heilkunst nicht verloren gehen. Es wäre absurd, wenn das, was während Tausenden von Jahren und in vielen Kulturen der Menschheit diente, wertlos sein sollte und ausschliesslich durch Produkte der Chemie ersetzt würde.

Die pflanzlichen Heilmittel und die daraus entwickelten Heilmethoden wie Homöopathie, Spagyrik und andere lassen sich, wenn richtig ausgewählt, mit einigem Grundwissen ideal in der Selbstmedikation (siehe Seite 67) anwenden. Bei richtiger Wahl und Dosierung ist die Gefahr von Nebenwirkungen sehr klein und niemals gefährlich. Trotzdem sind Naturheilmittel sehr wirkungsvoll.

Fundiertes Wissen über die Heilpflanzen und Naturheilkunde macht es leichter, im heutigen, oft verwirrenden Angebot, die richtige Wahl zu treffen. Es ist nicht gut, nur auf die Werbung zu vertrauen.

Seriöse Fachleute der Naturheilkunde werden niemals alle moderne Medizin ablehnen, sondern im richtigen Mass individuell die idealen Mittel wählen oder gar Tradition mit modernen Erkenntnissen kombinieren.

Naturheilmittel sind weltweit sehr preisgünstig. Der richtige Einsatz von natürlichen Heilmitteln kann helfen, den Missbrauch von Medikamenten und die Kosten im Gesundheitswesen vernünftig zu senken.

Das Studium der Heilpflanzen und generell der Naturheilkunde ist zudem ein Weg, der Natur mit ihren enormen Heilkräften, den Naturgesetzen sowie einer Lebensweise *mit* und *nicht gegen* die Natur wieder näher zu kommen. Der Einblick in die faszinierende Geschichte der Naturheilkunde ist der erste Schritt dazu.

Geschichte

Das gesamte Wissen der Menschheit, alle Aktivitäten sind mit der Zeit, mit jeder Kulturepoche gewachsen, haben sich gewandelt und weiterentwickelt. Woher kommt das heutige Wissen der Naturheilkunde? Welche Aspekte der Geschichte und der Entwicklung der Menschheit haben dieses Wissen gefördert?

Die Pflanzen und natürlich auch die Heilpflanzen sind viel älter als die Menschheit. So ist auch die Naturheilkunde viel älter als die pharmazeutische Industrie. Heute nimmt die Bedeutung der Naturheilkunde mit präventiven Heilmitteln sowie auch im therapeutischen Anwendungsbereich wieder zu.
Wir leben aber auch in einer Zeit, wo alles Alte wieder auflebt und zu Recht oder Unrecht aktualisiert und oft allzu sehr verherrlicht zu einem Modetrend wird. Das, was uns vergangene Kulturen hinterlassen, ist in jedem Fall äusserst interessant, aber nicht immer leicht zu interpretieren. Die Gefahr, alles Fremde aus anderen Kontinenten zu idealisieren und dabei unsere eigenen Heilkräuter zu vernachlässigen, ist gross. Wenn wir sachlich bleiben, können wir jedoch von allem lernen.

Vergangene Kulturen

Sehr altes medizinisches Wissen, wie aus den Hochkulturen der Ägypter, Inkas und Mayas, ist kaum nachvollziehbar. Papyrusrollen aus dem Jahre 2400 v. Chr. bezeugen jedoch, dass die Ägypter schon sehr früh Spezialärzte kannten. Es scheint, dass ihre Wissenschaft, zumindest teilweise, an die Griechen übergegangen ist.
Die Nachfahren der Inkas, Mayas und Arawaks, die verschiedenen Indios aus Mittel- und Südamerika waren durch ihre Naturverbundenheit und Pflanzenkenntnisse bekannt. Von ihnen konnten europäische Forscher im 18., 19. und 20. Jahrhundert wertvolle Kenntnisse tropischer und subtropischer Heilpflanzen lernen. Als bekanntestes und wertvollstes Beispiel gilt sicher die Einführung des Sonnenhuts *(Echinacea)* nach Europa.
Drei vorchristliche asiatische Hochkulturen sowie die grosse griechische Epoche haben die Geschichte der europäischen Heilkunde und vor allem die moderne Naturheilkunde nachhaltig beeinflusst:

Ab 2000 v. Chr. – China

Hier liegt der Ursprung der Akupunktur, der Akupressur und des I Ging, alles zusammen eines beinahe unfassbar hohen Wissensstandes. Die Eigenarten der Traditionellen Chinesischen Medizin beinhalten grosse Kenntnisse der Heilpflanzen, des menschlichen Organismus bis hin zu den

feinsten Meridianen (Energiebahnen). Die Einteilung von Krankheiten, Heilmitteln und Nahrungsmitteln erfolgte nach den gegensätzlichen und sich doch ergänzenden Kräften von Yin und Yang.
Aus Heilpflanzen wurden schon sehr früh Pillen, Tabletten, Pulver und Pasten hergestellt; Kräuteraufgüsse waren selten. Praktisch nur aus den Blättern der Teepflanze *(Camellia sinensis)* wurde der Tee als Gesundheitsgetränk aufgegossen, aus welchem dann ein Volksgetränk wurde.
Die Chinesische Medizin lebt weiter und geniesst in China neben der modernen Medizin einen sehr guten Ruf, welcher durch anerkannte Schulen gefördert wird. Noch im Jahre 1950 wurde von den Ärztegesellschaften Europas die Akupunktur völlig abgelehnt und war verpönt. Heute, einige wenige Jahrzehnte später, wird in vielen Kliniken und Spitälern Chinesische Medizin, hauptsächlich Akupunktur und Anmo-Massage, praktiziert. Chinesische Naturärzte kennen meist die europäischen Heilpflanzen, europäische Ärzte die chinesischen Heilpflanzen zu wenig. Dadurch ist eine Synthese von chinesischem und europäischem Heilpflanzenwissen noch nicht weit entwickelt. Die Nutzung der Ginsengwurzel macht hier eine Ausnahme.
Die ebenfalls traditionellen chinesischen Anwendungen von Pulvern aus Hirschgeweih, Hundepenis oder den Nasenhörnern des Nashorns als Potenzmittel gehörten in die Welt des Aberglaubens und ist ebenso unsinnig sind und verwerflich wie das Trinken von Schlangen- oder Bärengalle.

Ab 1500 v. Chr. – Indien
Nicht nur der Kern der östlichen Philosophie mit den verschiedenen Yogasystemen, auch die ayurvedische Medizin stammt vom indischen Subkontinent.
Die Veden sind die in Sanskrit (älteste, vollständig interpretierbare Sprache der Welt) verfassten philosophischen Werke. Die Ayurveden sind die medizinischen Lehren aus der Zeit der indischen Hochkulturen. Diese beinhalten die Anwendung von Heilpflanzen sowie Salz, Wasser und mineralischen Stoffen. Grösste Bedeutung hat die vollkommene Reinigung von Körper, Seele und Geist, Ruhe und Entspannung sowie Hygiene und Ernährung.
In Europa und Asien sind ayurvedische Kuren zu einem Modetrend geworden. Dagegen ist nichts einzuwenden, wenn solche Kuren nicht als allein selig machend empfohlen werden und nicht zu Fanatismus führen! Von anderen Kulturen zu lernen heisst nicht, alles ungeprüft und unverstanden zu übernehmen.

Ab 1000 v. Chr. – Tibet

Die tibetische Medizin ist zweifellos von Norden durch China und von Süden durch Indien (Ayurvedik) beeinflusst worden. Typisch für die Medizin der Tibeter ist die Verarbeitung von sehr vielen verschiedenen Pflanzen und mineralischen Stoffen zu einem Präparat, welches meist als Pulver oder gepresste Tabletten verabreicht wird.

Eine weitere Eigenart der tibetischen Medizin ist – viel mehr als in Indien – der Einbezug der Astrologie in die Heilkunde.

Viele tibetische Rezepte haben seit einigen Jahrzehnten die westliche Naturheilkunde inspiriert, obwohl es für die heutige Auffassung schwer verständlich ist, dass tibetische Rezepturen oft über dreissig verschiedene Pflanzen für ein Mittel vorschreiben. Die moderne westliche Naturheilkunde lässt pro Präparat kaum mehr als 5 bis 10 verschiedene Bestandteile zu. Man nimmt an, dass zu viele und demnach pro Heilpflanze nur in kleinen Mengen vorhandene Bestandteile gar nicht wirksam sein könnten. Einige in europäischen Ländern zugelassene tibetische Heilmittel mit Rezepturen von 28 verarbeiteten Pflanzen haben jedoch ihre Wirksamkeit auch in klinischen Tests bewiesen.

Diese alten Heilmethoden der Chinesen, Inder und Tibeter haben gemeinsam, dass die feinstofflichen Energien, welche noch nicht alle ins moderne wissenschaftliche System integriert sind, wichtige Faktoren bilden. Diese werden nebst der Beurteilung von Gesichtsausdruck, Augen, Haut, Haaren, Körperausdünstungen erfolgreich in die Diagnosen einbezogen.

Ab 500 v. Chr. – Griechenland

Von 460–377 v. Chr. lebte und wirkte Hippokrates, der berühmteste Arzt der Geschichte. Durch das Erbe der Ägypter und hauptsächlich durch den Einfluss der Gelehrten und Philosophen Sokrates, Platon und Pythagoras sowie der Ärzteschule von Hippokrates auf der Insel Kos wurde die griechische Heilkunst sehr stark von Ethik und Philosophie geprägt. Damit erklärt sich auch der Inhalt des heute noch gültigen Hippokratischen Eides. Ein Auszug aus der ursprünglichen Fassung gibt einige Denkanstösse:

«Ich schwöre beim Heilgott Apollo und bei Asklepios, bei Hygieia und Panakeia sowie bei allen Göttern und Göttinnen, und ich rufe sie als Zeugen dafür an, dass ich, soweit es in meinem Vermögen und in meinem Verständnis liegt, folgenden Eid und folgende Verpflichtung erfüllen werde: Ich werde meinen Lehrer in dieser Kunst so hoch wie meine Eltern achten (...). Seine Söhne werde ich als meine Brüder betrachten und sie in der Heilkunst unterrichten

(...) ohne Entgelt und ohne Vertrag. Ich werde die Lehren, sowohl die mündliche Unterweisung wie alles, was zu diesem Fach gehört, an meine Söhne und an die Söhne meines Lehrers, ferner an die Schüler weitergeben, die auf das ärztliche Gesetz schriftlich verpflichtet und vereidigt sind (...). Meine ärztlichen Verordnungen werde ich zum Nutzen der Kranken geben, soweit ich es vermag und verstehe. Was Verderben und Schaden bringt, will ich von ihnen fernhalten. An niemand werde ich ein tödlich wirkendes Gift abgeben, auch dann nicht, wenn man mich darum bittet, ich werde auch keinen solch verwerflichen Rat erteilen, ebensowenig werde ich einem Weib ein Mittel zur Vernichtung des keimenden Lebens geben. (...) Ich werde niemals an Steinleidenden den Steinschnitt selbst vornehmen, sondern solches Tun Leuten überlassen, zu deren Beruf dies gehört. In alle Häuser, in wie viele ich auch kommen mag, werde ich zum Heil der Kranken eintreten und mich jeden vorsätzlichen Vergehens und jeder schädlichen Handlung enthalten, insbesondere geschlechtlicher Handlungen, sowohl gegenüber dem weiblichen wie dem männlichen Geschlecht, den Freien gegenüber wie den Sklaven. (...) Wenn ich diesen Schwur halte und nicht breche, so möge ich den verdienten Lohn für mein Leben und Wirken ernten und möge geachtet sein unter meinen Mitmenschen für alle Zeit. Übertrete ich aber diesen Schwur und werde ich meineidig, so soll das Gegenteil davon mir widerfahren.»

Zwei weitere Lehrsätze des berühmten Arztes haben heute ebenso Gültigkeit wie vor über 2000 Jahren: *«Der erkrankte Mensch muss bereit sein, seine Lebensweise zu überprüfen und diese allenfalls zu ändern.»* und *«Tausende essen sich zu Tode, ehe einer stirbt an Hungersnot.»*

Der zweite Satz trifft sicher nicht für die Dritte Welt zu, umso mehr aber für die modernen westlichen Zivilisationen. Hippokrates, der wie viele der griechischen Philosophen vegetarisch lebte, kannte die Zusammenhänge von Zivilisationskrankheiten und übermässiger, falscher Ernährung. Wenn wir diese Erkenntnisse und Philosophien annehmen, so haben wir von den Griechen sehr viel gelernt. Naturheilkunde und gesunde Lebensweise gehören zusammen!

Europa im Mittelalter

Etwa bis zum Jahre 700 ist die europäische Geschichte der Heilkunde im Dunkeln. In den Klöstern pflegten Mönche das Wissen, wurden Kräuter- und Gewürzgärten angelegt, Klosterschulen gegründet und Bücher verfasst.

Durch den Einfall der Araber (Mauren) in Spanien im Jahre 711 gelangte das medizinische Wissen von Nordafrika nach Südeuropa.

Karl der Grosse förderte den Anbau von Heilpflanzen, hauptsächlich in den schon bestehenden Klostergärten. Die italienischen Klöster Monte Cassino und Salerno waren lange Zeit die grossen Vorbilder im Heilpflanzenanbau. Unter den Mönchen gab es Gelehrte, welche der lateinischen und griechischen Sprache kundig waren und so auch fremdländische Schriften, die durch die Tempelritter oder auf Handelswegen nach Europa gelangten, verarbeiten konnten.

Die Benediktinerin Hildegard von Bingen war eine berühmte deutsche Mystikerin, Seherin und Heilerin. Sie befasste sich mit Edelsteinen, Hölzern, Heilpflanzen und verschiedenen anderen Heilmethoden. Die Klosterfrau war des Schreibens nicht kundig, weshalb ihre Lehren erst später als Überlieferungen aufgezeichnet wurden. Heute ist ein Hildegard-Kult aufgeblüht mit Weisheiten, die nicht immer authentisch sind.

Es waren hauptsächlich Klosterfrauen verschiedenster Orden und Mönche des Benediktinerordens, welche Heilpflanzen zu Heilmitteln verarbeiteten, aus denen beispielsweise die beliebten Liköre Bénédictine oder Chartreuse entstanden. Bis heute werden in Klöstern, meist von Klosterfrauen, Heilmittel hergestellt und legal oder nur geduldet an die Öffentlichkeit verkauft.

Aus den Forschungen und Tätigkeiten der Mystiker entstand die Alchimie (heute auch Alchemie genannt). Mit der Erfindung der Destillation gegen Ende des 16. Jahrhunderts eröffneten sich für die Heilmittelherstellung und Forschung neue Möglichkeiten. Eine Art ganzheitliches Denken überzeugte die Alchimisten, mit der Destillation vergorener Pflanzenteile auch den feinstofflichen Geist einer Pflanze oder deren Früchte und Samen in ein Heilmittel (Destillat) verarbeiten zu können.

Viele gebrannte Wasser werden auch heute noch beispielsweise mit Himbeergeist oder Wacholdergeist bezeichnet.

Das 1590 von Janssen erfundene Mikroskop ermöglichte den Einblick in das Zellsystem der Pflanzen und führte zu wertvollen neuen Erkenntnissen über das Leben der Pflanzen, Menschen und Tiere.

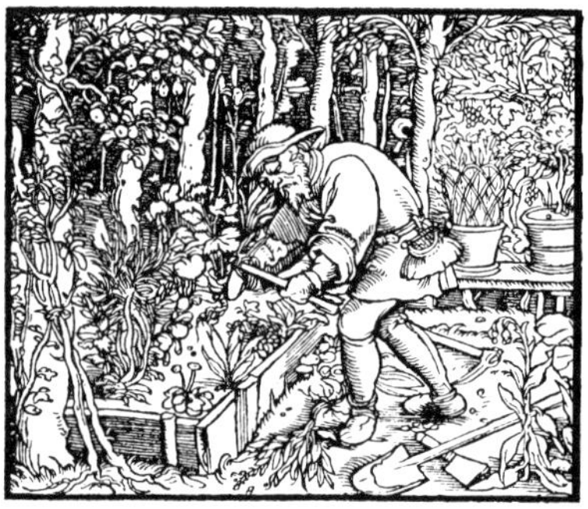

Der Alchimist Zimpel entwickelte die ganzheitliche spagyrische Heilmittellehre, welche in einem separaten Kapitel (siehe Seite 57) besprochen wird.

Alchimistische Anleitungen des geheimen Ordens der Rosenkreuzer zur Herstellung von Gold, werden oft mit der Heilkunde in Zusammenhang gebracht. Die Herstellung von Gold darf hier jedoch nicht materiell-wörtlich aufgefasst werden. Es handelte sich vielmehr um einen geistigen Weg zur Erlangung höherer Kenntnisse.

Das geheime Wissen der Hexen

Die meisten Frauen und Mütter haben bewusst oder unbewusst Fähigkeiten zum Heilen, sei dies mit Handauflegen, mit Gedanken oder in der Anwendung von Kräutern. Das entsprechende Wissen wurde in früheren Generationen, wie die Kunst des Kochens, von den Müttern auf die Töchter übertragen.

Heilerinnen mit speziellen geistigen Fähigkeiten durfte es ausserhalb der Familie und ausserhalb der Klöster im eher frauenfeindlichen Mittelalter nicht geben. Das Wissen generell, das Ausüben von Berufen gehörte den Mönchen und in eingeschränktem Masse den vom Klerus kontrollierten Klosterfrauen sowie von der Obrigkeit autorisierten Studierten. Frauen konnten allenfalls Hebammen oder nur allgemein im medizinischen Bereich tätig sein. Damit begann die wohl schlimmste und dunkelste Epoche im Mittelalter, die Hexenverfolgung!

Wer waren die Hexen? Es waren Frauen mit medialen Fähigkeiten und grossen Kenntnissen der Heilkunde, welche ihre Dienste gezwungenermassen im Verborgenen ausübten. In den seltensten Fällen befassten sie sich mit schwarzer Magie oder Zauberei. Etwas, das von ungebildeten oder an religiöse Dogmen gebundenen Menschen nicht verstanden wurde, galt zu Unrecht als Zauberei, gottesfeindlich und teuflisch. Die Hexen wurden gefürchtet, und sie waren eine ernste Konkurrenz zur Obrigkeit und zum Klerus, welche das Helfen und Heilen für sich beanspruchten.

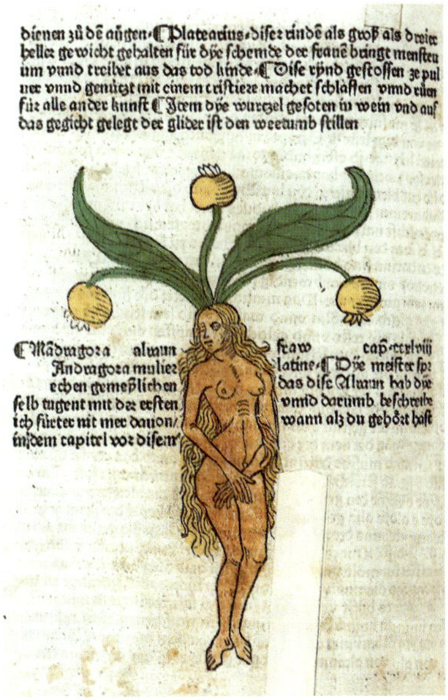
dienen zů dē augen. Plateaarius. diser rindē als groß als dreier
heller gewicht gehalten für dye schemde der frauē bringt mensten
um vnnd treibet aus das tod kinde. Dise rynd gestoffen ze pul
ver vnnd geniezt mit einem cristiere machet schlaffen vnnd rüen
für alle ander kunst Item dye wurczel gesoten in wein vnd auf
das gesicht gelegt der glider ist den weetumb stillen
Mādragora alraun fraw cap. cclvij
Andragora mulier latine. Dye meister sp
echen gemeßlichen das dise Alraun hab dye
selb tugent mit der ersten vnnd darumb beschreibe
ich fürter nit mer dauon/ wann als du gehört hast
in dem capitel vor disem

Hebammen, die ihren Wöchnerinnen oft aus sozialen oder gesundheitlichen Gründen Ratschläge zur Empfängnisverhütung gaben, wurden, wenn dies bekannt wurde, der Hexerei beschuldigt.

Naturkatastrophen, wie Lawinenniedergänge, Überschwemmungen und Blitzeinschläge, wurden Frauen oder ganzen Familien, die sich nicht gesellschaftskonform verhielten, angelastet, und sie wurden der Hexerei beschuldigt.

So wurden Frauen unter Anschuldigung der Verschwörung mit dem Teufel als Hexen verfolgt und gefoltert. Sie wurden mit dem Segen der Kirche unter falschen Anschuldigungen und ohne reguläre, faire Prozesse zu Hunderttausenden verbrannt oder auf andere Weise brutal hingerichtet. Noch im 18. Jahrhundert wurden Hexen verbrannt! Die Verfolgung von männlichen Hexenmeistern war eine Ausnahme. Etwas weniger brutal, aber unter ähnlichen Anschuldigungen wurden auch die Zigeuner verfolgt. Dies ist der Grund, dass die Hexen und Zigeuner ihr Wissen streng geheim hielten. Allfällige Überlieferungen sind kaum echt, mit viel Fantasie ergänzt und entsprechend mit Vorsicht zu behandeln.

Kräuter- und Medizinbücher durch fünf Jahrhunderte

Alte Kräuterbücher, bis ins 19. Jahrhundert «Kreuterbücher» genannt, sind nicht nur begehrte Sammelobjekte, die je nach Zustand kleine Vermögen wert sind, sondern für Fachleute enorm wertvolle Zeugnisse der damaligen Zeit. Es ist faszinierend, was die Autoren schon damals wussten und mit welcher Hingabe die Bücher geschrieben, gestaltet, gedruckt und ab dem 15. Jahrhundert kunstvoll in Leder gebunden wurden.
Die Pflanzenzeichnungen wurden mit Holzstichen, seit dem 18. Jahrhundert mit Kupferstichen und im 20. Jahrhundert mit noch präziseren Stahlstichen gedruckt. Wünschte ein Käufer oder eine Universität farbige Pflanzenbilder, mussten die einfarbig gedruckten Blätter einzeln von Hand koloriert werden. Einige der berühmtesten Bücher – wie jene von Tabernaemontanus, Fuchs oder Gesner – sind in den letzten Jahren neu im Faksimileverfahren erschienen.
Faksimilenachdrucke sind keine Fälschungen, sondern in modernstem Druckverfahren genau reproduzierte und als Faksimile bezeichnete Werke.
Das Studium solcher Bücher mag zwar äusserst interessant sein, ist jedoch der Sprache und Schriftzeichen wegen enorm schwierig. Dies auch deshalb, weil damals noch eine andere Nomenklatur galt und somit Krankheiten anders benannt wurden. Dies mag für viele Interessierte eine Enttäuschung sein, die bisher glaubten, man müsse, um ein möglichst wirksames Rezept zu finden, in den ältesten Büchern nachsehen.

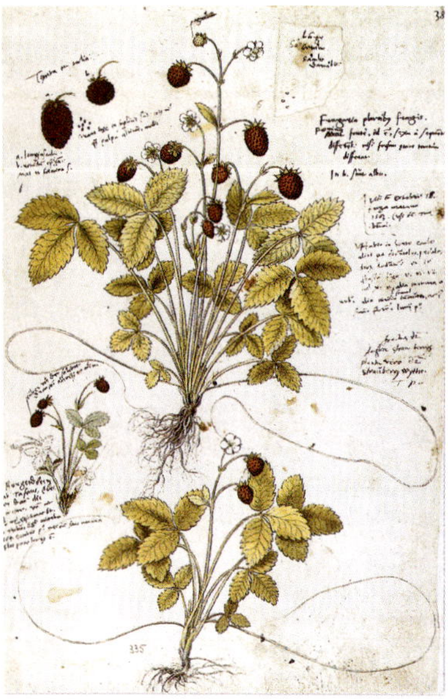

Paracelsus (1493–1541)
Der revolutionäre Arzt und Lehrer Paracelsus hiess mit bürgerlichem Namen Theophrastus Bombastus von Hohenheim und ist zweifellos die wichtigste medizinische Persönlichkeit des Mittelalters. Dieser grossartige Arzt und Gelehrte wurde seiner modernen Ideen wegen überall wieder vertrieben, da er für die damalige Zeit viel zu viel wusste und wie kein anderer bei den Menschen, die er behandelte, auch die Seele mit einbezog.
Paracelsus lebte und verstand alle Aspekte der Alchimie, die er auch weiterentwickelte. Seine Lehren und Rezepturen wurden von ihm selbst aufgezeichnet, sind darum echt und wurden anlässlich seines 500. Geburtstages wieder neu gedruckt.

Conrad Gesner (1516–1565)
Gesner war Botaniker und Stadtarzt in Zürich. Seine einzeln gezeichneten und aquarellierten Pflanzenbilder sind echte Kunstwerke, was im Holzschnittverfahren niemals möglich gewesen wäre.

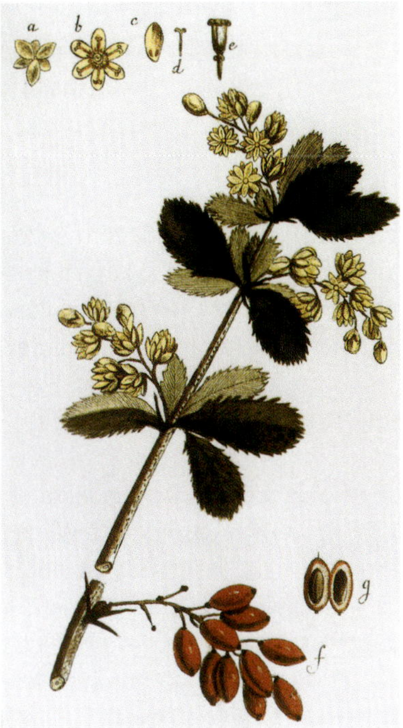

D. Jacobus Theodorus Tabernaemontanus (Buchpublikation 1591)
Eines der ausführlichsten «Kreuterbücher» der damaligen Zeit wurde nicht nur vom Autor Jacobus Theodorus verfasst, sondern von Medizinkundigen mitgestaltet. Dieses Buch wurde in einer ein- oder zweibändigen Ausgabe im Jahre 1591 in Frankfurt gedruckt. Es war das ausführlichste Kräuterbuch der damaligen Zeit, mit vielen, aber kleinen Holzschnitten. Ein Lieblingswerk von Pfarrer Künzle.

Hieronymus Bock (1498–1554) und **Leonard Fuchs** (1501–1554)
Bock und Fuchs waren die Verfasser der berühmtesten Kräuterbücher der damaligen Zeit. Das Werk von Fuchs enthält ganzseitige – für die Möglichkeiten des Holzschnittes perfekte – Abbildungen.

Elisabeth Blackwell (Buchpublikation 1739)
Eine Frau als wissenschaftliche Buchautorin war eine Seltenheit! Blackwell war die Ehefrau eines englischen Arztes, der aus unbekannten Gründen in Ungnade gefallen war. Als Witwe veröffentlichte sie die mit ihrem Ehemann bereits erarbeiteten Kenntnisse in dem wunderschönen Werk «Curious Herbs», welches damals in Fachkreisen so grosse Anerkennung fand, dass es in die lateinische Sprache übersetzt wurde.

Carl von Linné (1707–1778)
Carolus a Linné war Arzt und Botaniker am schwedischen Hof. Er war nicht nur für Heilpflanzen, sondern für die gesamte Botanik ein Pionier. Finanziert vom schwedischen Hof, setzte Linné mit seinen Mitarbeitern die bereits im Botanischen Zentrum von Montpellier begonnene Klassifizierung der Pflanzenwelt fort. Es entstand das einmalige Werk «Systema naturae» mit der Einteilung fast aller Pflanzen dieser Welt in etwa 300 noch heute gültige Pflanzenfamilien, gezeichnet mit (L.) nach dem jeweiligen Pflanzennamen. Im vorliegenden Werk wurde auf die detaillierte Benennung mit «L.» verzichtet. Später verfasste Linné das grossartige sechsbändige Meisterwerk «Plantarum Medicinalum», mit 600 im Kupferstichverfahren dargestellten Heilpflanzen.
Es gibt auch heute kaum eine bessere, genauere Wiedergabe von allen Pflanzenteilen mit allen Details von den Blüten bis zur Wurzeln.

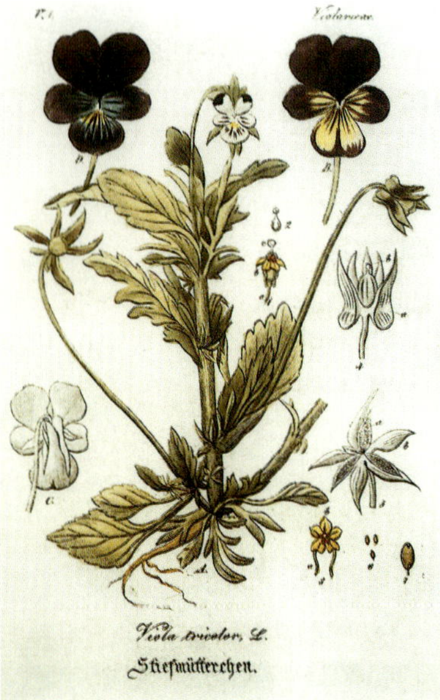

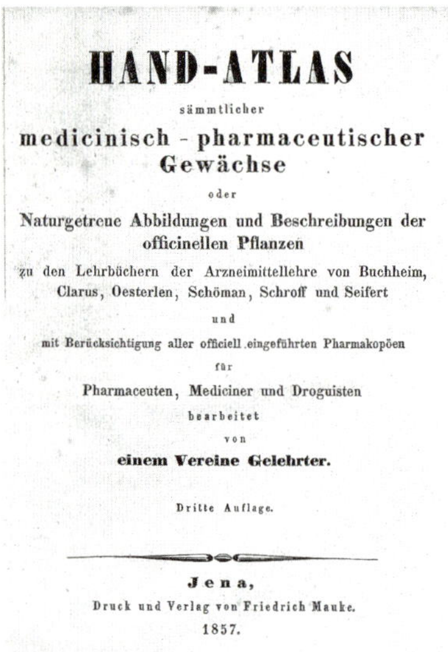

HAND-ATLAS
sämmtlicher
medicinisch - pharmaceutischer
Gewächse
oder
Naturgetreue Abbildungen und Beschreibungen der
officinellen Pflanzen
zu den Lehrbüchern der Arzneimittellehre von Buchheim,
Clarus, Oesterlen, Schöman, Schroff und Seifert
und
mit Berücksichtigung aller officiell eingeführten Pharmakopöen
für
Pharmaceuten, Mediciner und Droguisten
bearbeitet
von
einem Vereine Gelehrter.

Dritte Auflage.

Jena,
Druck und Verlag von Friedrich Mauke.
1857.

«Granat-Apffel» – Eleonora Maria Rosali (Buchpublikation 1709)
Der «Granat-Apffel» ist ein Kräuter-, Arznei- und Kochbuch mit Rezepten von vielen Ärzten, zusammengetragen von der Herzogin und Fürstin Eleonora Maria Rosali, Herzogin zu Troppau und Jägerndorff, geborener Fürstin zu Lichtenstein.
Dieses Gesundheitsbuch wurde im Jahre 1709 in Leipzig gedruckt und richtet sich an gebildete Menschen, die des Lesens kundig waren.

Samuel Hahnemann (1755–1843)
Der deutsche Arzt Hahnemann ist der Begründer der Homöopathie.

Dr. Woodville (Buchpublikation 1790)
Woodville publizierte in England ein wissenschaftlich anerkanntes Heilpflanzenbuch, «Medical Botany». Sein Werk enthält nebst genauesten Kupferstichen ausführliche Beschreibungen für die Anwendung der Pflanzen.

Pfr. Sebastian Kneipp (1821–1897)
Der in Wörishofen praktizierende Pfarrer war mehr Heiler als Geistlicher. In seinen Büchern lehrte er die berühmten Wassertherapien, aber auch Heilpflanzenanwendungen.

«Hand-Atlas medicinisch-pharmaceutischer Gewächse»
(Buchpublikation 1857)
Dieses zweibändige Werk, mit wundervollen Abbildungen, geschrieben und bearbeitet von ungenannten Autoren, richtet sich an «Pharmaceuten, Mediciner und Droguisten». Für die damalige Zeit wahrscheinlich die wichtigste Ergänzung zu den gültigen Pharmacopöen.

Pfr. Johann Künzle (1857–1945)
Auffallend viele Pfarrherren widmeten sich der Pflanzenheilkunde. Seelsorge und Heilen haben ja viele gemeinsame Aspekte. Dies trifft speziell für den berühmten Schweizer Kräuterpfarrer Künzle zu. Er war ein Original, strahlte Fröhlichkeit aus und redete mit seinen Patienten, wie in seinen Büchern, eine deutliche Sprache: Eine Mutter, die ihren Kindern Schokolade füttere, sei eine Mörderin. Von vielen Pfarrerkollegen und vom Bischof wurde ihm vorgeworfen, er entferne sich mit seinen Aktivitäten viel zu weit von seinen Aufgaben als Seelsorger. Seine Antwort war auch hier klar und überzeugt: «Es wäre viel besser, ihr alle würdet weniger predigen und dafür den Menschen

mehr helfen.» Auch dieser Satz bedeutet für mich eine grosse Weisheit, die von vielen Menschen als tägliche Aufforderung akzeptiert werden sollte. Pfarrer Johann Künzle hinterliess nebst vielen Rezepturen in kleinen Schriften zahlreiche Ratschläge und ein noch heute aktuelles Kräuterbuch.

Rudolf Steiner (1861–1925)
Steiner war, nach den Jahren seiner Aktivität mit Mme. Blavatzky in der theosophischen Gesellschaft, Begründer der Anthroposophischen Gesellschaft und der entsprechenden Heilmittellehre. Ganzheitliche Zusammenhänge und die feinstofflichen Kräfte der Pflanzen wurden erkannt.

Dr. med. Edward Bach (1886–1936)
Der englische Arzt Bach wurde Homöopath und dank seinen medialen Fähigkeiten zum Begründer der Bachblütentherapie. Sein Anliegen war es, in der Therapie von Krankheiten den Ursachen immer näher zu kommen und somit Seelenzustände zu heilen, die in direktem Zusammenhang zu den Krankheiten stehen. Er tat dies mit Pflanzen, meist deren Blüten, die er nicht wegen ihren Wirkstoffen, sondern ihres Charakters wegen zu Essenzen verarbeitete. (Siehe auch Seite 65, Bachblütentherapie.)

Dr. h. c. Alfred Vogel (1902–1996)
Kein Mensch hat sich ein Leben lang derart mit Überzeugung und Energie für die Verbreitung der Naturheilkunde eingesetzt wie der Naturarzt A. Vogel. Er war ein Mensch, der vorbildlich mit seiner Lebensweise und Ernährung so gelebt hat, wie er sie auch gelehrt hat. Seine Forschungen in fremden Ländern, auch bei vielen Naturvölkern und sein lebenslanges Studium hat er in Form von vielen Büchern, an erster Stelle dem in elf Sprachen übersetzten Werk «Der kleine Doktor», hinterlassen. Seine Rezepturen, die A.-Vogel-Heilmittel, werden durch die von ihm gegründete Bioforce hergestellt und weltweit vertrieben.
Sein überzeugender Lehrsatz war: «Die Natur hat uns alles gegeben, was wir zum Schutz und zur Erhaltung unserer Gesundheit brauchen.»
Neben seinen Mitteln empfahl er eine natürliche Lebensweise mit natürlicher, vegetarischer Ernährung. Lebenslang hat er auch gegen das Rauchen gekämpft!

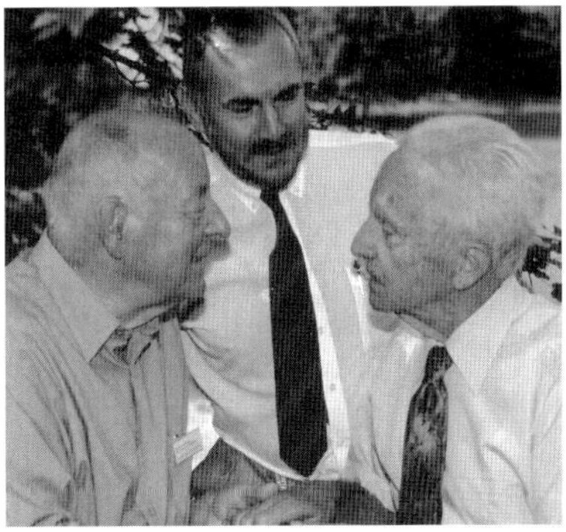
Robert Quinche, der Autor Peter Oppliger und Dr. h. c. A. Vogel.

Damit kann diese Übersicht und Ahnengalerie bedeutender Autoren und deren Werke abgeschlossen werden. Sie alle, ganz besonders die Spezialisten seit dem 19. Jahrhundert, haben die Kenntnisse der Naturheilkunde sehr bereichert! Trotzdem wäre es falsch, alles Vergangene, wie heute oft praktiziert, zu verherrlichen und gleichzeitig neue, erweiterte Kenntnisse abzulehnen.

Überlieferung, Empirik und Intuition

Vor nicht allzu langer Zeit hat die Überlieferung der Gesundheitspflege von einer Generation zur anderen, meistens von der Mutter auf die Tochter, bestens funktioniert. Die Anwendung von Tees, Wickeln, Umschlägen oder Bädern, war vor der Verbreitung moderner Medikamente ganz selbstverständlich. Das empirische, durch Erfahrung begründete naturheilkundliche Wissen ist viel älter als die moderne Wissenschaft. Auch die Empirik kann und sollte als Wissenschaft bezeichnet und anerkannt werden. Heilpflanzen sind so komplex, dass sich dieses empirische Wissen mit neuen, modernen Erkenntnissen ergänzen muss.

Trotzdem steht noch eine wichtige Frage im Raum: Wie kam der Mensch uralter Zeiten zum Wissen, warum denn ein Kraut, eine Wurzel oder eine Blüte für ein ganz bestimmtes Organ im menschlichen Körper oder für ein Krankheitsbild zur Heilung eingesetzt werden kann? Oder, wie hat der Mensch gelernt zwischen Nahrungs-, Heil- und Giftpflanzen zu unterscheiden?

Die Überlegung, dass die Menschen nur durch Experimente zu diesem Wissen gelangten, ist ganz bestimmt falsch. Einem kranken Menschen wurden gewiss nicht – womöglich giftige – Pflanzen oder deren Extrakte verabreicht, um damit je nach Resultat wie Tod oder Heilung zur Überzeugung zu kommen, eine Pflanze sei giftig oder eben eine Heilpflanze. Die wohl einzig einleuchtende Erklärung ist, dass heute die meisten Menschen ihre Intuition, ihr natürliches Gespür zugunsten des Verstandes verloren haben. Wild lebende Tiere beispielsweise sind immer imstande, zwischen Nahrungspflanzen, Heilpflanzen und Giftpflanzen zu unterscheiden. Deshalb muss man annehmen, dass bei diesen Tieren die Intuition noch vollkommen funktioniert. Mit Sicherheit war es bei Urmenschen und Menschen früherer Generationen genauso! Bedenklich ist, dass sich domestizierte Tiere nicht mehr mit völlig intakter Intuition verhalten und dass andererseits wild lebende Tiere gegenüber mutierten oder gentechnisch veränderten Pflanzen deren Wert, ob giftig oder nicht, nicht mehr immer intuitiv erkennen können!

Moderne phytomedizinische Forschung

Damit beginnt ein neues Zeitalter der Heilkunde – eine neue Geschichte. Die so genannte moderne Wissenschaft verdrängt das empirische Wissen, und das analytische Denken der Chemie verdrängt das alchimistische, ganzheitliche Denken. Das verstandesmässige Lehren und Lernen in wissenschaftlich vorgegebenen Schemata verdrängt die Überlieferungen. Das moderne Schulsystem lässt kaum Platz zur Förderung der Intuition. Die pharmazeutische Industrie verdrängt mit ihren Medikamenten einen grossen Teil der Naturheilmittel. Die Wissenschaft beansprucht das Wissen für sich allein, wie damals im Mittelalter die Klöster. Die Universitäten und ihre Forschungsprojekte stehen mit der Industrie in gegenseitiger finanzieller Abhängigkeit, genannt wissenschaftliche Zusammenarbeit.

Das ist keine Übertreibung – auch dieses Kapitel der Geschichte ist Tatsache, aber auch diese Geschichte und damit auch die Wissenschaft ist im Wandel. Wissenschaftliche Erkenntnisse repräsentieren immer den neusten Stand des Irrtums. Inzwischen wurde von vielen Wissenschaftlern erkannt, dass Extreme falsch sind und dass altes, wertvolles Wissen nicht belächelt werden und nicht verloren gehen darf. Es ist zu hoffen, dass die empirische und moderne analytische Wissenschaft zusammenarbeiten und sich immer mehr ergänzen!

Für Fachleute der Naturheilkunde sind darum moderne Fachpublikationen (wie im Kapitel «Empfohlene Literatur», Seite 185 erwähnt) wichtige Lehr- und Nachschlagswerke.

Die Botanik ist die wissenschaftliche Lehre über das Leben der Pflanzen und deren Einleitung in ein weltweit anerkanntes System. Um das Leben der Pflanzen und ihre Heilwirkung verstehen zu können oder die Pflanzen in der freien Natur bestimmen zu können, müssen wir uns – hier auf ein Minimum beschränkt – etwas mit der Botanik befassen.

Weltweit kennt die Wissenschaft etwa 380 000 bis 400 000 verschiedene Pflanzen, die in rund 300 Familien eingeteilt sind. Die Einteilung in diese Pflanzenfamilien geht zurück auf den schwedischen Botaniker und Arzt Linné (siehe Seite 15).
Es ist kaum möglich, eine genauere Anzahl von erfassten Pflanzen anzugeben. Einerseits ist die Wissenschaft in ständigem Wandel, und andererseits steht auch in der Pflanzenwelt die Evolution nicht still. So entstehen, hauptsächlich in den tropischen Regenwäldern, laufend neue Pflanzenarten und andere sterben aus.
In dieser Publikation ist fast nie von Heilkräutern, sondern meistens von Heilpflanzen die Rede. Heilpflanzen gehören zu Pflanzen jeder Art und Gattung, von der einfachen Alge und Flechte über Kräuter zu Sträuchern und hoch entwickelten Bäumen. Also ist es falsch, nur von Heilkräutern zu sprechen, auch wenn im Volksmund und auch in der Geschichte die Bezeichnung Kraut üblich ist. Wenn von Heilpflanzen gesprochen wird, sind alle, auch die Kräuter, eingeschlossen.

Die Bedeutung der Pflanzen für den Menschen

Ohne Pflanzen wäre ein Leben für Mensch und Tier unmöglich. Die Pflanzen liefern den lebenswichtigen Sauerstoff, sind Nahrung, Heil- und Genussmittel, bieten aber auch Schutz durch die Bannwälder in den Bergen sowie Erholung in Wäldern, auf Wiesen und Alpen.

Das Leben der Pflanzen

Eine Pflanze lebt und entwickelt sich mit Hilfe von Sonnenlicht, Wasser, Nährstoffen aus dem Boden, Sauerstoff und Kohlendioxid. Durch die so genannte Photosynthese werden Chlorophyll und andere Stoffe produziert.
Ganz allgemein und etwas vereinfacht ausgedrückt, atmet die Pflanze das Kohlendioxid, also die verbrauchte Luft von Mensch und Tier ein, welche in einem komplizierten Vorgang in den für Mensch und Tier lebenswichtigen Sauerstoff umgewandelt und abgegeben wird. Die Atmung der Pflanze geschieht also in einem gewissen Sinne umgekehrt zur Atmung von Menschen und Tieren.

Ein ausgewachsener Baum, an entsprechender Lage, kann pro Jahr bis zu 4,6 Tonnen Sauerstoff abgeben und bis zu 30 000 Liter Wasser verdunsten.
Diese enorm hohen Zahlen, beziehungsweise Mengen, geben einen kleinen Einblick in die naturgesetzlichen Abläufe und zeigen auch, wie wichtig es ist, weltweit die Wälder zu erhalten.

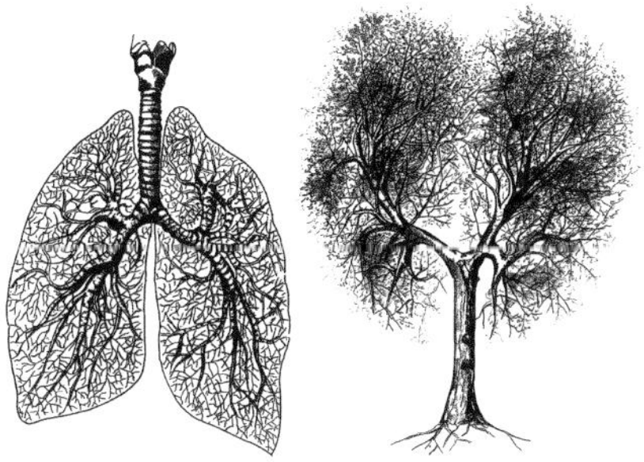

Die menschliche Lunge gibt Kohlendioxid, der Baum Sauerstoff ab. Im umgekehrten Sinne besteht eine Ähnlichkeit.

Benennung der Pflanzen und deren Einteilung

Linné hat die Pflanzen eingeteilt in

• ***Gattung***	Pflanzenarten mit gemeinsamen Merkmalen
• ***Arten***	Arten mit individuellen Merkmalen
• ***Familien***	benachbarte Gattungen

Lateinische Bezeichnungen werden weltweit anerkannt und zur klaren internationalen Verständigung in allen Lehranstalten und Fachbüchern benutzt.

Als Beispiel einer korrekten Benennung dient hier das Johanniskraut:

Echtes Johanniskraut	deutsche Benennung
Hypericum perforatum (L.)	lateinische Benennung
Hypericum	Gattung
perforatum	Art (perforatum = perforierte Blätter)
(L.)	nach Linné
Johanniskrautgewächse	Familie deutsch
Hyperiaceae	Familie lateinisch

Bestimmen von Pflanzen, deren Klassifizierung und Morphologie

Zur Bestimmung von Pflanzen in freier Natur existieren Bestimmungsbücher nach verschiedenen Systemen wie Familien oder Blütenfarben. Einige Systeme eignen sich eher für Fachleute wie Botaniker, andere sind besser für Laien geeignet. Trotzdem braucht es etwas Grundkenntnisse der Botanik, um auch in diesem Bereich selbständig arbeiten zu können. Im Kapitel «Empfohlene Literatur», Seite 185 ist ein Minimum an empfehlenswerter Literatur aufgeführt.

Wunder der Natur – Intelligenz der Natur

Schon das bewusste Bestaunen einer farbenprächtigen Alpenblumenwiese oder einer einzelnen Pflanze mit ihren duftenden Blüten eröffnet eine neue Welt von Naturwundern. Die Natur ist wie deren Heilkräfte voller Geheimnisse, auf die man niemals abschliessende Antworten finden wird. Schon das Erkennen von sinnvollen und wunderbaren Zusammenhängen ist faszinierend genug:

- Mit dem Duft oder der auffälligen Farbe und Form einer Blüte zieht diese Insekten zur Bestäubung an.
- Mit Dornen und Stacheln oder Giften schützt sich eine Pflanze vor dem Frass feindlicher Tiere (und Menschen!).
- Viele Früchte und Samen sind mit Flugkörpern versehen, wie bei der Lindenblüte, beim Ahorn oder Löwenzahn, damit sie der Wind in ferne Gebiete bringt. Andere Früchte sind wie die Klette mit Widerhaken ausgerüstet, um mit Hilfe von Tieren, an deren Fell sie kleben bleiben, weiterbefördert zu werden. Gewisse Früchte, wie zum Beispiel diejenige der Mistel, werden von Vögeln gefressen, welche mit ihrem haftenden Kot die Samen auf andere Bäume bringen und dort eine neue Mistelpflanze entstehen lassen.
- Nicht weniger faszinierend sind Symbiosen von Pflanzen und Tieren, welche, um überleben zu können, gegenseitig voneinander abhängig sind. Ein typisches Beispiel dafür ist der Ameisenbaum *(Cecropia)* in den Tropen. Im Regenwald ist jeder Baum mit schweren Moosen, Parasiten- oder Epiphytenpflanzen bewachsen. Der sehr hohe Ameisenbaum hat einen hohlen Stamm und würde durch Fremdbewuchs so schwer, dass er im Wind brechen würde. Nun hat die Natur sein Überleben dadurch geschützt, dass er in seinem hohlen Stamm eine spezielle Ameisenart beherbergt, welche täglich für die Reinigung des Stammes besorgt ist: Herberge gegen Reinigungsservice!

Dies waren einige Beispiele, um die Zusammenhänge in der Natur und dem biologischen Kreislauf, welcher nicht gestört werden darf, aufzuzeigen. Respekt vor der Natur darf von der Naturheilkunde nicht getrennt sein! Wir wissen jetzt, dass eine Blüte eigentlich nicht für den Menschen duftet, dürfen uns aber trotzdem daran freuen und mit Respekt deren Heilkräfte nutzen.

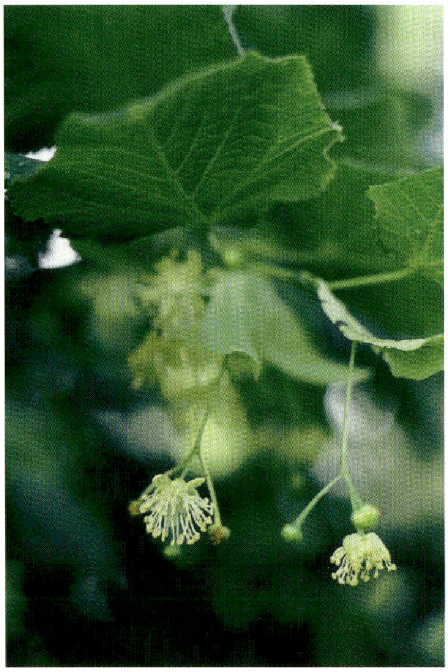

Was macht die Pflanze zur Heilpflanze?

Im Laufe ihres Lebensprozesses produziert jede Pflanze unzählige Stoffe. Diese werden in ihren Organen – Wurzeln, Stielen, Stämmen, Rinden, Blättern, Blüten, Samen – abgelagert. Die Qualität dieser Stoffe und Stoffgemische bestimmt nun, ob eine Pflanze oder deren Teile Nahrung, Heilmittel, Genussmittel oder gar Gift bedeutet.

Die Qualität der Inhaltstoffe

Alle diese Kategorien können sich überschneiden, eine Nahrungspflanze kann auch Heilpflanze sein. Sogar eine Giftpflanze kann – in richtiger Dosierung – Heilpflanze sein. In der Heilkunde spricht man von Wirkstoffen, wenn solche Stoffe für Heilwirkungen verantwortlich sind.
Die analytische Chemie ist heute in der Lage, die meisten dieser abgelagerten Stoffe zu identifizieren und auch zu isolieren. So wurden beispielsweise in der Kaffeebohne über 400 verschiedene Stoffe identifiziert.
Alle diese harmonisch und natürlich entstandenen Stoffe und Wirkstoffe ergänzen sich in ihrer Wirkung auf sehr komplizierte Weise! Somit ist es verständlich, dass auch die hoch entwickelte Wissenschaft über die Wirkungsweise der Heilpflanzen keine oder noch keine endgültigen Beweise liefern kann.

Die feinstofflichen Kräfte der Pflanzen

Aus alten Überlieferungen weiss man, dass auch die feinstofflichen Kräfte von Pflanzen, Hölzern oder Edelsteinen – Ausstrahlungen, Schwingungen, oder wie immer man diese Kräfte benennen kann – eine Wirkung haben können. Analytisch oder wissenschaftlich anerkannt sind solche Energien noch nicht, existieren tun sie trotzdem. Andererseits bergen solche unfassbaren Methoden immer Möglichkeiten zu Missbrauch oder falschen Versprechungen in sich!
Am Beispiel der Bäume sind solche Kräfte für viele Menschen spürbar. Bei der Umarmung eines Baumes oder das In-Händen-Halten eines Holzes kann oft ein positives oder negatives (kraftspendendes oder kraftentziehendes) Energiefeld festgestellt werden. Früher wurde Spazierstöcken aus Schwarzdorn oder Hasel eine stärkende Eigenschaft zugesprochen.
Kräftefelder sind nicht nur an Bäumen, sondern auch an Blättern, Früchten und beim Menschen speziell an Füssen und Händen vorhanden.
Mit der Kirlian-Fotografie (benannt nach einem russischen Forscher) können solche Ausstrahlungen, die ich ganz bewusst nicht als Aura bezeichne, festgehalten werden. Die Abbildung des Efeublattes zeigt das gelblich erscheinende Energiefeld. Interessant dabei ist, dass diesem Blatt die markierte Ecke vor dem Fotografieren abgeschnitten wurde und auf der Foto-

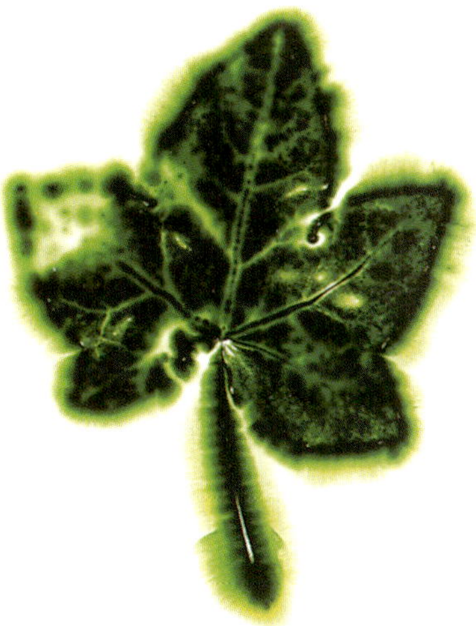

grafie abgeschwächt, aber trotzdem noch sichtbar ist. Die Kirlian-Fotografie, speziell von Händen und Füssen, wird in der Alternativmedizin erfolgreich für Diagnosen angewandt.
Auch mit diesem Abschnitt der feinstofflichen Energie möchte ich darauf aufmerksam machen, dass wir noch lange nicht in der Lage sind, alle Geheimnisse der Natur wissenschaftlich belegen zu können.

Wie viele Heilpflanzen gibt es?

Diese Frage möchte ich mit einer Geschichte aus der Zeit der indischen Vedas und Ayurvedas beantworten. Damals herrschte in Indien der berühmte Kaiser Ashoka. Er war Arzt, Philosoph und geistiger wie auch weltlicher Herrscher dieses grossen Landes. Sein Sohn wollte ebenfalls Arzt werden und stellte sich nach seiner Ausbildung der Prüfung. Die Experten hielten für diesen berühmten Prüfling eine ganz besondere Aufgabe bereit. Sie erklärten ihm, er müsse für das Bestehen seiner Prüfung nur eine Frage lösen und er habe dafür eine ganze Woche Zeit. Die Aufgabe war, sich in die Natur zu begeben und spätestens nach einer Woche mit mindestens einer Pflanze zurückzukehren, die keine Heilpflanze ist. Der Prüfling begab sich für eine Woche in Wälder und Berge, kam zurück, allerdings ohne Pflanze, aber mit der Antwort: «Ich habe keine Pflanze gefunden, die für den Menschen keine Heilkraft hat.» – Er hat die Prüfung bestanden.
Ich bin mir bewusst, dass solche Gleichnisse nicht wörtlich zu nehmen sind und auch keinen wissenschaftlichen Wert haben. Trotzdem zeigt diese Geschichte, dass man nicht voreilig eine Pflanze als wertlos oder gar als Unkraut ansehen darf. Somit gibt es auch keine klare Antwort auf die Frage Wie viele Heilpflanzen gibt es? Mit Sicherheit sind es viele, viel mehr als wir annehmen oder kennen.

Für Fachleute bedeutet das Wort Droge – es ist übrigens eine sehr alte Bezeichnung – ein zu Heilzwecken oder allenfalls als Gewürz verwendeter, meist getrockneter Pflanzenteil, eine getrocknete ganze Pflanze oder Stoffe tierischer Herkunft. Es ist also nicht die Rede von den negativ behafteten, so genannten harten Drogen. Obwohl auch hier ein Zusammenhang besteht: ein Teil der harten Drogen wird immer noch als Monosubstanzen aus Pflanzen, zum Beispiel den Kokablättern, isoliert oder extrahiert.

Was sind Drogen?

Die naturheilkundliche Bezeichnung für Drogen wie auch die Berufsbezeichnung Drogist geht bis ins 17. Jahrhundert zurück. Forschungen deuten darauf hin, dass das Wort Droge ursprünglich von trocknen oder trocken stammt. Erwiesen ist, dass die Materialien, wie Gewürze, getrocknete Heilpflanzen, Tinkturen, Öle, oft auch Mineralien oder tierische Substanzen, schon sehr früh Drogen genannt wurden, und die Geschäfte, welche diese Ware anboten, nannte man Drogerey.

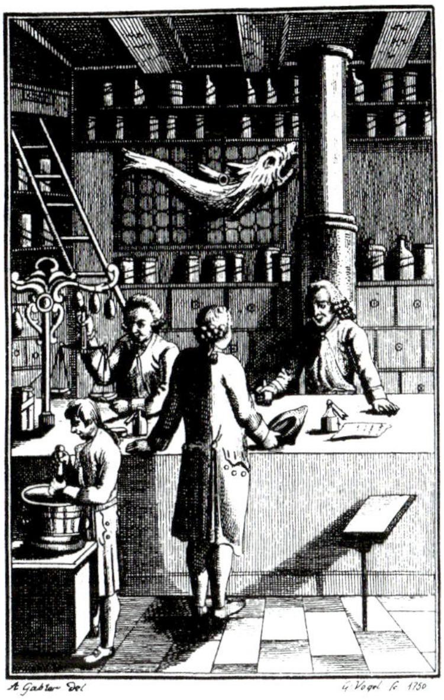

Drogerie im 17. Jahrhundert.

Die Bezeichnung Drogen ist also viel älter als diejenige der so genannten harten Drogen. Unsere Drogen dienen der Heilkunst, also der Gesundheit. Dies sind zum Beispiel ganze Kräuter, Wurzeln, Zwiebeln, Knollen, Rinden, Harze, Blätter, Blüten, Blütenteile, Fruchtstiele, Samen, Früchte, Knospen. Je nach Verwendungszweck, ob zu Kräutertees, Extrakten oder Tinkturen weiterverarbeitet, sind die Handelsformen dieser Rohstoffe ganz, geschnitten oder pulverisiert.

Der Fachhandel kennt heute etwa 600 verschiedene Rohstoffdrogen, die von etwas mehr als 400 verschiedenen Pflanzen stammen. Die wenigen noch erhältlichen tierischen Rohstoffe oder Drogen, wie etwa Murmeltier- oder Hundefett und auch Lebertran, verlieren immer mehr an Bedeutung.

Die Wirkstoffgruppen

Wie die Einteilung der Pflanzen in botanische Familien und Klassen existiert in der modernen Drogenkunde eine Einteilung in so genannte Wirkstoffgruppen. Haben die Stoffe, welche eine Pflanze produziert und in ihren Organen und Pflanzenteilen ablagert, spezielle Eigenschaften und Wirkungen auf den Organismus, so nennt man diese Wirkstoffe.
Meist enthält eine Droge Wirkstoffe, die den wissenschaftlich erfassten Wirkstoffgruppen zugeordnet werden können. Der therapeutische Wert einer Droge ist abhängig von Qualität, Anzahl und Konzentration ihrer Wirkstoffe. Die Einteilung einer Droge erfolgt meist in die Wirkstoffgruppe, welche den Hauptanteil an Wirkstoffen darstellt, beziehungsweise in die Gruppe mit dem bedeutendsten therapeutischen Wert.
In modernen Pflanzenpräparaten wird der Wirkstoffgehalt oft standardisiert, das heisst, die verarbeitete Drogenmenge für ein Präparat wird nach einem gewünschten Anteil des Hauptwirkstoffes bestimmt.
Die hauptsächlichen Gruppen sind folgende:

Ätherische Öldrogen
Dies sind überwiegend flüssige, in Pflanzenzellen eingebettete Stoffe, die sich schon bei Normaltemperatur oder durch Zerreiben der Pflanzenteile verflüchtigen. Sie riechen meist angenehm und sehr aromatisch. Ätherische Öle sind Stoffgemische, je nach Pflanzenart mit charakteristischer Zusammensetzung. Typische ätherische Öldrogen sind zum Beispiel Fenchel, Lavendel, Kümmel, Pfefferminze, Kamille. Je nach Qualität der ätherischen Öle wirken diese bakterienhemmend, hautreizend, auswurffördernd, appetitanregend, blähungswidrig, harntreibend oder entzündungswidrig.
Zerreibt man zwischen den Fingern ein frisches oder getrocknetes Pfefferminzblatt, so stellt man einen angenehmen Duft fest. Noch markanter ist natürliches ätherisches Öl feststellbar, indem man einige ganze Kümmelkörner in einem Mörser zerreibt und den Duft der ganzen Kümmelkörner mit dem der zerriebenen Kümmelkörner vergleicht.
Aus diesem Versuch lässt sich ableiten, dass man die verdauungsfördernden Kümmelfrüchtchen viel besser in zerriebenem Zustand den Speisen beifügt. Der gleiche Versuch vermittelt auch Hinweise für die richtige Lagerung. Auch einige Jahre alte, optimal gelagerte, ganze Kümmelkörner riechen beim Zerreiben immer noch angenehm. Die jedoch in zerriebenem Zustand gelagerten Kümmelfrüchtchen werden im Aroma nach einigen Monaten stark abnehmen, da sich die Wirkstoffe verflüchtigen.

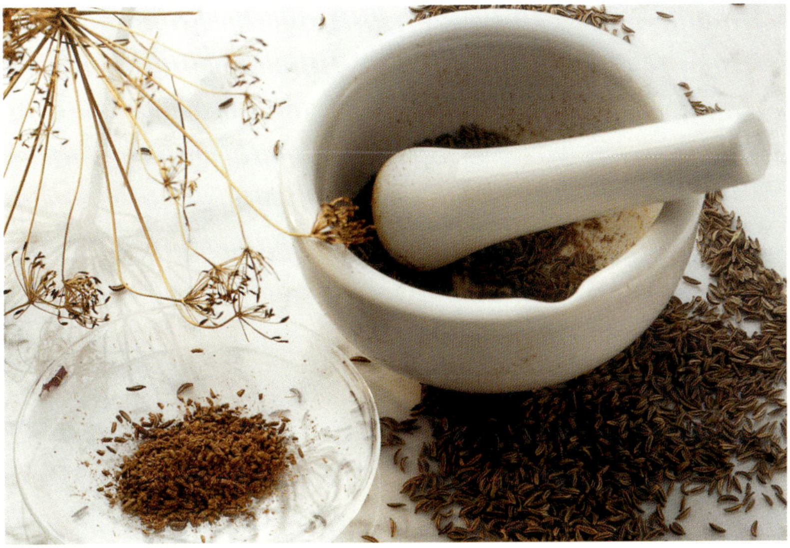

Viele ätherische Öldrogen dienten als Rohstoffe zur Parfümherstellung. Leider mussten die natürlichen Parfüms heute vielfach den modernen, synthetischen Duftvarianten weichen.
Ätherische Öle werden durch Wasserdampfdestillation gewonnen beziehungsweise isoliert oder synthetisch hergestellt. Die traditionelle Parfümindustrie kennt noch weitere Methoden zur Gewinnung der ätherischen Öle, beispielsweise das Lösen in Fett. Der Gebrauch reiner ätherischer Öle in der Heilkunde ist die so genannte Aromatherapie (siehe Seite 63).

Die ätherischen Öle können in folgende Wirkungseigenschaften unterteilt werden:

bakterienhemmend	z.B. Fenchel, Thymian
hautreizend	z.B. Rosmarin, Muskatnuss Sie fördern in Einreibemitteln oder Salben die Durchblutung und Erwärmung der Haut.
auswurffördernd	z.B. Anis
appetitanregend	z.B. Majoran, Koriander (Gewürze)
anregend auf Stoffwechselorgane	z.B. Pfefferminze
blähungswidrig	z.B. Fenchel, Kümmel
harntreibend	z.B. Wacholderbeere Durch Reizung des Nierengewebes wird die Durchblutung und Harnproduktion erhöht (Vorsicht bei Nierenentzündung!).
entzündungswidrig	z.B. Kamille, Ringelblume

Bitterstoffdrogen

Bitterstoffe sind Wirkstoffe, die – wie der Name besagt – vom Geschmacksempfinden als bitter empfunden werden. Typische Vertreter dieser Drogen sind Wermuth und Tausendgüldenkraut. Die Bitterstoffe wirken meist verdauungsfördernd, magenstärkend sowie anregend auf Leber und Galle. Von alters her werden die Bitterstoffdrogen auch zu Aperitifs verarbeitet.

Gerbstoffdrogen

Die Gerbstoffe festigen das Eiweiss in den oberen Schichten der Haut und der Schleimhäute. Dies ist ein Vorgang, der auch in der modernen Ledergerberei noch Gültigkeit hat. Sie wirken innerlich stopfend und entzündungswidrig. Dazu gehören zum Beispiel Eichenrinde und die wunderschöne Blutwurz (Tormentill) aus den Alpen.

Schleimstoffdrogen

Dies sind Stoffe, die im Wasser aufquellen und dabei ihr Volumen vergrössern. Zu dieser Gruppe gehören Spitzwegerichblätter, Flohsamen und Leinsamen. Die Schleimstoffe wirken reizmildernd auf die Schleimhäute, zum Beispiel gegen Hustenreiz. Oder man lässt sie als mehr oder weniger mildes Abführmittel im Darm quellen – so vergrössern sich Gewicht und Volumen des Darminhaltes.

Glykosiddrogen

Dies sind zuckerähnliche Wirkstoffe, die sich je nach Qualität nach folgenden Wirkungen unterscheiden lassen:
Antracenoside wirken reizend auf die Dickdarmschleimhaut und bewirken dadurch eine rasche Entleerung des Darmes, z.B. Sennesblätter.
Phenylglykoside wirken schmerzstillend, z.B. Weidenrinde, oder desinfizierend im Blasenbereich, wie z.B. die Bärentrauben-Blätter.
Saponoside wirken schleimlösend oder entschlackend, z.B. Süssholz-Wurzel oder Birkenblätter.
Flavonoside haben eine günstige Wirkung auf den Kreislauf und die Herzkranzgefässe. Dazu gehört z.B. der Weissdorn.

Alkaloiddrogen

Die Alkaloide sind je nach Dosierung sehr stark wirkende Stickstoffverbindungen, die meist als Gift bezeichnet werden müssen. Drogen mit einem hohen Alkaloidgehalt oder mit stark wirkenden Alkaloiden eignen sich keinesfalls zur Teebereitung und auch nicht für den Hausgebrauch. Trotzdem können Alkaloiddrogen, richtig dosiert, wie in der Homöopathie, wichtige Arzneimittel sein. Zu dieser Gruppe gehören z.B. die Tollkirsche oder der wunderschöne blaue Eisenhut.

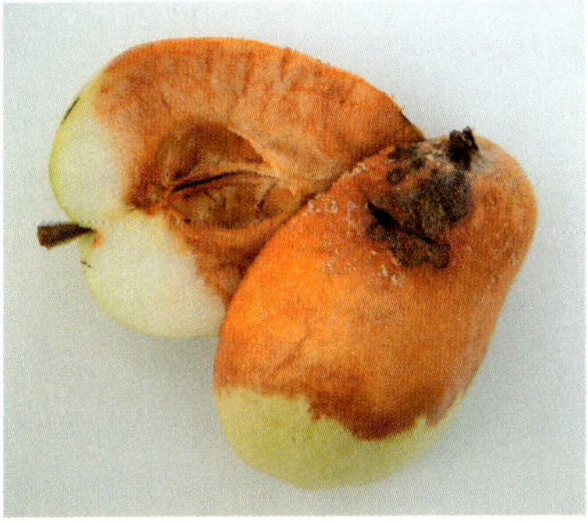

Antibiotisch wirkende Stoffe werden auch in faulenden Äpfeln gebildet. Ein altbewährtes «Grossmutter-Rezept» ist die Anwendung fauler Äpfel gegen Ohrenentzündung und Ohrenschmerzen (Indikationen, die allerdings in akutem Stadium zum Arzt gehören!). Verfaulte Äpfel werden aufgeschnitten und direkt auf das schmerzende Ohr gelegt. Während ½ bis 1 Stunde wirken lassen und nach einigen Stunden wiederholen.

Vitamine, Mineralstoffe und Spurenelemente

Die Pflanzen, speziell Wildfrüchte, Samen und Nüsse, enthalten viele natürliche Vitamine, die der Körper dringend benötigt und nicht selbst herstellen kann. Solche Früchte sind zum Beispiel die Sanddornbeere, die Heidelbeere oder die Hagebutte (wilde Rose). Diese Drogen enthalten auch grosse Anteile an Mineralstoffen wie Kalzium, Kalium und Natrium sowie in geringeren Mengen vorkommende Spurenelemente, wie Eisen, Lithium, Kobalt, Kupfer, Mangan, Nickel und Zink. Eine speziell spurenelementreiche Droge ist das Teeblatt der Teepflanze *(Camellia sinensis)*.

Antibiotische Stoffe

Einige Drogen enthalten antibiotisch wirkende Schwefelverbindungen (Knoblauch und Bärlauch) oder antibiotisch wirkende Stoffe, die den Glykosiden oder ätherischen Ölen zugeordnet werden. Auch Penicillin wurde ursprünglich aus einem Schimmelpilz gewonnen.

Zusammenfassung

Die Einteilung der Drogen in diese Wirkstoffgruppen ist nebst den geschmacklichen oder durch Riechen festzustellenden Empfindungen dank der analytischen Chemie möglich. Keine einzige Heilpflanze enthält nur Wirkstoffe einer einzelnen Gruppe. Insbesondere ist für eine ganzheitliche Wirkung einer Droge nicht nur die hauptsächlich vorhandene Wirkstoffgruppe, sondern immer das natürlich entstandene Konglomerat aller Wirkstoffe einer Pflanze, welche sich auf verschiedenen Wirkungsweisen ergänzen, ausschlaggebend!

Nichtpflanzliche Drogen

Rohstoffe tierischer Herkunft werden ebenfalls Drogen genannt.

Die wenigen noch handelsüblichen tierischen Drogen, wie Murmeltierfett (innerlich gegen Halsschmerzen), Hundefett (äusserlich gegen Rheuma), Lebertran des Heilbuttfisches (als Vitamin-A- und -D-Spender) oder Canthariden, auch Spanische Fliegen genannt (in wärmenden Pflastern), verlieren immer mehr an Bedeutung. Viele dieser speziellen Drogen sind mit Recht sehr umstritten.

In der Homöopathie oder zur Serumherstellung wird jedoch Schlangengift und zu Rheumasalben Bienen- und Ameisengift verarbeitet.

Was die Bienen alles liefern, wie Honig, Pollen oder Gelée Royale, gehört nicht zu den tierischen Drogen. Diesen Drogen der Bienen ist ein spezielles Kapitel (siehe Seite 123) gewidmet.

Offizinelle Arzneibücher und Nomenklatur

Die Bezeichnung der Arzneibücher heisst tatsächlich offizinell und bedeutet, dass diese Bücher in der Offizin (Apotheke) gebraucht werden.
Dies sind die Arzneibücher (Pharmakopöen) jedes Landes, in denen der Gebrauch und die Prüfmethoden von Arzneimitteln und vieler Heilpflanzen geregelt sind. Seit einigen Jahren gibt es auch eine europäische Pharmakopöe, die wahrscheinlich in den nächsten Jahren die landesüblichen Arzneibücher ersetzen wird.
Damit international die gleichen Pflanzennamen gebraucht werden und keine Verwechslungen erfolgen, werden die Pflanzen mit ihren lateinischen Bezeichnungen benannt. Das Gleiche gilt für die Pflanzennamen in so genannten offizinellen Arzneibüchern, in Fachbüchern und in der Fachliteratur.
Hier ein Beispiel einer fachlich korrekten Nomenklatur:

Kamillenblüten 1. Qualität

Stammpflanze der Kamille:	*Matricaria chamomilla*
Blüten:	Flos
Qualitätsbezeichnung:	Extra I
Korrekte Handelsbezeichnung:	Matricaria Flos Extra I

Weitere Beispiele für die korrekte Bezeichnung von Drogen sind:

Wurzel:	Radix	Rinde:	Cortex
Wurzelstock:	Rhizoma	Holz:	Lignum
Ganzes Kraut:	Herba	Frucht:	Fructus
Blüte:	Flores (Flos)	Samen:	Semen
Blatt:	Folium (Folia)		

Was sind Modedrogen?

Über Presseberichte oder Inserate wird immer wieder versucht, neue Drogen aus fernen Ländern mit sensationellen Heilwirkungen zu propagieren. An erster Stelle stehen die Schlankheitstees, natürlich mit garantiertem Erfolg. Bei solchen Anpreisungen ist grösste Vorsicht geboten! Es ist allenfalls möglich, den Abbau von Cholesterin oder Organe in ihrer Funktion zu unterstützen, Schlankheitstees gibt es jedoch ganz einfach nicht! Sicher ist es möglich, mit einem Tee zum Beispiel die Magennerven derart zu reizen, dass das Hungergefühl gestört wird. Dies ist jedoch nicht der gesunde Weg und ist im Sinne der Naturheilkunde falsch und gefährlich!
Pflanzliche Quellmittel zur Reduzierung des Hungergefühles gehören nicht in die Kategorie der dubiosen Schlankheitstees.

Auch in früheren Zeiten gab es Systeme, um die Drogen zu klassifizieren. Weltweit wird diese Einteilung als Signaturlehre bezeichnet. Auffallend ist, dass sich die Signaturlehre unabhängig auf allen Erdteilen in ähnlicher Weise entwickelt hat.

Die Eigenarten der Signaturlehre

Obwohl diese Lehre viel eher der alchimistischen Philosophie und Naturbeobachtung entspricht und keinesfalls der modernen analytischen Chemie angehört – und auch wissenschaftlich nicht haltbar ist –, sind einige Zusammenhänge äusserst interessant und faszinierend.
Die Signaturlehre basiert auf der Einteilung der Pflanzen oder Drogen nach Formen, Farben, meist äusseren Eigenschaften und Merkmalen, die in irgendeinem Zusammenhang zu den Organen oder Organfunktionen stehen.
Viele Namen der Pflanzen stammen noch aus der Zeit der Signaturlehre, welche im Mittelalter in Europa entstanden ist. Die nachfolgenden Beispiele, ohne Anspruch auf wissenschaftliche Begründungen, zeigen jedoch sehr bemerkenswerte Zusammenhänge, die man nicht immer dem Zufall oder der Fantasie zuordnen kann:

Einige Beispiele

Die Baumnuss

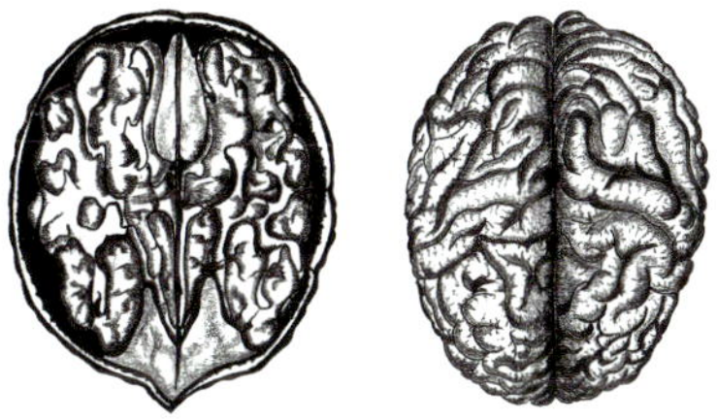

Mit etwas Fantasie kann man in einer geöffneten Baumnuss zwei Hirnhälften mit Windungen, ähnlich dem menschlichen Gehirn, sehen. Eine moderne Analyse der Baumnuss bestätigt, dass diese unter vielen anderen Stoffen auch wertvolle Phosphorverbindungen enthält, die für den Aufbau des menschlichen Hirns wichtig sein können.

Die Blutwurz (Tormentill)

Dieses unscheinbare Pflänzchen mit der vierblättrigen, gelben Blüte hat im Verhältnis zu der ganzen Pflanze einen sehr grossen, dicken Wurzelstock. Beim Zerschneiden dieser Wurzel beginnt die hell erscheinende Wurzelschnittstelle zu bluten. Tatsächlich lassen sich mit dieser Wurzel oder deren Extrakten innere Blutungen oder übermässige Menstruationsblutungen stillen. Dies ist also ein Beispiel der Signaturlehre mit der entsprechenden Wirkung der Droge und auch der Namensgebung.

Das Knabenkraut

Knabenkräuter sind wunderschöne Orchideen verschiedenster Arten, die oft schon früh, im Vorsommer, die Alpenwiesen zieren. Die jeweils zwei Wurzelknollen sehen den männlichen Hoden ähnlich: daher der Name Knabenkraut. Tatsächlich wurde im Mittelalter, zur Zeit des Paracelsus, diese heute als giftig geltende Wurzel gegen Entwicklungsstörungen der männlichen Unterleibsorgane eingesetzt.

Der Storchenschnabel

Der Storchenschnabel (siehe Seite 93), auch Ruprechtskraut genannt *(Geranium robertianum)*, ist in Mitteleuropa sehr verbreitet und gehört zu den wenigen Geraniumarten Europas. Der verblühte Storchenschnabel sieht tatsächlich einem Storchenschnabel ähnlich. Nebst vielen anderen wird der Pflanze eine Eigenschaft zugeschrieben, die noch vielen Landwirten bekannt sein dürfte. Den Kühen, die nicht trächtig wurden, gab man zur Förderung der Fruchtbarkeit mit Erfolg einige Storchenschnabelkräuter ins Futterheu. Und was sagt ein guter Bauer: «Was für meine Kühe gut ist, muss auch den Frauen nützen!»

Tatsächlich kenne ich aus meinen eigenen Erfahrungen einige Erfolgsmeldungen von Frauen, denen die Anwendung von Storchenschnabeltee geholfen hat.

Die Frage der Namensgebung ist nun, ob die Storchenlegende, der die Kinder bringt, vom Storchenschnabel stammt oder umgekehrt.

Der Ginkgobaum

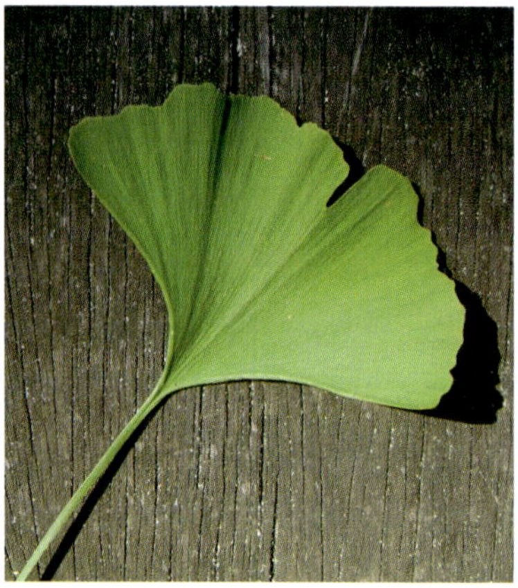

Das Blatt des berühmten Ginkgo (siehe Seite 77) geniesst in der modernen Pflanzenheilkunde auch wissenschaftlich eine grosse Anerkennung zur Förderung der Durchblutung der Hirnblutgefässe und demzufolge gegen Vergesslichkeit. Nun gibt es Anhänger der Signaturlehre, welche im Ginkgoblatt ein Segment des menschlichen Hirnes sehen und damit die Wirkung des Blattes erklären.

In Japan gelten die Früchte des Ginkgobaumes dann als Milchbildungsdroge, wenn der Stamm des Baumes brustwarzenähnliche Auswüchse aufweist. Der Zusammenhang dieser beiden Wirkungen mit der Signaturlehre zu erklären ist eher schwierig.

Bei einigen Naturvölkern herrscht die Überzeugung, dass gemäss der Signaturlehre ein Tee aus Knospen oder jungen Blättern von Teedrogen eher für Kleinkinder geeignet wäre und voll ausgewachsene Blätter für Erwachsene die bessere Wirkung hätten. In diesem Falle gibt es Beweise, die zumindest bei einigen Drogen das Gegenteil beweisen. Beim Blatt der Teepflanze *(Camellia sinensis)* (siehe Seite 103) enthält ein junges Blatt viel mehr Koffein als ein ausgewachsenes Blatt, das heisst, für Kinder dürfte niemals Tee eines jungen Teeblattes verwendet werden!
Ein sehr bedenkliches und dunkles Kapitel ist die in asiatischen Ländern, hauptsächlich in China und Taiwan, immer noch hochaktuelle Signaturlehre bezüglich der angeblich potenzfördernden Mittel. Dazu werden einerseits getrocknete männliche Geschlechtsteile von Hunden und Hirschen und andererseits die besonders harten Geweihe von Hirschen oder das Horn des Nashorns pulverisiert verkauft und eingenommen. Speziell verwerflich ist es, dass für diesen Unsinn Tiere brutal umgebracht und am Beispiel des Nashorns nahezu ausgerottet werden. Dieser Missbrauch bedeutet jedoch nicht, dass die gesamte Signaturlehre, speziell in der Pflanzenwelt, Unsinn sein muss.

Von der Heilpflanze zur Handelsdroge oder Teedroge

Das moderne Wort Teedroge bedarf einer Erklärung, da dies keine korrekte Bezeichnung ist. In modernen Fachbüchern wird oft das Wort Teedroge verwendet, um mögliche Verwechslungen mit harten Drogen zu vermeiden. Da jedoch bei weitem nicht alle als Teedrogen bezeichneten Pflanzenteile zur Teebereitung geeignet sind, ist die Bezeichnung eigentlich falsch!

Die Herkunft unserer Teedrogen

Täglich brauchen wir Heilpflanzen in irgendwelcher Form, sei dies als Gewürz, als Genusstee, als Medizinaltee oder verarbeitet in Naturheilmitteln wie Tinkturen, Extrakten oder Kräutertabletten. Meist sind dies so genannte Handelsdrogen und nur in den wenigsten Fällen stammen sie aus dem eigenen Garten.

Den Weg von der Heilpflanze, die an ihrem natürlichen Standort gedeiht oder aus einem Kräuteranbau stammt, bis zur gebrauchsfertigen Droge wollen wir näher verfolgen.

Die Bedeutung von Klima, Boden, Sonne und weiteren Einflüssen

An bestimmten Orten treten Pflanzen in richtigen Rudeln auf, andernorts überhaupt nicht. Das Klima und die idealen Bodenverhältnisse sind für einen natürlichen Standort der Pflanzen äusserst wichtig. Viele Heilpflanzen bevorzugen Kalk, Lehm, Moorboden oder gar Sumpfgebiete, andere sind wiederum auf die Gesteine, wie zum Beispiel Granit, angewiesen, die unter der Humusschicht vorkommen. Am Beispiel von Arnika *(Arnica montana)* sieht man, dass der ideale Standort dieser wunderbaren Heilpflanze in den Voralpen, auf einer Höhe zwischen etwa 1000 und 2000 Metern liegt, und zwar nur auf kalkarmem Boden. Einige Forscher sind sogar der Meinung, dass die Arnika die schwach radioaktive Strahlung des Granits oder Gneis braucht, um optimale Wirkstoffe zu entwickeln.

Mit einigen Gärtnertricks, Kunstdünger, Spritzmitteln oder Bodenkorrekturen wird es vielleicht möglich sein, Pflanzen wie Arnika auch in tieferen Regionen für kurze Zeit in einem Ziergarten anzubauen. Eine solche Pflanze wird jedoch nie zur Heilpflanze, weil eben alle natürlichen Umstände fehlen, damit sie ihre Wirkstoffe produzieren kann.

Ein anderes Beispiel, die berühmte asiatische Ginsengwurzel *(Panax ginseng)*, braucht gemäss chinesischen Forschern Klimaverhältnisse in den Bergen Nordchinas, wo die Bodentemperatur im Winter auf etwa minus 40° Celsius sinkt. Nur diese, zudem noch mindestens sechs Jahre alten Ginsengwurzeln liefern die begehrte Medizin mit dem optimalen Wirkstoffgehalt.

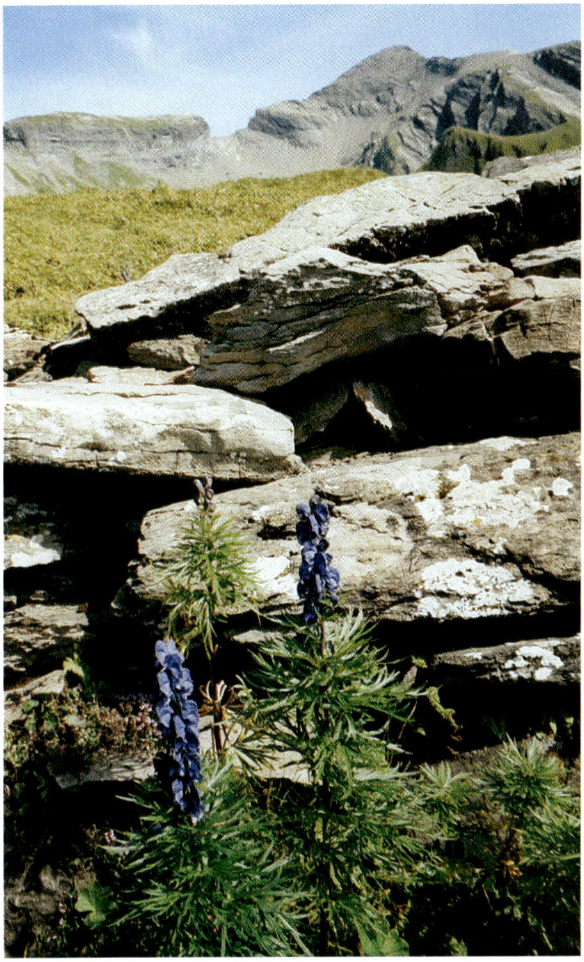

Neben diesen Klima- und Bodenverhältnissen sind es vielleicht auch die astralen Einflüsse, die den idealen Standort der Pflanze mitbestimmen. In dieser Hinsicht ist die Forschung jedoch noch nicht weit fortgeschritten. Es handelt sich hier um eine schwer fassbare Wissenschaft, die sehr vielen Spekulationen freien Lauf lässt. Oft wird von Astrologiekundigen versucht, die einzelnen Pflanzen einem speziellen Planeten zuzuordnen und für die Ernte nicht nur Mondphasen, sondern auch Planetenkonstellationen zu berücksichtigen. Solche Erkenntnisse lassen sich, mit Ausnahme der Berücksichtigung von Sonne und Mond, nur schwer in der Praxis anwenden.

Was jedoch gut zu beobachten ist, sind die Pflanzen, die starke Sonnenbestrahlung lieben oder eben eher schattige Orte bevorzugen. In Gebieten, in denen die Naturgewalten wie Stürme oder Lawinen Waldgebiete zerstören, ist die Natur besonders interessant. In solchen, anscheinend stark zerstörten Regionen gedeihen plötzlich neue Kräuter in einer grossen Vielfalt, die dann nach einigen Jahren durch Sträucher, Stauden und den neu entstehenden Wald wieder verdrängt werden.

Die geografische Verbreitung von ähnlichen Pflanzenarten erstreckt sich oft innerhalb der gleichen Breitengrade um den ganzen Erdball. Eine grosse Anzahl unserer Bergflora finden wir auch im hohen Norden Skandinaviens auf Meereshöhe, weil dies Standorte mit ähnlichen Klimaverhältnissen sind.

An vielen Orten gibt es auch so genannte endemische Pflanzenarten. Dies bedeutet, dass sich gewisse Pflanzen an ganz speziellen Standorten eigenwillig entwickelt haben und in dieser Art nur dort exklusiv vorkommen. Ein typisches Beispiel ist der Südwesten Australiens, wo über 80 Prozent der gesamten Flora endemisch ist.

Die meisten Heilpflanzen bevorzugen Magerboden. Da die allermeisten Wiesen der Landwirtschaftsgebiete hoffnungslos überdüngt sind, findet man dort nicht mehr viele Heilpflanzen. Die gelbe Blütenpracht des Löwenzahns auf vielen Frühlingswiesen mag auf den ersten Blick als schön empfunden werden. Dies bedeutet jedoch eine enorme Verarmung der Natur, da eben nur der stickstoffliebende Löwenzahn und Gräser überleben können. Es ist bedenklich, aber wahr, dass entlang der Autobahnen, wo an vielen Aufschüttungen nicht gedüngt wird, eine grosse Artenvielfalt von Pflanzen vorzufinden ist.

Wild wachsend oder kultiviert

Analog dem Jahrtausende alten Ackerbau, bei dem der Mensch Getreide und Gemüse in mehr oder weniger grossflächigen Kulturen anbaut, versucht man in den letzten Jahrzehnten auch Heilpflanzen zu kultivieren, um diese rationeller ernten zu können. Werden dabei die natürlichen Standorte und ein streng biologischer Anbau berücksichtigt, so ist dies für eine relativ grosse Anzahl von Heilpflanzenarten möglich. Es sind beispielsweise verschiedene Minzenarten, Salbei, Kamille, Sonnenhut und Wallwurz, die in Bezug auf Standort und Bodenverhältnisse nicht allzu grosse Ansprüche stellen. Es gibt aber immer noch eine sehr grosse Anzahl Pflanzenarten, die nur als wild wachsende Pflanzen gesammelt werden können. Dazu gehören viele Heilpflanzen der Voralpen, wie zum Beispiel die Silberwurz, die Blutwurz (Tormentill) und auch die schon zitierte berühmte Arnika.

Die Handelsdrogen

Viele der etwa 600 in Europa im Handel erhältlichen Drogen stammen aus fremden Klimazonen wie zum Beispiel den Tropen und Subtropen. Dazu gehören alle bekannten Gewürze wie Muskatnuss, Pfeffer, Pimento, Zimt, Gelbwurz.

Woher stammen aber die einheimischen Drogen? Die Zeit, als Kräuterfrauen oder Kräutermänner ihre gesammelten Drogen auf dem Markt oder in ihren Kräuterstuben – zusammen mit vielen guten Ratschlägen – anboten, ist in Europa beinahe gänzlich vorbei. Dies gilt ganz speziell auch für Deutschland, Österreich und die Schweiz. Einerseits sind – bezüglich des Zeitaufwands für das Sammeln und für den kulturellen Anbau – die Löhne bei uns sehr hoch, andererseits sind die Gebiete, in denen Heilpflanzen noch natürlich vorkommen oder auch angebaut werden, sehr beschränkt. Die meisten der bei uns im Handel erhältlichen Drogen stammen also aus dem nahen oder fernen Ausland, wo entweder die Sammlerlöhne geringer oder die Anbauflächen in optimaler Art noch vorhanden sind.

Viele einheimische Heilpflanzen, wie zum Beispiel der insektenfressende Sonnentau, sind in mitteleuropäischen Ländern nicht nur streng geschützt, sondern kaum mehr zu finden. In ähnlichen Klimaverhältnissen, in den Moorgebieten von Finnland, ist der Sonnentau jedoch noch sehr verbreitet.

Qualität und Prüfmethoden

Die Entwicklung der analytischen Prüfmethoden während der letzten zwei bis drei Jahrzehnte hat zu einer erheblichen Qualitätsverbesserung der Handelsdrogen beigetragen.
In einer modernen Firma, die Heilpflanzendrogen importiert, verarbeitet und handelt, sind folgende Prüfmethoden üblich:

Ernte, Einkauf, Herkunftsländer
Trotz vermehrter Kultivierung wird ein grosser Teil der Heilpflanzen wild gesammelt. Mit so genannten Kaufmustern und Begutachtung der Herkunftsgebiete wird über den Einkauf entschieden.

Begasung
Direkt nach dem Wareneingang werden vor allem Blüten und stärkehaltige Wurzeln zur Insektenvertilgung vergast. In einem hermetisch abgedichteten Raum wird dazu Phostoxin (Phosphorwasserstoff) oder Kohlendioxid (CO_2) eingesetzt.
Nach einer solchen Behandlung sind keinerlei toxische Rückstände nachweisbar. Das Gas vernichtet wohl Insekten, Larven und Eier, aber keine Mikroorganismen.

Qualitätsprüfung
Zuerst erfolgt immer eine Sinnenprüfung, auch makroskopische Beurteilung genannt, bei der Aussehen, Farbe, Geruch und Geschmack beurteilt wird.
Mit der Dünnschichtchromatographie (DC), einer Art Trennverfahren, wird die Identitätsprüfung durchgeführt.
Die Aschebestimmung erlaubt eine Aussage betreffend den Anteil an mineralischen Komponenten, aber auch der Verunreinigungen mit Erde und Staub.
Mit Hilfe eines Destillationsverfahrens wird der Wasseranteil bestimmt, der niemals über 12 Prozent liegen darf.
Der Gehalt an Wirkstoffen wird für die ätherischen Öle mit der Wasserdampfdestillation und für die weiteren Wirkstoffgruppen mit geeigneten Analysemethoden festgestellt.

Rückstandsanalytik
Alle Handelsdrogen werden auf Pestizide, Herbizide, Fungizide sowie auf den Gehalt an Schwermetallen wie Blei, Cadmium und Quecksilber geprüft

(siehe folgendes Kapitel). Die Weltgesundheitsorganisation (WHO) oder andere Organisationen bestimmen die Grenzwerte.
In mitteleuropäischen Ländern, den EU-Staaten, Japan, den USA und in Kanada besteht heute eine recht grosse Gewähr, dass die Handelsdrogen von guter und geprüfter Qualität sind.

Pestizide, Insektizide und biologischer Anbau

Was sind Pestizide?
Als Pestizide werden generell Pflanzenschutzmittel bezeichnet, die in drei Gruppen eingeteilt werden können:
- *Herbizide* zur Unkrautbekämpfung
- *Insektizide* zur Bekämpfung von Schädlingen
- *Fungizide* gegen Pilz- und andere Blattkrankheiten

Wenn im Zusammenhang mit Warentests von Pestiziden gesprochen wird, geht es praktisch nur um die Gruppe der Insektizide. Richtig wäre, alle drei Gruppen, inklusive Schwermetalle, zu analysieren.
Pestizide werden weltweit in der gesamten Landwirtschaft angewendet. Die Industrie stellt einige Hundert verschiedene Produkte her. Diese Produkte haben sich in den letzten Jahrzehnten sehr verändert. So ist zum Beispiel das hochgiftige DDT in den meisten Ländern seit vielen Jahren verboten, wird allerdings – speziell in Entwicklungsländern – immer noch angewendet. Einerseits ist die Industrie bemüht, solche Pestizide in immer weniger schädlicherer Form zu produzieren, und andererseits ist die Landwirtschaft mit den Bio- und IP-Betrieben immer mehr bestrebt, möglichst wenig Hilfsmittel einzusetzen.
Je grösser eine Kultur oder Plantage, gleich welcher Art, desto mehr sind die Produzenten immer noch auf Hilfsmittel angewiesen. So ist beispielsweise in der biologischen Weinproduktion ganz offiziell die Anwendung von Kupferpräparaten erlaubt und zugelassen.
Sicher ist die Industrie heute bestrebt, Pflanzenschutzmittel zu produzieren, die sich in absehbarer Zeit biologisch abbauen. Dass dies vor Jahrzehnten – als Produkte DDT, Lindan, Hexan und Benzolverbindungen enthielten – nicht so war, wirkt sich bis in die heutige Zeit negativ aus. Diese persistenten Stoffe bleiben über Jahrzehnte im Boden und gelangen dadurch in den Nahrungskreislauf und somit in den menschlichen und tierischen Organismus. So können leider auch in biologisch angebauten Produkten beispielsweise Spuren von DDT vorhanden sein.

Analysemethoden

Die verfeinerten Analysemethoden ermöglichen die Feststellung kleinster Pestizidrückstände in Lebensmitteln. Die Testlabors (es sollten unbedingt akkreditierte Betriebe sein) prüfen die Lebensmittel oder Drogen nur auf eine gewisse angenommene Anzahl von Pestiziden, bei denen eine nach Landes- oder EU-Vorschriften bestehende beziehungsweise festgelegte Höchstmenge besteht.

Die Mengen werden nur dann in Werten angegeben, wenn eine vorher bestimmte Menge überschritten ist. Andernfalls werden die Angaben mit geringer als (<) bezeichnet.

Solche Analysen haben sehr grosse Vorteile, jedoch auch Nachteile, da Warentests auch immer zu Falschinterpretationen führen. Meist sind es dann nicht Fachleute, die sich anmassen, mit eigenen, willkürlichen Massstäben die Tests zu beurteilen und zu bewerten.

Seriöse Analysen ermöglichen den Importeuren auf die Produzenten immer mehr Druck auszuüben, damit weniger Pflanzenschutzmittel eingesetzt werden. Diese Umstände haben in den letzten zwei bis drei Jahrzehnten im Bereich Heilpflanzendrogen, Tees, aber auch Gemüse dazu geführt, dass die Qualität tatsächlich immer besser wurde.

Es besteht die Gefahr, dass Konsumenten und Konsumentinnen aus solchen Analysen oftmals falsche Schlussfolgerungen ziehen. Wird zum Beispiel Nüsslisalat getestet und für belastet befunden, wird in der Folge stattdessen Kopfsalat gegessen, obwohl dieser noch viel mehr belastet sein kann.

Eine andere Gefahr ist das Setzen von Grenzen zwischen so genannt pestizidfrei, leicht belastet und schwer belastet. Pestizidfrei heisst bei den Analysen lediglich, dass keine der angenommenen Pestizide im Rahmen der Bestimmungsgrenze gefunden worden sind und zudem die Möglichkeit besteht, dass eventuell eine relativ hohe Belastung mit nichtanalysierten Pestiziden vorhanden ist. Pestizidfrei ist praktisch nicht möglich. Eine solche Bewertung liegt lediglich am Grenzwert, beziehungsweise an der Bestimmungsgrenze der gesuchten (vermuteten) Stoffe.

Was ist biologisch und so genannt pestizidfrei?

Ganz speziell für den Anbau von Heilpflanzen sind biologische Richtlinien (ob organisch biologisch oder biologisch dynamisch) nicht nur wünschenswert, sondern Voraussetzung (siehe Kapitel «Der eigene Heilpflanzengarten», Seite 178). Aus den bereits erwähnten Umständen ist es trotzdem

möglich, dass auch in solchen Ernten gewisse minimale Rückstände gefunden werden können, sofern nach den richtigen Stoffen gesucht wird. Aus biologischem Anbau bedeutet darum nicht absolut rückstandsfrei!
Für Tees bestehen keine Bestimmungen betreffend Belastungsgrenzen im biologischen Anbau. Es gelten die generellen, gesetzlichen Limiten. Spuren von Pestiziden und sogar Spuren von Schwermetallen sind heute leider überall, das heisst in jedem Lebensmittel, in jedem Glas Wein, in jedem Fruchtsaft, vorhanden. Deshalb ist die Bezeichnung pestizidfrei irreführend und falsch.
Pestizide und andere Belastungen sind zudem über vorhandene Rückstände im Wasser (z.B. saurer Regen), Luft und Boden sowie aus angrenzenden Anbauflächen möglich. Sogar im Trinkwasser können je nach Herkunft Rückstände, auch Hormone oder Antibiotika, festgestellt werden.
Rückstände von Schwermetallen können für den Menschen unter Umständen noch viel gefährlicher sein als Pestizidrückstände. Auch hier ist die Menge massgebend. Deshalb wäre es unbedingt erforderlich, dass in Analysen auch Rückstände von Schwermetallen berücksichtigt würden.

Pestizidrückstände in Teedrogen und andern Lebensmitteln
Es besteht ein grosser Unterschied, ob Lebensmittel, zum Beispiel Früchte, Salate, gegessen werden, oder ob aus einem Teekraut Wasserauszüge hergestellt werden. Man weiss, dass beim Angiessen von Tees nur 2 bis maximal 15 Prozent der vorhandenen Rückstände gelöst werden können. Somit ist eine Pestizidbelastung bei Tees anders zu werten als in Lebensmitteln.
In den meisten europäischen Ländern werden Kräuter und Tees bei Analysen gleich behandelt wie Lebensmittel, es werden die getrockneten Tees getestet und nicht der Teeaufguss, welcher konsumiert wird.
Japan ist das bedeutendste Exportland für Grüntees, da Japan im Gegensatz zu anderen Teeländern seit Jahrhunderten nur Grüntee produziert. Hier gelten sehr strenge Normen. Es werden jedoch nicht getrocknete Tees, sondern das fertige Getränk, das heisst der aufgegossene Tee, getestet, was viel eher der Realität entspricht.

Tendenzen in den Anbaugebieten

Die chemische Industrie ist weltweit zweifellos daran interessiert, der Landwirtschaft Pflanzenschutzmittel, Düngemittel und dergleichen zu verkaufen. Andererseits sind die Bestrebungen der biologischen und der IP-Produzenten dringend notwendig, um immer weniger auf Pflanzenschutzmittel angewiesen zu sein.

Viele neue Stoffe für Pflanzenschutzmittel wie zum Beispiel Fenfalerat gehören zu den Pyrethroiden (Abkömmlinge von Wirkstoffen aus einer afrikanischen, insektenfressenden Pflanze). Solche Produkte werden zum Teil für IP- und Bio-Anbau empfohlen. Bei neueren Produkten dauert es meist viele Monate, bis gesetzliche Höchstmengen festgelegt sind, in der Zwischenzeit gelten, je nach Land, keine oder dann minimale Höchstwerte.

Verschiedene Möglichkeiten, nur noch rein biologische Methoden anzuwenden, werden auch in Teeplantagen in grossem Stil geprüft. So werden in Japan kaum noch Herbizide gespritzt, sondern an deren Stelle gegen Unkraut Strohmatten ausgelegt. Es gibt auch grossangelegte Versuche, Insektizide durch das Aussetzen von kleinen Fröschen zu ersetzen.

Natur und Chemie im Vergleich

Natur und Chemie im Zusammenhang mit den Heilpflanzen scheinen zwei unvereinbare Gegensätze zu sein! Andererseits können die Lebensvorgänge einer Pflanze, wie aller Lebewesen, mindestens teilweise als sehr komplizierte chemische Vorgänge erfasst werden. Was die Chemie jedoch weder erfassen noch analysieren kann, ist die Lebenskraft einer Pflanze oder die Beantwortung der Frage: «Warum keimt zum Beispiel ein Samen?»

Ganzheitslehre und analytisches Denken

Etwas böse ausgedrückt, trennt der Chemiker gewaltsam, was die Natur harmonisch zusammengefügt hat. Das Gleiche naturwissenschaftlich ausgedrückt: Der Chemiker erforscht – was auch der Naturheilkunde dienen kann – eine Heilpflanze, indem er sie in die verschiedensten zahlreichen Stoffe und Wirkstoffe zerlegt und analysiert.
Dabei begegnen sich zwei Welten. Der Vertreter der Naturheilkunde, der sich zur Ganzheitslehre bekennt, hat die feste Überzeugung, dass die natürliche Zusammensetzung der unzähligen Stoffe (Wirkstoffe) in einer Heilpflanze unverändert als harmonisches Ganzes, als Heilmittel, eingesetzt werden sollte. Die Pflanze entspricht dem naturgesetzlich, harmonisch entstandenen Organismus des Menschen. Die Ganzheitslehre (heute oft auch aus dem Amerikanischen *Holistik* genannt) lehrt die alte Weisheit und Wahrheit, dass Körper, Seele und Geist untrennbar miteinander verbunden sind und demzufolge Krankheiten oder Leiden nach denselben Naturgesetzten harmonisch zur Heilung beeinflusst werden sollten. Die meisten Vertreter der analytischen Chemie denken logischerweise anders. Für sie hat nicht die ganze Pflanze eine spezifische Heilwirkung, sondern nur einer oder wenige darin vorkommende Wirkstoffe. Diese werden dann mit Hilfe der enorm weit fortgeschrittenen Chemie analysiert und aus der Pflanze isoliert.

Was sind Monosubstanzen?

Am Beispiel der Spierblume *(Filipendula ulmaria)* versuche ich das Monosubstanzendenken der analytischen Chemie zu erklären. Die Spierblume ist eine altbewährte Heilpflanze, die bei Fieber, rheumatischen Erkrankungen, Kopfweh und Grippe hilft. Die in diesen Blüten vorkommenden und analytisch isolierten Salicylverbindungen sind zweifellos die Hauptwirkstoffe dieser wunderbaren Pflanze. Der rein analytisch denkende Chemiker wird nun sagen: «Danke, Pflanze, dass du mir die Vorlage und Idee geliefert hast. Was in dir wirkt, habe ich nun gefunden», und alle weiteren Stoffe sind für ihn reiner Ballast. Die Chemie ist nun imstande, diesen Hauptwirkstoff aus der Pflanze isoliert zu extrahieren oder gar synthetisch herzustellen. So ent-

steht die so genannte Monosubstanz, die für den Chemiker angeblich besser und klarer dosiert eingesetzt werden kann.
Für den Vertreter der Naturheilkunde bedeutet eine Monosubstanz jedoch in keiner Weise mehr ein harmonisches Naturheilmittel, wie dies bei der ganzen Droge der Fall ist. Er vertritt die Auffassung, dass sich in einer Pflanze alle Stoffe, die darin vorkommen, harmonisch ergänzen.
Wir haben auch hier wiederum die zwei Welten, die sich schwer verstehen können – einerseits die Ganzheitslehre, andererseits das Monosubstanzendenken.
Am Bespiel der Spierblume sehen wir, wie ein modernes Medikament sich von natürlichen Wirkstoffen zur synthetischen Zusammensetzung entwickelt hat und wahrscheinlich dem Produkt den Namen gab: Aus der Spierblume wurde Aspirin.
Natürlich gibt es auch Möglichkeiten und Beispiele, wo sich diese beiden Philosophien ergänzen können. So erfolgt die moderne Einteilung der Drogen in Wirkstoffgruppen nach der analytischen Chemie.
Die analytische Chemie ist heute fähig, absolut kleinste Spuren von Stoffen in einer Pflanze zu identifizieren, was einerseits äusserst interessant, andererseits für die Naturheilkunde, wenn nur einseitig chemisch betrachtet, verheerend sein kann.

Gibt es wirklich immer mehr Giftpflanzen?

Von der Fach- bis zur Boulevard-Presse findet man immer wieder beängstigende Entdeckungen der Chemie, es seien in einer altbewährten Heilpflanze Spuren von giftigen Stoffen, oft sogar krebserregenden Stoffen, entdeckt worden. Tierversuche (nach meiner Ansicht ohnehin fraglich) hätten ergeben, dass solche Stoffe als Monosubstanzen in grosser Dosierung gesundheitsschädigend seien. Vom weiteren Gebrauch dieser altbewährten Heilpflanzen wird dann meist gewarnt, oder die Pflanze wird als Folge der Analyse als Giftpflanze eingestuft.
Hier geht es keinesfalls um anerkannte Giftpflanzen, sondern um altbewährte Heilpflanzen, wo diese Gifte nur in äusserst kleinen Spuren vorhanden sind.
Beinahe in jeder Kartoffel findet die analytische Chemie Spuren von Solanin, fast in jeder Tomate Spuren von Oxalaten und Oxalsäure und im weit verbreiteten Genussmittel Kaffee sogar grössere Mengen von Koffein und Chlorogensäure. Alle diese Stoffe wären, als Monosubstanzen in grosser Dosis verabreicht, äusserst gesundheitsschädigend oder sogar tödlich für Mensch und Tier. Die Erfahrung lehrt aber, dass die unzähligen anderen

Stoffe in diesen Naturprodukten die Spuren dieser Giftstoffe unschädlich machen oder neutralisieren. Würden diese Nahrungsmittel und oft auch einige Genussmittel nach den gleichen Kriterien beurteilt wie vorhin genannt, so wären wahrscheinlich Kartoffeln, Tomaten und Kaffee zumindest rezeptpflichtig!

Es geht keineswegs darum, wirkliche Giftpflanzen salonfähig oder gar die chemisch-pharmazeutische Wissenschaft lächerlich zu machen; ich möchte jedoch das Ganze etwas relativieren. Wir brauchen die Monosubstanzen der modernen Medizin und die Naturheilkunde – beides in den richtigen Händen, und am richtigen Ort. Ich wünsche mir für die Zukunft ein besseres Verständnis zwischen diesen beiden Wissenschaften ohne Konkurrenzdenken.

Ähnliches widerfährt auch altbewährten Heilpflanzen, bei denen die analytische Chemie keine eindeutig wirkenden Stoffe findet. Diese werden dann oft als wirkungslos taxiert und werden als Heilpflanzen nicht mehr anerkannt. Auch bei solchen Heilpflanzen ist es eben möglich, dass nicht nur ein verantwortlicher Hauptwirkstoff eine Eigenwirkung haben kann, sondern eben die sich ergänzenden, unzähligen vorhandenen Stoffe in naturgesetzlich entstandener Zusammensetzung.

Verträglichkeit und Nebenwirkungen

Richtig eingesetzt und richtig dosiert werden Naturheilmittel ohne Nebenwirkungen gut vertragen und im Organismus stoffwechselanalog abgebaut. Dies setzt jedoch eine sinnvolle Anwendung voraus.

Seit Jahren versuchen pharma-wissenschaftliche Kreise immer wieder pflanzliche Mittel entweder als absolut wirkungslos oder dann als gefährliche Mittel mit Nebenwirkungen zu klassieren.

Ein wahrscheinlich noch für viele Jahre aktuelles Thema ist das seit Jahrhunderten unter anderem als Stimmungsaufheller geschätzte Johanniskraut. Diese altbekannte Wirkung wurde inzwischen auch wissenschaftlich bestätigt. Darum werden einige Johanniskrautpräparate gegen depressive Verstimmungen auch von Krankenkassen anerkannt.

Nun gibt es Fachleute, die solche Wirkungen trotzdem nicht gelten lassen und diesen Präparaten Nebenwirkungen anlasten, die jedoch noch keineswegs wissenschaftlich belegt sind. Diese angeblichen Nebenwirkungen der Johanniskrautpräparate reichen von Interaktionen mit Medikamenten gegen Organabstossung nach Transplantationen oder mit gewissen Blutverdünnern bis zur Verringerung der Wirkung von Hormonpräparaten oder Antibabypillen. Es wird noch Jahre dauern, bis endgültige wissenschaftliche Resultate vorliegen werden.

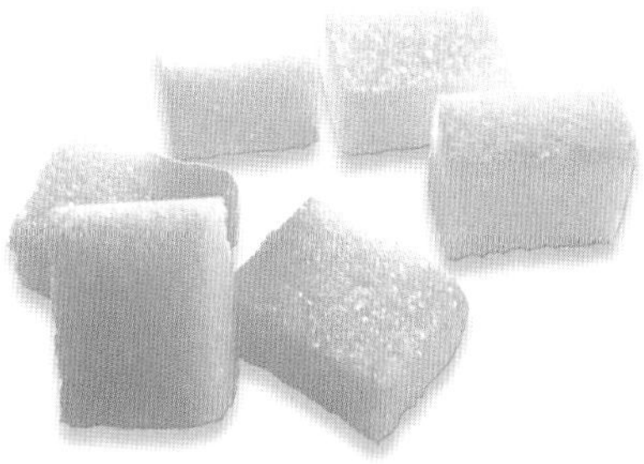

Sicher ist, dass die heilende Wirkung des Johanniskrautes tausendfach bestätigt ist. Wichtig ist trotzdem, dass auch Naturheilmittel niemals überdosiert werden dürfen und bei ernsthaften Erkrankungen der Arzt mitentscheiden soll, welche Naturheilmittel zusätzlich zu den verordneten unumgänglichen Medikamenten eingenommen werden sollen.
Wissenschaftliche Interessen, Monosubstanzen-Denken und Unverständnis sind die Hauptgründe, die immer mehr zu solchen extremen und unsinnigen Beurteilungen von Heilpflanzen führen. Konsequenterweise müssten auch viele Lebensmittel, wie z. B. Zucker (Industriezucker) mit Warntexten versehen werden, die auf die gesundheitlichen Gefahren aufmerksam machen!

Was bedeutet Ursachenbekämpfung?

Oft wird erklärt, moderne Medikamente seien Symptombekämpfer und Naturheilmittel bekämpften die Ursachen der Leiden. In beiden Behauptungen liegt wieder eine Wahrheit, die man nicht verallgemeinern kann. Tatsache ist sicher, dass die moderne Medizin oft auf eine möglichst rasche Bekämpfung der Symptome ausgerichtet ist, was, wenn vom Arzt richtig beurteilt, auch sinnvoll sein kann. Darum gehören stark wirkende Medikamente, wie vom Gesetz auch vorgesehen, in die Hände des Arztes. Aus den verschiedensten Gründen werden jedoch oft zu viele starke Medikamente eingesetzt.
Naturheilmittel können aber nicht einfach alle Ursachen bekämpfen. Die Bedeutung der Heilpflanzen wird jedoch dadurch nicht geringer! Eine Ursachenbekämpfung ist schon darum nicht möglich, weil die Ursache eines Leidens oder einer Krankheit unbekannt ist und weil gesetzesmässig jede Ursache wiederum eine tiefere Ursache hat. Vielleicht kommen wir in diesem Zusammenhang sogar zu der philosophischen Überzeugung, dass schliesslich jede Ursache einer Krankheit im seelischen Bereich liegt.
Wenn man die Behauptung der Ursachenbekämpfung im richtigen Sinne revidiert, kommt man der Realität näher. Mit den Heilpflanzen und den Naturheilmitteln wird versucht, Krankheiten oder Leiden ursächlicher (der Ursache möglichst nahe) und ganzheitlich zu behandeln. Dies geschieht, indem zum Beispiel bei Migräne nicht einfach der Schmerz durch Beeinflussung des Nervensystems und Erweiterung der Blutgefässe gelindert wird, sondern der ganze Organismus, in diesem Falle die Stoffwechselorgane, ganzheitlich einbezogen werden.
Richtig ist, dass die Naturheilmittel darauf zielen, die wunderbare Selbstheilung des Menschen zu fördern.

Phytotherapie – die Anwendungsmöglichkeiten der Heilpflanzen

Das Wort Phyto stammt aus dem Griechischen und heisst Pflanze. Somit handelt es sich in der Phytotherapie um die praktische Anwendung von Heilpflanzen und deren Präparate zur Erhaltung der Gesundheit oder als natürliche Heilmittel.

Die sechs Wirkungsweisen der Heilpflanzen

Die Heilpflanzen oder deren Präparate wirken
- über die Augen
- über das Geruchsempfinden
- über das Geschmacksempfinden
- Aufnahme (Resorption) von Wirkstoffen durch die Mundschleimhäute
- Aufnahme (Resorption) von Wirkstoffen über den Stoffwechsel
- Aufnahme (Resorption) von Wirkstoffen über die Haut

Über die Augen

Nebst ihren Wirkstoffen hat jede Pflanze ihren typischen Charakter, ihr typisches Erscheinungsbild und ihre Farben. Jede Pflanze gehört an ihren typischen Standort. Die wissenschaftlich noch zu wenig erforschten feinstofflichen Energiefelder, Schwingungen oder Bio-Informationen (es gibt noch keine anerkannte einheitliche Benennung für all diese Kräfte) wirken auf unseren feinstofflichen Körper oder die Seelenzustände des Menschen.
Durch intensives Betrachten, einer Art Meditation, kann das Erscheinungsbild einer Pflanze, einer ganzen Blumenwiese oder auch eines Blumenstrausses unser Empfinden beeinflussen und auf diese Weise über die Seele natürliche Heilungsvorgänge anregen.
Auf diese Art hat Dr. Bach (siehe «Bachblütentherapie», Seite 65) seine Pflanzen und Blüten mit ihren typischen Charaktereigenschaften gefunden. Damit bekommt das Schenken von Blumen eine neue, individuelle Bedeutung.

Über das Geruchsempfinden

Der Geruchssinn hilft uns die Qualität der einzuatmenden Luft und damit viele unsichtbare Informationen aus unserer Umgebung wahrzunehmen. Düfte, seien diese von Blüten, ganzen Wiesen, Wäldern, von Menschen und vielen anderen Quellen, können von uns sympathisch, abstossend oder gar warnend empfunden werden. Mit dem Trick von Parfüms versuchen Menschen ihre Persönlichkeit zu betonen und mit diesen selbst ausgewählten Düften ihren Charakter zu verstärken, das heisst speziell das andere Geschlecht auf sich aufmerksam zu machen, was dann wiederum als angenehm oder abstossend wirken kann.

Im Extremfall, wenn sich verschiedenste Parfüms mit Tabakrauch, Schweissgeruch, Alkohol und Küchengeruch mischen, wirken solche Duftgemische eher verwirrend, und ein Parfüm verfehlt die angestrebte Wirkung. Auch hier gilt: «Stark dosiert ist immer falsch, schwach dosiert ist immer richtig.»
Andererseits können zum Beispiel Kaffee- oder ein angenehmer Speiseduft unsere Vorstellung anregen und ein Bedürfnis nach Kaffee oder ein Hungergefühl auslösen.
Da Düfte in unserem System Reize auslösen und diese feinsten Stoffteilchen über die Lunge oder Schleimhäute resorbiert (aufgenommen) werden, können Düfte zum Beispiel in Form von ätherischen Ölen oder Räuchermitteln gezielte Heilwirkungen auslösen, beruhigend, stimulierend wirken oder die Konzentration fördern. Das Einatmen einer frischen Lavendelblüte reicht oft aus, um Schlaflosigkeit oder innere Unruhe zu beheben. Die Aromatherapie (siehe Seite 63) nutzt diese Eigenschaften der ätherischen Öle mit einem grossen Angebot an Düften.

Über das Geschmacksempfinden

Der Geschmackssinn dient uns, zusammen mit dem Geruchssinn, zur Prüfung von Nahrung und Getränken. Je nach der Qualität der Speisen oder Getränke – süss, bitter, sauer – werden in unserem Stoffwechselsystem entsprechende Verdauungsvorgänge mobilisiert, die den Stoffwechsel normalerweise begünstigen. Insbesondere können Bitterstoffe Magen-, Leber- und Gallenprobleme positiv beeinflussen. Damit ist bereits erklärt, dass beispielsweise bitter schmeckende Medizinaltees nicht gesüsst werden dürfen, da sonst die Wirkung der Bitterstoffe gestört ist. Ist ein Tee zu bitter, ist dies nur eine Warnung, dass der Tee zu stark dosiert ist!
Am Beispiel von Zucker, der ohnehin in der Form von Industriezucker für die Gesundheit enorm schädlich ist, lassen sich noch andere Zusammenhänge erklären. Je konzentrierter eine Süssspeise oder ein süsses Getränk eingenommen wird, desto mehr wird die Bauchspeicheldrüse zur Produktion von Insulin (blutzuckersenkendes Hormon) angeregt.
Die verbreitete Meinung, mit künstlichen Süssstoffen die Gesundheit zu unterstützen, ist darum falsch, weil weder der Geschmackssinn noch andere Stoffwechselfunktionen in der Lage sind, Zucker und künstliche Süssstoffe zu unterscheiden. Die Produktion von Insulin wird in jedem Fall angeregt, wobei das Insulin im Falle der künstlichen Süssmittel nicht gebraucht wird. Die Folge ist zumindest eine Disharmonie in unserem System, welche mit der Auffassung, der Naturheilkunde nicht zu vereinbaren ist!

Aufnahme (Resorption) von Wirkstoffen durch Mundschleimhäute
Auf vielen Beipackzetteln von Naturheilmitteln, insbesondere bei Tinktur- oder undragierten Kräutertabletten (ohne Zuckerumhüllung) und insbesondere bei homöopathischen Mitteln steht die Empfehlung, die Mittel vor dem Essen einzunehmen und einige Minuten vor dem Schlucken im Munde zu behalten. Dies, um die Resorption gewisser Wirkstoffe oder Informationen durch die Mundschleimhäute auszunutzen.

Aufnahme (Resorption) von Wirkstoffen über den Stoffwechsel
Die meisten Wirkstoffe gelangen analog zur Nahrungsaufnahme über Magen und Darm in die Blutbahnen. Je nach Eigenschaften der Wirkstoffe wird empfohlen, die Mittel vor, mit oder nach dem Essen einzunehmen. Naturheilmittel, die für den Magen keine Probleme sind, werden vor dem Essen eingenommen, um so eine optimale Wirkung entfalten zu können.

Aufnahme (Resorption) von Wirkstoffen über die Haut
Die menschliche Haut ist nicht einfach eine Hülle, sondern ein kompliziertes Organ mit den Fähigkeiten zu atmen, Schweiss und Giftstoffe auszuscheiden, aber auch Wirkstoffe aufzunehmen. Wäre dem nicht so, wären die Anwendungen von äusserlichen Mitteln sinnlos.
Salben, Einreibemittel, Waschungen, Kompressen und Bäder sind die bekanntesten äusserlichen Anwendungen von Naturheilmitteln.
In den seltensten Fällen wirken die Naturheilmittel nur über eine Möglichkeit der Wirkstoffaufnahme, es sind meist Kombinationen. Der richtige Gebrauch von Naturheilmitteln, das heisst die Einhaltung der Empfehlungen zu den Präparaten, garantieren eine optimale Wirkungsweise. So wirkt zum Beispiel ein Erkältungsbad über die Haut und zudem als Inhalation.

Die Darreichungsformen von Heilpflanzen und deren Präparaten

Die Möglichkeiten, die Heilkräfte der Natur zu nutzen, sind äusserst vielfältig. Sie reichen vom Kauen eines Kräutleins in der Natur über den Kräutertee, verschiedene Extrakte, Einreibemittel, Salben, Bäder, Kompressen, Waschungen bis zu den Räuchermitteln.
Da der so genannte Kräutertee (Heilpflanzenaufguss) in der westlichen Zivilisation eine der verbreitetsten Anwendungen der Heilpflanzen bedeutet und für die Selbstmedikation ideale Möglichkeiten bietet, befassen wir uns hier ausführlich mit Heil- und Genusstees.

Der Kräutertee

Der Name Tee stammt ursprünglich aus Asien, wo seit Jahrtausenden in China, Japan, Indien und Tibet der Tee (asiatisch Cha oder Chay) ausschliesslich aus der Teepflanze *(Camellia sinensis)* als Medizin und Volksgetränk in der Form von Grünem Tee und Schwarztee aufgegossen wurde. Mit dem Teeimport, vor einigen Jahrhunderten von Asien nach Europa, wurde der Name Tee auch für unsere Kräuteraufgüsse verwendet. Aus dem Heilpflanzenaufguss wurde im deutschen Sprachgebrauch etwas widersinnig die heute gebräuchliche Bezeichnung Kräutertee.

Genuss- und Medizinaltees

Schwach wirkende Drogen, wie zum Beispiel Hagebutten, Lindenblüten, Eisenkraut (Verveine), Melisse, Pfefferminze, eignen sich in vernünftigen Mengen als Genusstees, das heisst als gesunde Durstlöscher. Auch Genusstees haben natürlich eine zusätzliche, oft gezielt angestrebte Heilwirkung.
Drogen aus dem mittelstarken Wirkungsbereich, wie beispielsweise Kamille, Baldrian, Schafgarbe, Johanniskraut, eignen sich nur als Medizinaltees mit gezielter Heilwirkung. Solche Drogen werden niemals als Durststiller angewandt, sondern nur dann während einer beschränkten Zeit eingesetzt, wenn eine entsprechende gesundheitliche Indikation vorhanden ist.
Stark wirkende oder gar giftige Drogen, wie etwa Schöllkraut, Eisenhut, Fingerhut, eignen sich niemals als Medizinaltees, sondern nur als genauestens und fein dosierte Medizinalpräparate, meistens in Homöopathie oder Spagyrik und in Ausnahmefällen für eine äusserliche Anwendung!
Ob sich eine Droge zum Aufgiessen von Kräutertees eignet, ist nicht nur von Kriterien wie schwach, stark oder giftig wirkend abhängig. Da für einen Kräutertee als Lösungsmittel Wasser verwendet wird, müssen auch die zu extrahierenden Wirkstoffe wasserlöslich sein. Dies trifft längst nicht für alle Drogen zu, auch dann nicht, wenn diese in einigen Fachbüchern als Teedrogen bezeichnet werden. Aus vielen Drogen werden darum besser Extrakte mit Alkohol oder andere Präparate hergestellt, welche dann eine optimale Wirkung garantieren.
Im Zusammenhang mit den in diesem Buch einzeln behandelten Heilpflanzen sind entsprechende Hinweise vorhanden.

Dosierung

Die richtige Dosierung ist in der Naturheilkunde ein ganz wichtiges Detail. Es liegt in der Natur des Menschen, dass besonders im Bereich der Heilmittel sehr gerne übertrieben wird, um dadurch eine bessere oder schnellere Wirkung zu erzielen. Ganz besonders gilt dies für die Naturheilmittel. Hier hört man allzu oft die Äusserung: «Es sind ja nur Pflanzen, da muss man reichlich dosieren, sonst ist überhaupt keine Wirkung möglich.» Ganz sicher stimmt diese Auffassung nicht! Meist gilt sogar das Gegenteil, so dass durch eine Überdosierung eine unerwünschte, oft der Heilung entgegengesetzte Wirkung einsetzt. So wirkt zum Beispiel ein schwach, aber richtig dosierter Kamillentee – 2 bis maximal 3 Blüten pro Tasse – entzündungswidrig, entkrampfend, magen- und darmberuhigend, und der überdosierte Kamillentee erregt (speziell bei Kleinkindern) oft augenblicklich Brechreiz oder führt gar zu Erbrechen. In ähnlicher Weise wirkt ein schwach dosierter Tee aus Orangenblüten als beruhigende Einschlafhilfe, ein überdosierter Orangenblütentee wirkt anregend. Damit bestätigt sich die Regel für alle Naturheilmittel, dass Überdosieren immer falsch, Schwachdosieren jedoch niemals falsch, also richtig ist.

Da die Heilpflanzen meistens als getrocknete Drogen im Handel erhältlich sind und sich so auch gut aufbewahren lassen, werden die meisten Tees – ob als einzelne Droge oder als Gemisch – aus getrockneten Drogen hergestellt. Für einen Kräutertee aus gartenfrischen Drogen muss man darauf achten, dass die frische Ware, mit einem noch hohen Wasseranteil, entsprechend höher dosiert wird als die getrockneten Drogen.

Als durchschnittlich richtige Dosierung für einen wirksamen Kräutertee für Erwachsene als Genuss- oder Medizinaltee gilt: Pro Tasse einen Teelöffel oder die Menge, die man mit zwei Fingern fassen kann.

Tee richtig zubereiten

Bei Kräutertees geht es darum, mit dem Lösungsmittel Wasser möglichst alle Wirkstoffe aus den Drogen zu extrahieren. Je nach Beschaffenheit dieser Drogen, wenn ihre Wirkstoffe überhaupt wasserlöslich sind, gibt es gemäss der folgenden Tabelle verschiedene Zubereitungsarten:

- ***Mit kochendem Wasser übergiessen, 5 Minuten ziehen lassen und dann absieben.***

  Dies gilt für Drogen mit einem hohen Gehalt an ätherischen Ölen, welche sich beim Erhitzen sehr schnell verflüchtigen. Eine Prüfung, ob unsere Drogen zu dieser Wirkstoffgruppe gehören, ist das Zerreiben zwischen zwei Fingern: Entwickelt sich dabei ein merkbarer Geruch, handelt es sich um so genannte ätherische Öle. Beim Kochen würden diese mit dem Wasserdampf entweichen (zum Beispiel Melisse, Lavendelblüten, Pfefferminze, Eisenkraut).

- ***Kurz (1–2 Minuten) aufkochen, 5 Minuten ziehen lassen und dann absieben.*** Dies gilt für zähere Drogen mit schwerer löslichen Wirkstoffen und einem zäheren Zellgewebe (zum Beispiel Birkenblätter, Himbeerblätter).
- ***Kalt ansetzen (einige Stunden oder über Nacht), dann einige Minuten leicht kochen, 5 Minuten ziehen lassen und absieben.*** Dies gilt für sehr zähe Drogen, wie Hölzer, Wurzeln, fleischige Früchte mit harten Samen (zum Beispiel Hagebutten mit Samen, Süssholz).
- ***Kalt ansetzen (einige Stunden), dann absieben und schluckweise trinken.*** Dies gilt für Drogen, bei welchen die Schleimstoffe als mildes Abführmittel gelöst werden sollen (zum Beispiel Leinsamen).

Bei Drogenmischungen richtet man sich bei der Zubereitung nach den wichtigsten Bestandteilen der Mischung.

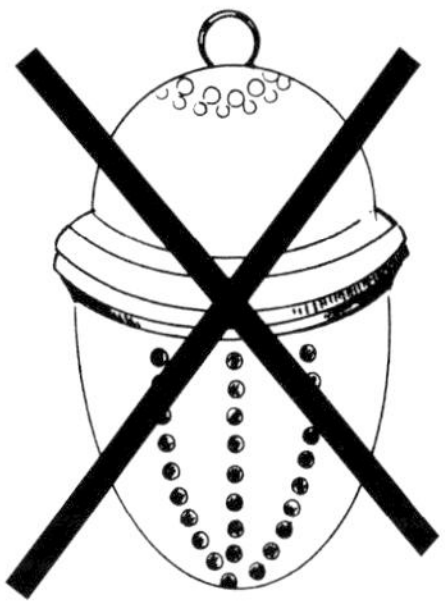

Vom Gebrauch eines so genannten Tee-Eis rate ich dringend ab. Wenn man ein Tee-Ei mit getrockneten Drogen füllt und ins heisse Wasser gibt, wird das Wasser von den Drogen schwammähnlich aufgesogen und diese quellen dabei auf. Dadurch werden von innen alle Poren verschlossen, so dass ein weiterer Austausch von Wirkstoffen mit dem Lösungsmittel Wasser nicht mehr möglich ist.

Beim Gebrauch einer Kräutertasse sollte man darauf achten, dass der Siebeinsatz mit möglichst grossen Poren versehen ist.

Genuss- und Kräutertees können problemlos auch in grösseren Mengen angegossen werden. Man kann den Tagesbedarf ideal in einer Thermoskanne aufbewahren. Allerdings sollte Medizinaltee nicht mehr aufgewärmt werden, da sich die Wirkstoffe dabei ungünstig verändern können.

Teedrogen sollten fein geschnitten sein. Wacholderbeeren, Kümmel, Fenchel und Anis müssen zur Teebereitung zerstossen werden, da sich sonst die Wirkstoffe nicht lösen.

Teebeutel – Portionenbeutel

Seit Jahrzehnten existieren als Monodrogen (Einzeldrogen) Genusstees und Medizinaltees in Portionenbeuteln. Im Allgemeinen sind diese heute besser als ihr Ruf. Die Qualität der Beutelmaterialien wurde enorm verbessert. Teebeutel sind, mit einigen Einschränkungen, genauso gut wie die darin verpackte Drogenqualität, welche von den meisten namhaften Firmen garantiert wird. Teilweise existiert jedoch ein Dosierungsproblem von Tees, welche wie beispielsweise Orangenblüten als Einschlafhilfe oder Kamillen so schwach wie möglich getrunken werden sollten. Bei den meisten andern Tees stimmt die Dosierung weitgehend. Der Beutel kann natürlich zum Gebrauch geöffnet und der Inhalt als Offentee aufgegossen werden.

Vorteile von Teebeuteln sind die praktische Anwendung, ganz speziell für Gaststätten, wo offene Tees meist masslos überdosiert werden.
Nachteile sind die Verpackungen, welche meist zu wenig vor Luft, Licht und Feuchtigkeit geschützt sind. Grüner Tee ist äusserst licht-, luft- und feuchtigkeitsempfindlich und sollte nur in einzeln, hermetisch verschlossenen Portionenbeuteln gebraucht werden (siehe auch «Richtiges Lagern», Seite 148).

Medizinaltees werden nicht gesüsst

Zucker und auch künstliche Süssstoffe können die Wirkung eines Medizinaltees nachteilig beeinflussen. Da ein Medizinaltee bereits durch das Geschmachsempfinden eine Heilwirkung auslösen kann, sollte aus diesem Grunde der Geschmack eines Medizinaltees niemals verändert oder verbessert werden. Empfinden wir zum Beispiel einen Magentee oder einen Leber-Gallen-Tee als zu bitter, bedeutet dies meistens, dass das Heilmittel zu stark dosiert wurde.

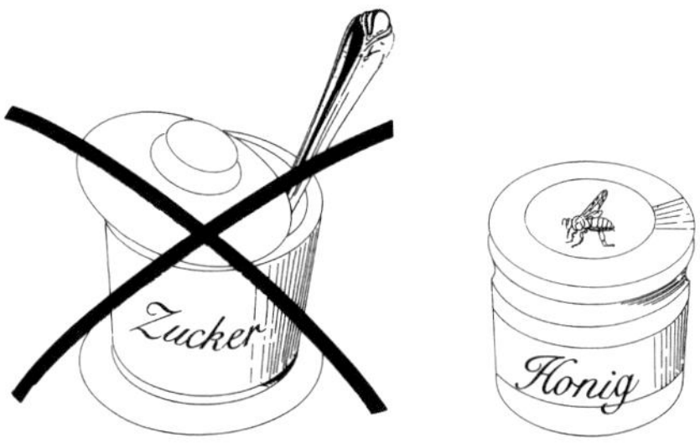

Reine Genusstees als Durstlöscher können allenfalls mit ganz wenig gesunden Süssmitteln, wie Honig oder Birnendicksaft, geschmacklich etwas verändert werden.

Richtiges Teetrinken

Medizinaltees sind Naturheilmittel, die je nach gewünschter Wirkung als Kur (mehrwöchige Kurdauer) oder zur gezielten Anwendung nur kurze Zeit eingenommen werden sollten. Auch beim Trinken der Tees gibt es einen Unterschied zwischen einem Genusstee als Durstlöscher und einem Medizinaltee. Letzterer wird langsam, schluckweise getrunken, um bereits eine Wirkung auf das Geschmacksempfinden zu ermöglichen. Sicher ist es ratsam, sich von Fachleuten beraten zu lassen, wie lange eine Medizinalteekur dauern sollte. Zu beachten sind dazu auch die Hinweise bei den einzelnen Rezepten.
Ein abwechselndes Medizinalteetrinken – an einem Tag für die Leber, am anderen Tag für den Kreislauf, dann gegen Rheuma – ist für die Gesundheit meistens eher nachteilig. Medizinaltees sollten gezielt dann getrunken werden, wenn der Körper diese braucht oder wenn eine begrenzte Kur angezeigt ist.

Die Annahme, der Kräutertee sei die älteste Form der Heilpflanzenanwendung und die Pillen oder Tabletten seien sehr modern und in jedem Fall chemische Produkte, ist nicht richtig!
Kräuterpillen, Tabletten und Kräuterpasten wurden in China, Indien und im Tibet schon zu den Anfangszeiten der Ayurvedik (siehe «Geschichte», Seite 12) als beliebte Arzneiformen hergestellt. Auch in Europa wurden zu Zeiten von Paracelsus und der Alchimie nicht nur Destillate, sondern auch schon Pillen, Tabletten und Räuchermittel hergestellt.

Drogenmischung als Medizinaltee

Durch das Mischen verschiedenster Drogen sollen sich diese in ihrer Wirkung ergänzen und somit auch den verschiedenen Indikationen anpassen oder besser gerecht werden. Das erfolgreiche Mischen von verschiedensten Drogen zu Heilpflanzenpräparaten braucht selbstverständlich Fachkenntnis und auch eine gewisse Erfahrung, da sich ja die Drogen in ihrer Wirkung keinesfalls gegenseitig aufheben sollen.
Medizinaltees bestehen aus Drogen von schwächeren bis starken Wirkungsbereichen und werden gezielt nach den vorgesehenen Indikationen benannt, so zum Beispiel Kreislauftee, Leber-Gallen-Tee oder Rheumatee. Medizinaltees sollen als Heilmittel behandelt werden, die man nur bei Bedarf – je nach Indikation kürzere oder längere Zeit – einnimmt.

Kräutertabletten, Kräuterpillen, Dragées

Eine typische Herstellungsmethode von Pillen in Asien zur Zeit der Ayurvedik und der Traditionellen Chinesischen Medizin war das Auspressen von frischen Pflanzen mit anschliessendem Trocknen des Pressrückstandes. Dieser wurde dann pulverisiert und mit dem Pflanzensaft wieder vereint, zu einer Paste gemischt, die dann zu Pillen gedreht und getrocknet wurde.
Ähnliche Fabrikationsarten gibt es vereinzelt heute noch. Moderner ist jedoch die Herstellung von Kräutertabletten. Dazu werden getrocknete Drogen oder Drogengemische pulverisiert, mit natürlichen Bindemitteln gemischt und maschinell unter hohem Druck zu Tabletten gepresst. Oft werden heute solche Tabletten zur besseren Haltbarkeit mit einem Schutzfilm überzogen.
Dragées sind Tabletten, welche mit einem Überzug einer Masse aus Zucker oder künstlichen Süssstoffen umgeben wurden.
Alle diese Arzneiformen sind einfach zu verpacken, ideal zu dosieren und praktisch mitzunehmen. Schutzfilme und Dragiermasse können je nach Zusammensetzung problematisch sein. Eine Wirkung auf das Geschmacksempfinden ist allenfalls nur mit nicht überzogenen Tabletten möglich, wenn

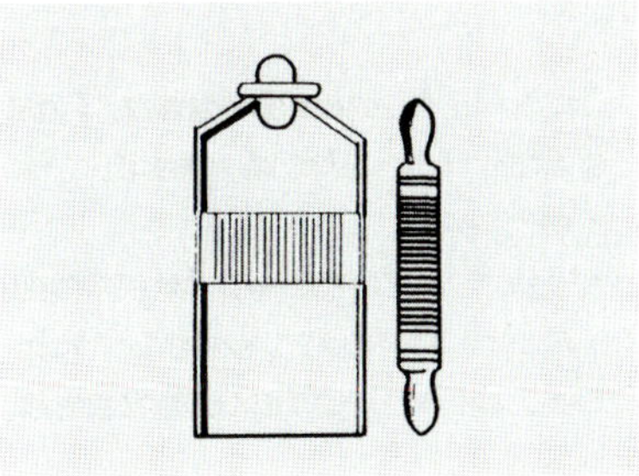

Pillenbrett.

diese, wie oft empfohlen, vor dem Schlucken einige Zeit im Mund behalten werden.

Extrakte, Tinkturen, Tropfen

Extrahieren bedeutet ein möglichst vollständiges Herauslösen von Wirkstoffen aus frischen oder getrockneten Drogen mit einem geeigneten Lösungsmittel. In diesem Sinne ist auch die Teebereitung eine Extraktion, beziehungsweise ein Extrakt mit dem Lösungsmittel Wasser.
Das meistverwendete Mittel zur Herstellung von modernen Extrakten und Tinkturen ist der Alkohol. Es darf natürlich nur Trinkfeinspiritus ohne chemische Zusätze verwendet werden. Alkohol (Trinkfeinspiritus) ist ein ideales Lösungsmittel für wasser- sowie fettlösliche Wirkstoffe.
Vorschriften für Extraktionsmethoden, wie Mazeration (eine vorgegebene Zeit extrahieren lassen und absieben) oder Perkolation (so genannte fortlaufende Extraktion) mit entsprechenden Rezepturen für viele Tinkturen und Extrakte, sind in den landesüblichen oder europäischen Pharmacopöen (Arzneibücher) enthalten.
Extrakte können aus trockenen oder frischen Heilpflanzendrogen hergestellt werden. Immer mehr setzt sich die Herstellung von Frischpflanzenextrakten durch. Frischpflanzentinkturen, welche nach den Vorschriften der Homöopathie und deren Lehrbüchern hergestellt werden, sind so genannte Urtinkturen und mit dem Zeichen Ø gekennzeichnet. Solche Tinkturen werden als direkte Urtinktur in der Phytotherapie eingesetzt oder zu homöopathischen Heilmitteln (siehe «Homöopathie», Seite 58) weiterverarbeitet.
Je nach Beschaffenheit der Drogen, beziehungsweise der Löslichkeit ihrer Wirkstoffe, werden verschiedene Alkohol-, Wasserkonzentrationen verwendet. Für wasserlösliche Wirkstoffe genügt ein 40-prozentiger Alkohol, für fettlösliche Wirkstoffe besser ein 60- bis 70-prozentiger Alkohol.
Da Alkohol mit einem Mindestgehalt von 18–20 % auch ein ideales Konservierungsmittel ist, müssen solche Tinkturen nicht weiter behandelt oder konserviert werden.
Alkoholische Extrakte werden als Tinkturen, zum Beispiel Baldriantinktur, bezeichnet, Extrakte mit andern Lösungsmitteln wie Glycerin werden als Extrakte, zum Beispiel Kamillenextrakt, bezeichnet.
Extrakte, die äusserlich im Schleimhautbereich oder gar als Augenkompressen vorgesehen sind, dürfen keinen Alkohol enthalten, sondern müssen mit Lösungsmitteln hergestellt werden, die im Schleimhautbereich nicht brennen.

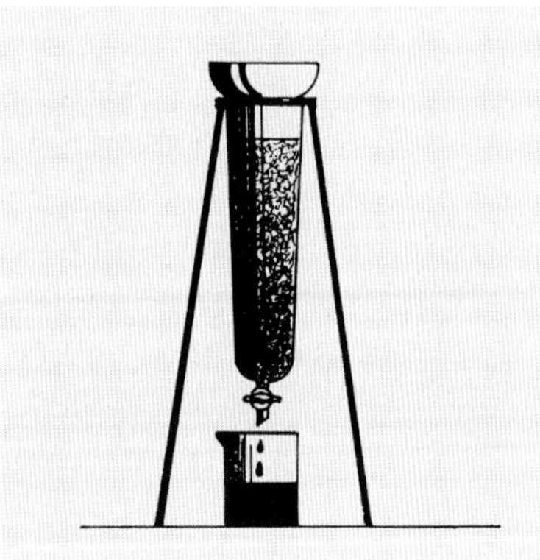
Perkolator.

Einwände, die alkoholischen Tinkturen seien wegen der hohen Alkoholkonzentration gefährlich oder für Kinder ungeeignet, sind für die modernen Tinkturen, die mit möglichst geringen Alkoholkonzentrationen hergestellt werden, nicht mehr angebracht.
Wenn die Tinkturen vorschriftsgemäss eingenommen werden – das heisst für Erwachsene 15–20 Tropfen in etwas Wasser, für Kinder etwa 5 Tropfen –, stellt die eingenommene Alkoholmenge weder für Erwachsene noch für Kinder ein Problem dar. Eine reife Banane oder eine ähnliche Menge gut reifer Früchte enthalten mehr Alkohol als die durchschnittliche Tagesdosis einer Heilpflanzentinktur.
Zu beachten ist, dass die Tropfen abgezählt und in Wasser einnommen werden. Zudem gilt der Grundsatz: *Schwach dosieren ist immer richtig, stark und unkontrolliert dosiert ist immer falsch!*

Sirupe

Diese Darreichungsform, meist als Hustensirup bekannt, enthält nach alten Rezepturen etwa 50 Prozent Zucker und nach neueren Rezepturen künstliche Süssstoffe. Mir sind beide Siruparten äusserst unsympathisch. Die gesundheitliche Problematik des Industriezuckers ist allgemein bekannt. Das Problem der künstlichen Süssstoffe ist, dass es durch die geschmacksbedingte Irreführung des Stoffwechsels zu einer Insulinausschüttung durch die Bauchspeicheldrüse kommt! Zudem braucht es diese Darreichungsform gar nicht, weil alle wirksamen Bestandteile auch in Tropfenform hergestellt werden könnten.

Kapseln

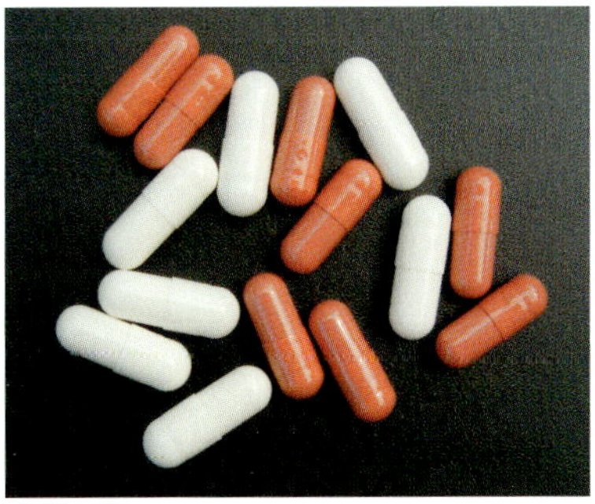

Eine der modernsten Arzneiformen, die auch in der Naturheilkunde Verwendung findet, ist die Kapsel. Diese kann mit jedem beliebigen Inhalt, wie Extrakten, Ölen oder Pulver fabriziert und gefüllt werden. Maschinell hergestellte ganze Rundkapseln lassen sich fest verschliessen und werden deshalb für flüssige Inhalte gebraucht. Steckkapseln werden aus zwei Teilen vorfabriziert und meist für Pulver verwendet. Die Kapseln bestehen aus Gelatine oder aus pflanzlichen Stoffen.
Der Vorteil der Kapseln ist zweifellos die bequeme Einnahme, problemlose Dosierung und gute Konservierung. Oft ist die Kapselmasse eingefärbt oder gar mit künstlichen Aromen vermischt, was wieder nicht zur Philosophie der Naturheilmittel passt. Moderne Kapseln sind oft magenresistent, das heisst, die Kapselmasse ist so beschaffen, dass sie sich erst im Darm auflöst. In jedem Fall fällt auch hier die stoffwechselanaloge Resorption der Wirkstoffe durch die Mundschleimhäute und teilweise durch den Magen

weg. Kapseln eignen sich speziell für die Einnahme von Ölen oder Knoblauchextrakt.
Tipp: Je nach Inhalt können Kapseln auch zerbissen und kann nur der Inhalt verschluckt werden.

Öle, Salben, Einreibemittel

Als Extraktionsmittel kommen auch Pflanzenöle in Frage, wie dies zum Beispiel beim Johannisöl der Fall ist. Öle aus einzelnen oder verschiedenen Heilpflanzen sind auch aus früheren Kulturen bekannt. Sie dienen meist zum äusserlichen Gebrauch, haben durch die richtige Wahl der Öle auch eine gesunde Wirkung zur Regeneration der Haut, und die Wirkstoffe können durch die Haut resorbiert werden. Zur Herstellung von Pflanzenölen sollten reine Pflanzenöle wie zum Beispiel kaltgepresstes Olivenöl, Sonnenblumenöl oder Mandelöl verwendet werden. Mineralöle, wie Paraffinöl, Vaselinöl, sind hautfremd und gehören nicht in die Naturheilkunde.
Eine moderne Form der Öle sind Salben. Nebst den herkömmlichen Salbengrundlagen, wie Lanolin (Wollfett) und gehärtetem Erdnussöl, existieren heute im Handel verschiedene moderne Salbengrundlagen, in welche die Wirkstoffe, oft in Form von wässerigen Extrakten, verarbeit werden. Auch für die Herstellung von Salben sollten Vaselin- und andere Mineralöle vermieden werden.

Einige weitere Naturheilmethoden im Vergleich mit der Phytotherapie

Oft werden, unverständlicherweise auch von Spezialisten der Schulmedizin, alle so genannten Naturheilmethoden mit der Phytotherapie (Heilpflanzentherapie) gleichgesetzt. Die meisten dieser alternativen oder komplementären Heilmethoden unterscheiden sich jedoch sehr, nicht nur in der Anwendung, sondern hauptsächlich auch in der Zubereitung der Heilmittel!
Gemeinsam mit der traditionellen Heilpflanzentherapie haben jedoch alle weiteren Naturheilmethoden das Ziel, die Heilkräfte des Menschen anzuregen und die gesundheitlichen Probleme möglichst ursächlich zu bekämpfen. Zudem sind die Rohstoffe aller dieser Heilmittel meist Heilpflanzen, Heilpflanzentinkturen oder allenfalls mineralische oder selten auch tierische Produkte.
Zum besseren Verständnis der gesamten Naturheilkunde vergleichen wir hier die Phytotherapie mit den nachfolgenden Naturheilmethoden, jedoch nur in ihren Grundphilosophien. Für alle diese Methoden existieren ausführliche Lehrbücher.

Spagyrik

Die Spagyrik basiert auf alchimistischer Philosophie und ist von der Idee her älter als die Homöopathie. Spagyrik (griech.) bedeutet trennen, lösen, schneiden sowie binden und vereinen. Nach diesen Prinzipien werden die spagyrischen Heilmittel hergestellt. So ist die Spagyrik nicht in erster Linie eine Heilmethode, sondern eine besondere, ganzheitliche Herstellungsart von Heilmitteln.
Trotz der grundsätzlich gleichen alchimistischen Auffassung existieren einige etwas verschiedene Herstellungsverfahren gemäss ihren Vertretern Zimpel, Kraus oder Heinz. Dr. K.F. Zimpel gilt als bedeutendster Spagyriker, der ab dem Jahre 1870 in einer Apotheke seine Heilmittel herstellen liess. Nach alchimistischer Philosophie wird mit der spagyrischen Methode ein möglichst ganzheitliches Heilmittel hergestellt. Durch die Destillation soll das Feinstoffliche verstärkt und die Materie (allenfalls auch das Gift einer Pflanze) reduziert, das heisst gewissermassen entmaterialisiert werden. Als Rohstoff wird die frische, blühende Pflanze meist mit ihrer Wurzel verwendet.

Die Arbeitsgänge von der frischen Pflanze bis zum gebrauchsfertigen spagyrischen Heilmittel sind nach Dr. Zimpel:

1. Zerschneiden der frischen Pflanzen.
2. Vergären der geschnittenen Pflanze, indem 1:1 Wasser und wenig Hefe

beigemischt wird. Dieses Gemisch wird bis zum Ende der Gärung stehen gelassen.
3. Destillieren: Nach Ende der alkoholischen Gärung wird der Gäransatz mit einer Wasserdampfdestillation destilliert. Das Destillat bildet den ersten Teil des Heilmittels.
4. Veraschung: Der Destillationsrückstand wird getrocknet und in einem spagyrischen Ofen bei etwa 400 °C verascht.
5. Wiedervereinen: Die Asche wird nun dem Destillat beigemischt und löst sich weitgehend auf.
6. Filtrieren: Dieses Endprodukt, Destillat und Asche, wird filtriert und ergibt das gebrauchsfertige spagyrische Heilmittel.

Durch dieses Verfahren können auch giftige Heilpflanzen zu einem ungiftigen Heilmittel verarbeitet werden.

Die spagyrischen Heilmittel werden innerlich eingenommen und zusätzlich an entsprechenden, speziell resorptionsfähigen Hautstellen äusserlich angewandt.

Homöopathie

Die Homöopathie basiert auf den Lehren des deutschen Arztes Dr. Samuel Hahnemann (1755–1843), welcher anerkannter Begründer der Homöopathie ist. Das Wort Homöopathie stammt aus dem Griechischen und bedeutet: *homoios*, «gleich, ähnlich», und *pathein*, «leiden».

Die Homöopathie umfasst gegenüber allem Herkömmlichen ein völlig anderes Heilprinzip. Hahnemann erkannte, dass ein Mittel beim gesunden Menschen genau diejenigen Symptome hervorruft, welche es beim kranken Menschen zu heilen vermag. Daher der lateinische Lehrsatz: *«Similia similibus curentur.»*

An zwei Beispielen kann dieses Prinzip der Homöopathie noch besser erklärt werden:

Die Rinde des tropischen Chinabaumes *(Cinchona succirubra)* ist eine stark wirkende Droge, welche das Alkaloid Chinin enthält. Genau dosierte Präparate werden seit Jahrhunderten zum Heilen von Fieber und Grippe, aber auch gegen Malaria eingesetzt. Hahnemann hat mit seinen Versuchen festgestellt, dass ein Aufguss von Chinarinde bei gesunden Menschen Fieber auslöst, welches gewissen Fieberanfällen von Grippe und Malaria ähnlich ist. Ist ein Mensch an einem solchen Fieber erkrankt, wirkt die Chinarinde jedoch als Heilmittel.

In jedem Haushalt nachvollziehbar ist ein Versuch mit Zwiebeln. Das Einatmen über geschnittenen Zwiebeln löst bei gesunden Menschen Augenwas-

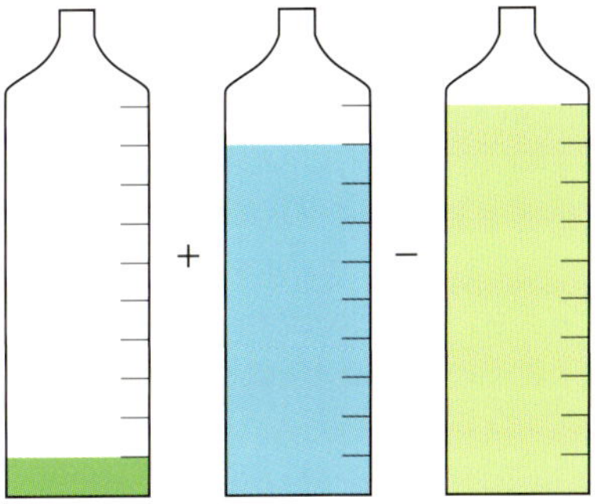

1 Teil Ursubstanz + 9 Teile Alkohol-Wasser-Gemisch + kräftiges Schütteln (Potenzieren) = **D1**

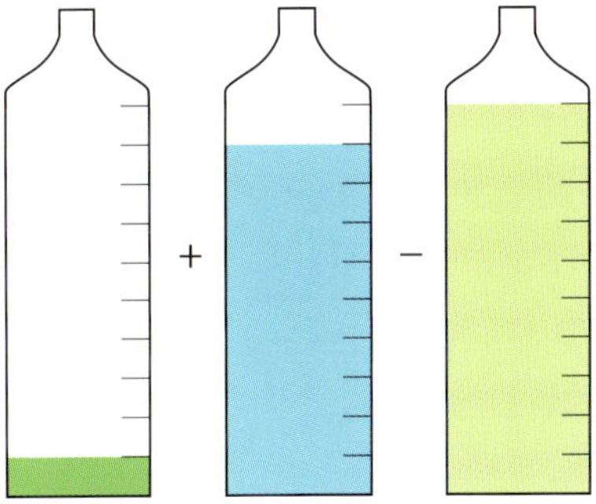

1 Teil D1 + 9 Teile Alkohol-Wasser-Gemisch + kräftiges Schütteln (Potenzieren) = **D2** usw.
Nach Angaben der Firma Similisan.

ser und fliessende Nase aus – typische Schnupfensymptome. Die Schnupfensymptome einer echten Erkältung werden jedoch beim Zwiebelschneiden fast augenblicklich gelindert.

Um eine Krankheit zu heilen, wird das Medikament in minimaler, nach homöopathischen Prinzipien potenzierter Dosis verabreicht. In stärkerer Dosis würde dieses Mittel beim gesunden Menschen einen Zustand erzeugen, welcher dem der zu heilenden Krankheit gleicht. Eine Kunstkrankheit soll die wirkliche Krankheit überdecken und löschen, indem der Patient auf diese Weise gewissermassen gezwungen wird, sich (auf grobstofflicher oder feinstofflicher Ebene) mit der wirklichen Krankheit zu befassen und somit eine Heilung einzuleiten.

Das unter Fachleuten oft gebrauchte Wort Allopathie (*allon*, «anders») umfasst nach Hahnemann alle andern Heilmethoden, die gegensätzlich mit etwas anderem heilen.

Die Homöopathie hat mit anderen Naturheilmitteln und Methoden gemeinsam, dass ihre Rohstoffe meist pflanzlicher, aber auch mineralischer, tierischer, metallischer und in Spezialfällen anderer Herkunft sind. Zudem hat auch die Homöopathie zum Ziel – allerdings sehr tief gehend –, die natürlichen Heilkräfte des Menschen zu mobilisieren. Grundsätzlich verschieden zu andern Methoden ist jedoch die Herstellungsweise der homöopathischen Heilmittel.

Als Ausgangsprodukt werden meist Urtinkturen Ø verwendet, welche nach dem «Homöopathischen Arzneibuch», HAB, hergestellt wurden.

Homöopathische Heilmittel werden in äusserst schwachen Konzentrationen (Potenzen) verabreicht. Diese werden nicht durch einfaches Verdünnen der Urtinkturen, sondern nach den vorgeschriebenen Regeln potenziert. In einzelnen Schritten werden hergestellt:

D-Potenzen = Dezimalpotenzen
C-Potenzen = Centesimalpotenzen
Q-Potenzen (1:50 000) (Q = Quinquagintamillesimal = 50 000)
(fälschlicherweise oft als LM-Potenzen bezeichnet)

Beispiel D-Potenzen

1 Teil Urtinktur wird mit 9 Teilen Lösungsmittel (Alkohol/Wasser) vermischt und in einem verschlossenen Gefäss je nach Philosophie 7–30 Mal so geschüttelt, dass bei jedem Schütteln das Gefäss auf einen Widerstand (Hand, Lederkissen usw.) weich aufgeschlagen wird. Die Urtinktur mit der enthaltenen Information verteilt sich so explosionsartig im Lösungsmittel.

Das Resultat ist eine Potenzierung D1.
1 Teil Potenzierung D1 mit 9 Teilen Lösungsmittel ergibt nach dem gleichen Vorgang die Potenzierung D2.
1 Teil Potenzierung D2 mit neun Teilen Lösungsmittel ergibt wieder nach dem gleichen Vorgang die Potenzierung D3 usw.
Auf diese Weise werden beliebige Potenzierungen, zum Beispiel D6, D12, D30, aber auch D1000 hergestellt.
Ab einer Potenzierung D23 ist mathematisch erwiesenermassen kein einziges Molekül der Urtinktur mehr vorhanden, und doch können solche Heilmittel äusserst wirksam sein!
Im Wort Potenzieren liegt das Wort Kraft. Beim Vorgang des Potenzierens wird einerseits die reine Information des Mittels verstärkt und dynamisiert, gleichzeitig wird die Urtinktur schrittweise entmaterialisiert. Bei C- und Q-Potenzen ist die Potenzierung (Verdünnung) noch extremer.
Potenzierungen von D1 bis D12, wo noch feinstens dosierte Wirkstoffe vorhanden sind, werden oft als Niederpotenzen benannt und wirken direkt auf Organe oder Organfunktionen. Mittlere Potenzen, etwa D7 bis D20, wirken eher auf gesamte Körperfunktionen. Potenzierungen im extremen Bereich über C30, über D30 und im Q-Bereich werden als Hochpotenzen benannt. Diese vollständig entmaterialisierten, dynamisierten Informationen können jedoch äusserst kräftig nur auf den feinstofflichen Körper einwirken.
Wirkungsweisen in solchen Dosierungen sind für viele Menschen begreiflicherweise schwer vorstellbar! Die Homöopathie hat jedoch ihre Wirksamkeit millionenfach, auch in der Veterinärmedizin, bewiesen. Vielleicht helfen hier drei Vergleiche:
Ein spezialisierter Hund ist fähig, die Fährte eines Menschen oder eines Tieres teilweise noch nach 24 Stunden festzustellen und ihr zu folgen.
Mit einem einzigen Tropfen Dieselöl kann eine Million Liter Wasser insofern verunreinigt werden, als dass darin ein Dieselölgeruch feststellbar ist.
Es gibt Hormone und Vitamine, die in unserem Organismus als Menge von einem millionstel Gramm wirksam sind.
Die wichtigsten Kriterien in der Homöopathie sind die richtige Wahl des Mittels, die richtige Potenzierung und korrekte Einnahme.
So genannte Reaktionen oder Erstverschlimmerungen sind ganz speziell in der Homöopathie ein Zeichen dafür, dass ein Mittel zu wirken beginnt.
Die klassische Homöopathie befasst sich praktisch nur mit Einzelmitteln in allen Potenzierungen. Der Homöopath wählt das Heilmittel aufgrund der individuellen geistigen, psychischen und körperlichen Symptome (oder Be-

schwerden) und Eigenheiten des Patienten aus. Hochpotenzen gehören darum nur in professionelle Hände, auch deshalb, weil damit heftige Reaktionen ausgelöst werden können.
Seriös ausgebildete Homöopathen verordnen ihre Mittel erst nach genauer Anamnese (Abklärung der Krankenvorgeschichte des Patienten und seiner Vorfahren) und Diagnose.
Die Komplexmittelhomöopathie bietet in Form von homöopathischen Präparaten im gleichen Mittel eine Auswahl verschiedenster Mittel an, welche eine ähnliche Wirkung haben. Der zu behandelnde Mensch reagiert auf das Mittel, welches ihm am besten entspricht. Solche Komplexmittel sind im Fachhandel unter Angabe der zu behandelnden Indikationen, zum Beispiel homöopathische Leber-Galle-Tropfen, erhältlich.
Obwohl einige Homöopathen die Komplexmittelhomöopathie ablehnen, kann diese bei richtigem Gebrauch in der Selbstmedikation sehr hilfreich sein.

Die häufigsten Arzneiformen sind
Tropfen: Meist Alkohol-/Wasser-Mischungen, welche wie oben erklärt potenziert wurden.
Globuli: Kleine Kügelchen aus Milchzucker, Xylit oder einem anderen natürlichen Stoff als Trägersubstanz. Diese Kügelchen werden mit dem flüssigen, fertig potenzierten Mittel übersprüht.
Pulver: Selten wird als Trägersubstanz ein natürliches Pulver (Material wie Globuli) verwendet, welches entweder ebenfalls übersprüht oder in verschiedenen Schritten im Mörser verrieben wurde.
Tipp: Als Eigenversuch im Falle von Schlaflosigkeit, bedingt durch zu viel Kaffee- oder Teegenuss, kann man sein eigenes homöopathisches Heilmittel herstellen. Der Kaffee oder Tee (Grüntee oder Schwarztee) dient als Urtinktur. Diese Urtinktur kann nach den beschriebenen Potenzierungsvorschriften selber in der Küche bis etwa D6 potenziert werden. Von diesem Präparat nimmt man einige Tropfen in etwas Wasser ein und behält sie vor dem Schlucken einige Momente im Mund.
Die Biochemie hat keinen direkten Zusammenhang mit der Phytotherapie, kann jedoch eine sinnvolle Ergänzung sein.
Der deutsche Arzt und Homöopath Wilhelm Heinrich Schüssler (1821–1898), einst Schüler von Hahnemann, ist der Begründer der Biochemie. Er strebte eine Vereinfachung der Homöopathie an, die aber doch eine in sich abgeschlossene Heilmethode sein sollte.

Biochemie

Dr. Schüssler stellte 12 im Blut befindliche Mineralsalze fest, aus denen er die 12 Grund- oder Funktionsmittel schuf. Diese Funktionsmittel wurden später mit weiteren 13 anorganischen Salzen, die ebenfalls am Aufbau des menschlichen Körpers beteiligt sind, ergänzt. Hier spricht man von den Biochemischen Ergänzungsmitteln.

Alle 25 biochemischen Salze werden nach homöopathischer Lehre potenziert und sind in verschiedenen homöopathischen Niederpotenzen in Tablettenform erhältlich.

Die biologische Bedeutung dieser Mineralsalze

- sind am Wachstum und an der Neubildung aller Gewebe im Organismus beteiligt,
- sie erzeugen die osmotische Spannung zwischen den Zellgeweben, im Blut und in den Körpersäften,
- sie regulieren den Ablauf vieler Fermentwirkungen,
- sie aktivieren den Zellstoffwechsel, die Zufuhr von Energieträgern und den Abbau von Schlackenstoffen.

Biochemische Schüssler-Salze sind im Fachhandel mit entsprechenden Broschüren für die optimale Anwendung erhältlich. Diese Mittel eignen sich, nach einer Einführung durch Fachleute oder Studium der Literatur, gut für die Selbstmedikation.

Gemmotherapie

Ein neuer Zweig der Phytotherapie ist die vorläufig hauptsächlich in Frankreich bekannte Gemmotherapie. Diesem Begriff liegen das lateinische Wort *gemma* = Knospe und die Erkenntnis zugrunde, dass im Embryonalgewebe die höchste Potenz an Vitalität vorhanden ist.

Die Gemmotherapie bemüht sich, die Lebens- und Wachstumskräfte einer Pflanze als Regenerations- und Heilkräfte für den Menschen nutzbar zu machen. Dabei versucht sie jedoch nicht – wie zum Beispiel die Spagyrik und die Homöopathie – diese Lebenskräfte auf eine besondere Art und Weise aufzuschliessen und zu potenzieren, sondern sie bereitet ihre Arzneien einfach aus dem Lebendigsten der Pflanzen, nämlich ausschliesslich aus frischen Knospen samt den Vegetationspunkten, aus Triebspitzen und jungen Schösslingen, aus wachsenden Wurzelfasern und aus den Kambiumschichten von Wurzeln und Stengeln (Dr. med. F. Furlenmeier).

Ein interessantes Beispiel, um sich die enorme geballte Kraft einer Knospe vorstellen zu können, ist der Vergleich mit einem kleinen Champignon, den man ohne jeglichen Kraftaufwand mit zwei Fingern vollständig zerdrücken kann. Der gleiche Pilz hat jedoch die Kraft, wenn seine Sporen unter einer

Asphaltstrasse vernetzt sind, beim Spriessen diese Asphaltschicht zu sprengen!
Gemmotinkturen werden hauptsächlich zu Mischungen mit andern Tinkturen verwendet. Darum sind Gemmoprodukte kaum als solche im Fachhandel erhältlich und haben darum in der Selbstmedikation wenig direkte Bedeutung.

Aromatherapie

Ganz allgemein geht es hier um die Anwendung von ätherischen Ölen (siehe auch Seite 26), Duftstoffen und Räuchermitteln.
Seit Menschengedenken werden die natürlichen ätherischen Öle als Parfüm, Räuchermittel und generell in der Naturheilkunde angewendet. Die Heilpflanzen enthalten die verschiedensten Wirkstoffgemische, wie zum Beispiel Bitterstoffe, Gerbstoffe, Glykoside und eben sehr oft ätherische Öle mit ihren sehr vielseitigen Wirkungen. Die Wirkung der ätherischen Öle kann entweder in ganzen Pflanzenteilen zu Tees, Naturheilpräparaten oder zu aus Pflanzenteilen isolierten ätherischen Ölen genutzt werden.
Ätherische Öle werden durch Pressung, Extraktion mit Lösungsmitteln oder der so genannten Wasserdampfdestillation gewonnen sowie auch synthetisch hergestellt.
Die moderne Anwendung der ätherischen Öle wird als Aromatherapie bezeichnet.
Aus fast allen aromatischen Pflanzen, einheimisch oder tropisch, werden ätherische Öle gewonnen. Der Arbeitsaufwand zur natürlichen Gewinnung der ätherischen Öle ist je nach Pflanzenmaterial und Wirkstoffgehalt sehr unterschiedlich. Zur Herstellung von 1 Kilogramm Kümmel- oder Anisöl werden nur etwa 30 Kilogramm Samen benötigt. Für 1 Kilogramm Jasminöl werden jedoch etwa 1000 Kilogramm frisch gepflückte Jasminblüten benötigt. Solche enormen Unterschiede zur Herstellung der ätherischen Öle erklären die grossen Preisunterschiede.
Synthetisch fabrizierte Duftöle sind sehr viel günstiger, sollten jedoch für einen gesundheitlich wertvollen Einsatz nicht verwendet werden, weil das Wirkungsspektrum der reinen Naturprodukte grösser ist. Beim Einkauf ist darauf zu achten, dass die Fläschchen ausdrücklich mit ätherischen Ölen bezeichnet sind. Etiketten mit Aufdruck wie Duftöl, Aromaöl, naturidentisch, deuten auf eine synthetische Herkunft der Öle. Ein entsprechend höherer Preis lohnt sich und hat bei richtiger Dosierung (1–3 Tropfen in einer Duftlampe) nicht mehr eine grosse Bedeutung.

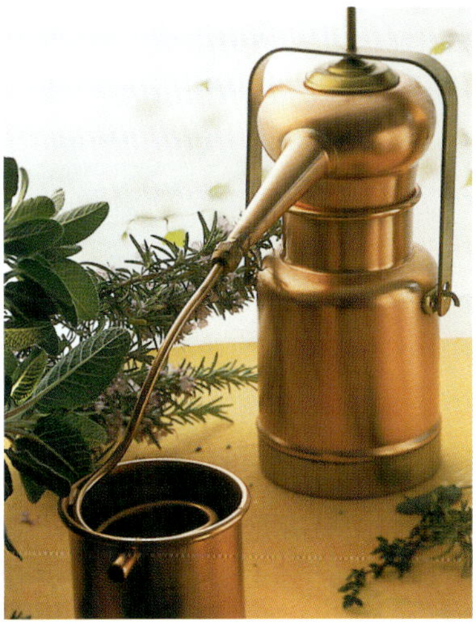

Wasserdampf-Destillation.

Wie wirken die ätherischen Öle auf den Menschen?
Ganz allgemein wirken die Heilpflanzen und deren Präparate über Geruchsempfinden, Geschmacksempfinden, Stoffwechsel oder durch die Haut auf den Menschen. Natürlich sind auch Kombinationen möglich. Dies trifft ganz speziell auf die ätherischen Öle zu, je nachdem was für Präparate oder in welcher Art diese angewendet werden. Ätherische Öle werden in Verdunstern (Duftlampen) als Duftöle eingesetzt (siehe auch Seite 161), in Salben, Massageölen oder Badezusätzen verarbeitet oder in sehr kleinen Dosierungen eingenommen. Für ausgesprochen therapeutische Anwendungen rate ich dringend, Fachleute zu konsultieren. Keinesfalls dürfen ätherische Öle ohne gute Kenntnisse der Materie und ohne die Konsultation von Fachleuten eingenommen werden!
Räuchermittel beziehungsweise Räucherungen sind viel älter als die moderne Aromatherapie. Alle vergangenen Kulturen kannten das Räuchern als Verbreitung von Wohlgerüchen, zur Konzentrationshilfe in Tempeln und Kirchen, zur Desinfektion und Heilung in Krankenzimmern. Aus der Zeit der Alchimie sind viele Räucherrezepturen bekannt. Geräuchert wurde und wird immer noch mit Pflanzenharzen wie Myrrhe und Weihrauch.
Im Fachhandel ist spezielle Räucherkohle erhältlich. Auf die zum Glühen gebrachte Kohle werden dann die Harze, Hölzer und Rinden gestreut, die dadurch ihre Wirkstoffe an die Luft abgeben. Räucherkerzen und Räucherstäbchen werden aus Pulvermischungen der Harze hergestellt, die mit Pflanzenschleimen (z.B. Tragant) vermischt und getrocknet werden.
Der alte Brauch, Freunde nach dem Bezug einer Wohnung oder eines Hauses zu einer «Hausräucke» einzuladen, stammt aus Zeiten, wo mit Räucherungen einerseits die Räume desinfiziert wurden, andererseits, um damit auch böse Geister oder Anhaftendes (Od) von früheren Bewohnern zu vertreiben.

Die nachfolgende Beschreibung der bekanntesten Räuchermittel dient zur Information oder Kreation eigener Räuchermischungen:
Weihrauch *(Olibanum)*
Das Gummiharz des Baumes Boswellia aus dem Nahen Osten von Libanon bis Südarabien. Weihrauch wird auch in der Naturheilkunde als Heilmittel gegen Magen- und Darmerkrankungen verwendet.
Myrrhe *(Gummresina Opopanax)*
Ein Gummiharz des Baumes Commiphora Kataf aus Arabien. Myrrhentinktur wird heute noch in der Zahnheilkunde verwendet.

Benzoe *(Resina Benzoe)*
Das Harz von verschiedenen Styrax-Bäumen aus Indochina, Laos, Sumatra und Java.
Zimt *(Cinnamomum ceylanicum* u.a.*)*
Die Rinde des Zimtbaumes aus Ceylon, Indien und Südamerika.
Sandelholz *(Lignum santali)*
Das Holz verschiedener Santalum-Arten aus Indien, Ceylon, Java und den Philippinen.
Amber (*Ambra grisea*)
Aus den Därmen der Pottwale. Amber findet sich auch in Stücken und Klumpen als Ausscheidung der Wale im Meer schwimmend oder am Strand.
Kaskarillerinde *(Cortex cascarillae)*
Die Rinde des Croton-eluterial-Baumes von den Bahamas, Kuba und Haiti.
Vetiverwurzel *(Radix vetiverae)*
Die Wurzel einer grasartigen Pflanze aus Indien, den Philippinen, Westindien und Angola.
Styrax *(Liquidambar orientalis)*
Ein durch Verwundung des Holzes entstehender Balsam, hauptsächlich aus Syrien.
Patchouli *(Folia Patchouly)*
Die Blätter der Pogostemom-Patchouli-Pflanze aus Sumatra, Borneo, Java, Indien, Ceylon, den Philippinen und Seychellen.
Bernstein, gelber Amber *(Ambra flava)*
Ein fossiles Harz der Tertiärzeit von verschiedenen Pinus-Arten. Die Harzstücke kommen an verschiedenen Meeresküsten, hauptsächlich der Ostseeküste, zum Vorschein oder werden selten aus der blauen Erde abgebaut.

Bachblütentherapie

Die Therapie ist benannt nach ihrem Begründer, dem englischen Arzt Dr. med. Edward Bach (1886–1936).
Dr. Bach war erst Schulmediziner, wurde dann Homöopath und suchte nach Möglichkeiten die gesundheitlichen Probleme der Menschen noch ursächlicher zu therapieren, als dies mit den bekannten Naturheilmethoden üblich ist. Er versuchte, die Seelenzustände oder die Seelenbilder des Menschen, die immer in einem engen Zusammenhang zu den körperlichen Krankheitssymptomen stehen, zu heilen. Ein weiteres Anliegen von ihm war, die Menschen aufzufordern, sich möglichst selbst zu heilen und die eigenen Probleme zu erkennen.

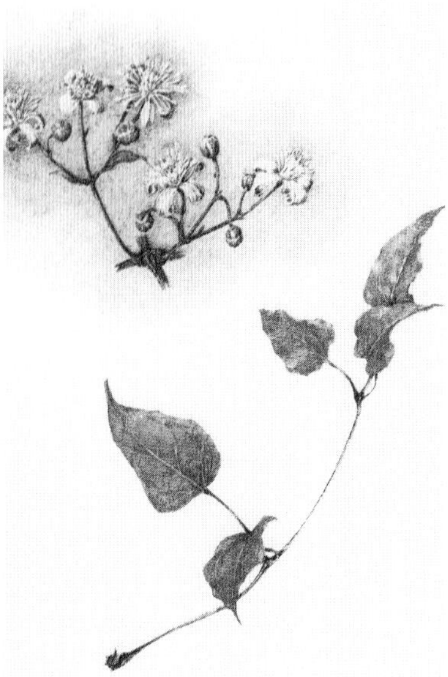

Die medialen Fähigkeiten von Dr. Bach ermöglichten ihm, in der Pflanzenwelt entsprechende feinstoffliche Schwingungsenergien und Pflanzencharaktere zu erfassen, die er zur Harmonisierung der negativen Seelenzustände einsetzte.

Mit seiner Sonnenmethode, dem Extrahieren von Blüten oder Pflanzen, welche an der Sonne auf Wasser gelegt werden, oder durch Aufkochungen stellte er seine Essenzen her. Diese sind als Original-Bachblütenessenzen in so genannten Stockbottles vom Bach-Center in England erhältlich, aus denen die gebrauchsfertigen Tropfen mit Quellwasser und Alkohol gemischt werden.

Als gebrauchsfertige Mischung können die Notfalltropfen (Original Bach-Rescue) zur Soforthilfe bei schockähnlichen Zuständen, Krämpfen oder Angstzuständen jederzeit eingesetzt werden. Die Notfalltropfen sind auch in einer Salbengrundlage verarbeitet, als Notfallsalbe erhältlich.

Inzwischen sind einige Plagiate (Nachahmungen) auf dem Markt, bei denen nicht immer die gleiche seriöse Herstellung garantiert ist. In Australien und Kalifornien wurden ähnliche Produkte entwickelt, die zum Teil noch ein viel grösseres Angebot von Essenzen umfassen.

Die Bachblütentherapie ist auf verschiedenen Ebenen eine unfassbare Methode. Darum sind die Bachblüten auch behördlich weder als Heilmittel registriert noch als Gesundheitsprodukt irgendwelcher Art kontrolliert. Die Indikationen zur Therapie der Seelenbilder passen in kein bestehendes System. Dies ermöglicht es, auch ausgebildeten oder selbst ernannten Bachblütentherapeuten und -therapeutinnen frei zu wirken. Hier ist sicher Vorsicht geboten, wem man sich anvertraut! Insbesondere ist es nicht möglich und entspricht niemals der Philosophie von Bach, andere Personen ohne ihr Wissen oder Wollen (zum Beispiel einige Tropfen in die Suppe zu geben) zu therapieren. Jeder Mensch muss bei sich selber anfangen und zuerst seine eigenen Probleme lösen.

Es gibt Menschen, die sich derart und dauernd in seelischen und anderen Problemen sehen und fast wöchentlich nach neuen Bachblütentropfen suchen, um wieder neue Probleme lösen zu können, dass damit fast eine Dauerabhängigkeit entsteht. Auch dies war nicht die Idee von Bach!

Für die Selbstmedikation bilden Bachblüten jedoch zweifellos gute Anwendungsmöglichkeiten, sogar neben unumgänglicher Medikamenteneinahme.

Um sich intensiver mit der Bachblütentherapie zu befassen, existiert sehr viel Literatur. In jedem Fall ist es ratsam, zuerst die Bücher zu studieren, die von Dr. Bach selber geschrieben wurden.

Selbstmedikation

Dieses Wort bedeutet die Einnahme von Heilmitteln oder Medikamenten nach eigener Wahl und auf eigene Verantwortung, meist ohne die Konsultation eines Arztes, Apothekers, Drogisten oder anderer Fachleute.
Dazu sind längst nicht alle Medikamente und Naturheilmittel geeignet.
Für eine sinnvolle Selbstmedikation sind auf jeden Fall Grundkenntnisse von Heilpflanzen und Heilmethoden notwendig, wie sie in diesem Buch als Einführung in die Naturheilkunde vermittelt werden. Ferner sollten Vernunft und Verantwortung eine Selbstverständlichkeit sein.

Die Eigenverantwortung

Zur sinnvollen Selbstmedikation gehören Erfahrung, Selbstvertrauen und Eigenverantwortung für den Körper und die Gesundheit. Wie weit jeder Mensch bei der Selbstmedikation für sich und für andere gehen kann oder gehen will, liegt in der Verantwortung jedes Einzelnen. Dies gilt, wenn es um andere Menschen geht, ganz klar auch für Naturheilpraktiker(innen), Therapeuten(innen) jeder Art, Hebammen, Pflege- und alle Gesundheitsberufe.
Was in früheren Generationen an Wissen über erste Hilfe und die Anwendung von Naturheilmitteln häufig von der Mutter auf die Tochter übertragen wurde, muss heute meist wieder über Bücher, Erfahrungsaustausch, Kurse oder Zusatzkurse für Gesundheitsberufe erworben werden.

Was ist eine Krankheit oder ein Leiden?

Nach alter schulmedizinischer Auffassung ist eine Krankheit ein zufälliges Versagen beziehungsweise eine Falschfunktion eines Organs oder einer Organgruppe. Es kann sich auch um das Versagen von Körperfunktionen oder des Immunsystems handeln. Demgegenüber steht die extreme esoterische Auffassung, nach welcher jeder Mensch in jedem Fall für alle seine Krankheiten oder Leiden, sogar für nicht selbst verursachte Unfälle, selber schuld oder selber verantwortlich ist. Diese Auffassung basiert auf dem Naturgesetz des selbst verursachten Schicksals, dem Gesetz von Ursache und Wirkung bis in vorgeburtliche Zeiten.
Hier ist nicht der Ort, über diese Annahmen, Auffassungen und allenfalls Erfahrungen lange zu philosophieren. Trotzdem finde ich es sinnvoll, darüber nachzudenken. Im Bereich der Zivilisationskrankheiten wird man sich eher einig, dass diese durch die unachtsame Lebensweise mitverursacht sind.

Delegieren – konsumieren

So ist es auch jedem Menschen selbst überlassen, ob er sich mit seiner eigenen Gesundheit intensiv, seriös, sich selbst prüfend auseinander setzen will oder seine Gesundheit beziehungsweise die Erhaltung seiner Gesundheit gedankenlos delegieren will. Zumindest ist Mitdenken nicht falsch!

Dies auch dann nicht, wenn Fachleute oder Ärzte Medikamente, Heilmittel und Therapien verordnen und wir wissen möchten, warum und für was wir diese Verordnung bekommen.
Sicher empfehle ich niemandem, Fachleute und Ärzte zu belehren, es darf aber auch nicht sein, dass sich ein Mensch, der mitdenken möchte, beim Arzt bevormundet fühlt.

Die Organuhr

Eine erfolgreiche Selbstmedikation schliesst auch eine ehrliche Selbstbeobachtung ein. Dazu bieten sich viele Möglichkeiten an, wie zum Beispiel die Feststellung von Lebensmittelunverträglichkeiten, Gelüsten nach bestimmten Genussmitteln, unkontrollierte Gewohnheiten in der Lebensweise.
Eine der wohl aussagekräftigsten Methoden der Selbstbeobachtung sind die in China schon vor über 2000 Jahren beobachteten Tages- und Nachtrhythmen der Organe.

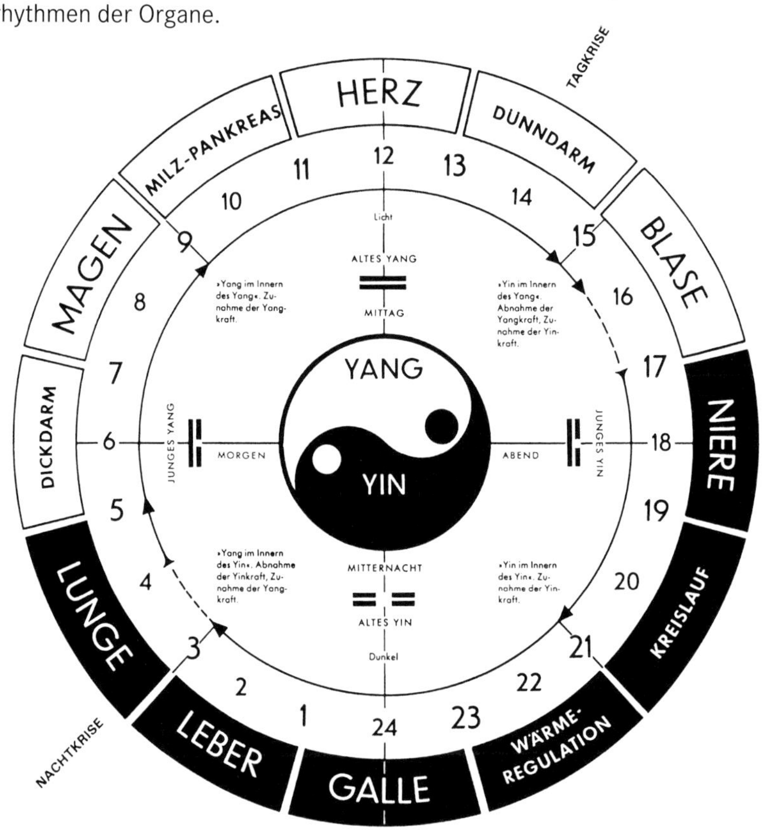

Nach diesen Naturgesetzen hat jedes Organ während des 24-stündigen Tagesablaufes eine so genannte Organmaximalzeit von je zwei Stunden. Diese Organmaximalzeit ist die Zeit der Hauptaktivität des betreffenden Organs, was aber auch eine erhöhte Sensibilität des Organs und demzufolge einc Auswirkung auf das Allgemeinbefinden zur Folge hat. Organminimalzeiten gibt es nicht.
Vor einigen Jahrzehnten hat der Mediziner Dr. E. Stiefvater diesen Organrhythmus aufgegriffen, weiterentwickelt und in ein auch für Laien verständliches System, die Organuhr, gebracht:
Schlafstörungen (regelmässiges Aufwachen), periodisch auftretende Müdigkeit, Nervosität, Schmerzverschlimmerungen und andere körperliche, seelische und geistige Reaktionen können mit den Tages- und Nachtzeiten und den zugehörigen Organmaximalzeiten verglichen werden. In vielen Fällen wird sich ein enger Zusammenhang von Gesundheitsstörungen und deren Symptomen der Organfunktionen bestätigen.
Die mit der Organuhr vertrauten Fachleute sind in der Lage, spezielle organunterstützende Heilmittel nicht nur standardgemäss einzusetzen, sondern gezielt den Organmaximalzeiten anzupassen.
Die Gesetzmässigkeit der Organuhr funktioniert – unabhängig von den Lebensgewohnheiten – bei allen Menschen derselben Zeitzone gleich. Die Zeiten verschieben sich jedoch mit der Zeitverschiebung, das heisst mit Reisen in andere Zeitzonen.
Ein Beispiel aus der Praxis: Jemand hat regelmässig nachts zwischen 01.00 Uhr und 03.00 Uhr Schlafstörungen. Dies könnte, da zu dieser Zeit die Leber sehr aktiv ist, auf eine Überlastung der Leber hindeuten. Die Lösungen könnten sein: Erstens die Überprüfung der Ernährung, speziell abends, und zweitens anstelle eines Schlafmittels viel eher ein Heilmittel zur Unterstützung der Leber-Galle-Funktion einnehmen!

Die Heilkräfte der Natur und die Lebensweise

Es macht wenig Sinn, sich intensiv mit der Naturheilkunde zu befassen, möglichst natürliche Heilmittel anzuwenden, ohne dabei die Lebensweise mit einzubeziehen.
Eine gesunde Lebensweise, natürliche Ernährung, Bewegung und Sport unterstützen die Wirkung aller Naturheilmittel und die Funktion des Immunsystems ganz enorm!

34 wichtige einheimische Heilpflanzen

Nicht alle dieser Heilpflanzen waren ursprünglich einheimisch. Wie beispielsweise der Sonnenhut wurden einige dieser Pflanzen zum Teil vor Jahrhunderten aus anderen Erdteilen eingeführt und sind inzwischen, dank ihrer selbständigen Vermehrung, assimiliert. Dies gilt auch für einige Gartenarten, welche in den heute verwendeten, durch Kreuzen entstandenen, Arten (z.B. Ringelblume) in der Natur kaum vorkommen.

Die Auswahl dieser 34 Heilpflanzen beruht auf Erfahrung und erfüllt die folgenden Voraussetzungen:
Anwendung: Die meisten dieser Heilpflanzen findet man in der freien Natur oder in Gärten.

- Es sind wichtige Pflanzen, die man kennen lernen sollte.
- Die Auswahl deckt ein sehr breites Spektrum aller Wirkstoffgruppen und Indikationen ab.
- Die meisten Rezepturen in diesem Buch bestehen aus einem Teil dieser Drogen.
- Einige dieser Drogen gehören als Medizinaltee, Durststiller-Teedroge oder als Tinktur in die natürliche Hausapotheke.

Arnika/Arnica *Arnica montana*

Weitere Namen:	Bergwohlverleih
Vorkommen:	In Gebirgen bis auf 2600 m ü. M, Europa bis Mittelasien.
Droge:	Blütenblättchen oder ganze Blüte, Wurzel und ganze Pflanze.
Hauptwirkstoffe:	Ätherisches Öl, Thymol, Gerbstoffe, Bitterstoff Armicin, Cholin, Flavonglykoside.
Eigenschaften innerlich:	Als homöopathisches Heilmittel zur Regeneration. Bei jeder Art von Verletzungen, z.B. als Verletzungs- oder Unfalltropfen. Als Tinktur nur von Fachleuten dosiert in Naturheilmitteln.
äusserlich:	Als Tinktur, Salbe, Einreibemittel bei Quetschungen, Zerrungen, Verstauchungen; zur Regeneration bei Blutergüssen, Neuralgien und Blutergüssen; zur Anregung für Nerven- und Gefässsystem, mit Wirkung auf Herzkranzgefässe und Kreislauf.
Optimale Anwendung:	Als Tinktur oder homöopathisches Heilmittel. Als Tee nicht geeignet oder allenfalls in sehr kleinen Mengen, starke Dosierung ist giftig!

Baldrian *Valeriana officinalis*

Vorkommen:	In Laub- und Mischwäldern, auf Lichtungen und nassen Wiesen von Mitteleuropa.
Droge:	Wurzel
Hauptwirkstoffe:	Ätherisches Öl, Valeriansäure und deren Abkömmlinge, Valerin, Gerbstoffe (der typische Geruch bildet sich erst beim Trocknen durch Freiwerden der Isovaleriansäure).
Eigenschaften innerlich:	Sedativum bei Schlaflosigkeit, nervösen Herzbeschwerden, Erregungs- und Angstzuständen, Kopfschmerzen, Koliken usw. Richtig dosiert gegen Prüfungsangst als natürlicher Tranquilizer, in der Homöopathie als Nervenmittel. Eignet sich nicht als Langzeittherapie für Kinder.
Optimale Anwendung:	Als Tinktur (Baldriantropfen), als Teedroge nur in Mischungen.

Birke/Hängebirke *Betula pendula*

Vorkommen: Heimisch in Europa und Asien.

Droge: Birkenblätter

Hauptwirkstoffe: Saponine, Gerbstoffe.

Eigenschaften innerlich: Als Entschlackungskur, bei Gicht, Rheuma, Infektionen der Harnwege, unreiner Haut, Ekzemen.

äusserlich: Zu Waschungen bei unreiner Haut, Kopfhaut und Akne.

Optimale Anwendung: In Medizinaltees oder als Birkenelixier (im Fachhandel erhältlich) zu entschlackenden Frühjahrskuren.

Blutwurz/Tormentill *Potentilla erecta*

Weitere Namen: Ruhr- oder Rotwurzel; da unter Blutwurz noch andere Pflanzen bekannt sind, ist der geeignete deutsche Name Tormentill.

Vorkommen: Auf Moorböden der Alpen und Moorwiesen Nordeuropas.

Droge: Wurzelstock (Rhizom).

Hauptwirkstoffe: Tormentill- und Catechingerbstoffe, Glykoside, Spuren von ätherischen Ölen.

Eigenschaften innerlich: Gegen Durchfall (auch psychisch bedingt), schwach dosiert gegen zu starke Monatsblutungen, speziell in den Wechseljahren.

äusserlich: In Zahnpulvern zu Spülungen, bei Schleimhaut und Zahnfleischentzündungen.

Optimale Anwendung: Als Tinktur.
Nicht geeignet als Tee.
Die Anwendungsmöglichkeiten der Blutwurz sind nicht sehr gross.
Es handelt sich jedoch um eine äusserst wirksame Heilpflanze, deren Name Blutwurz einerseits ihre Wirkung zur Blutstillung und im Zusammenhang mit der Signaturlehre die Namensgebung erklärt.

1 Arnika/Arnica, 2 Baldrian, 3 Birke/Hängebirke, 4 Blutwurz/Tormentill

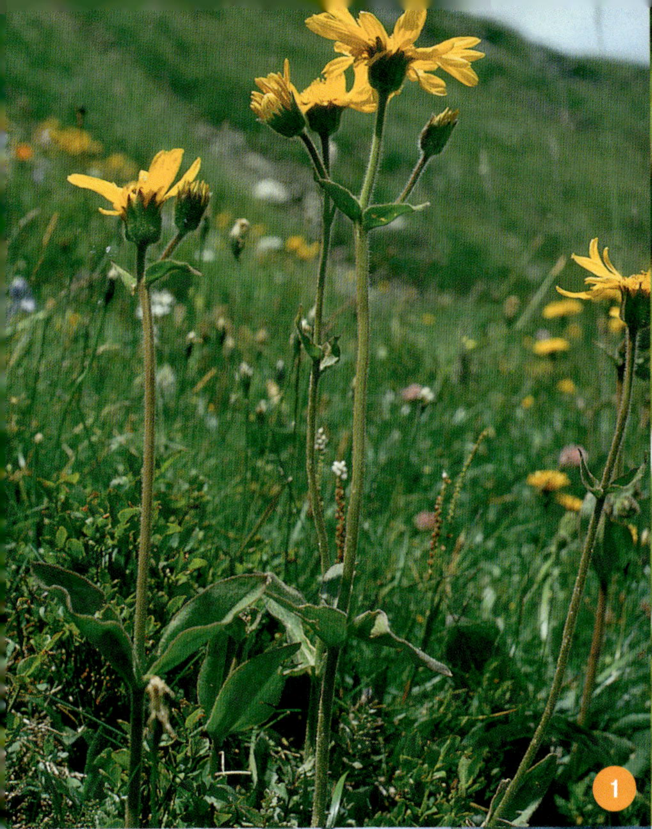
1
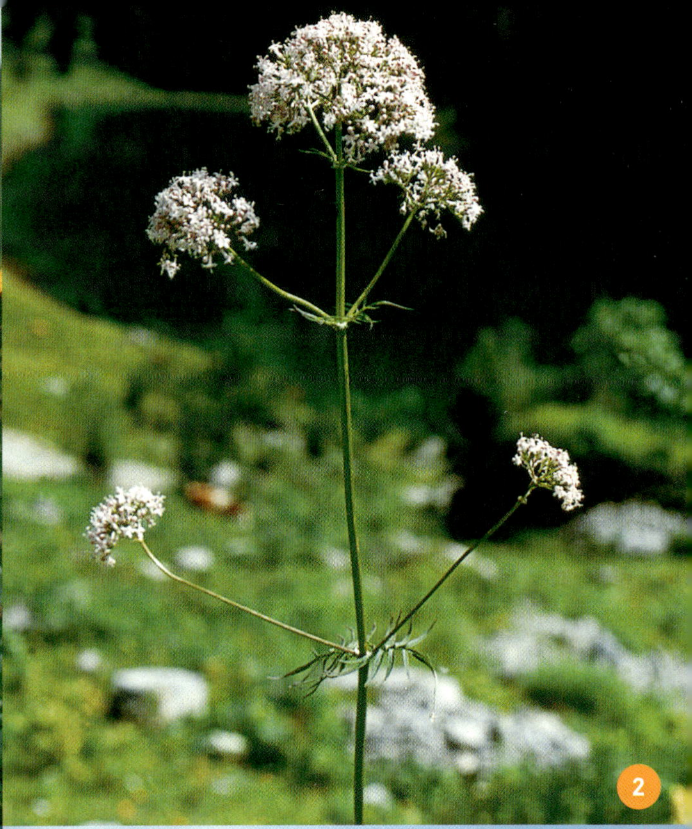
2
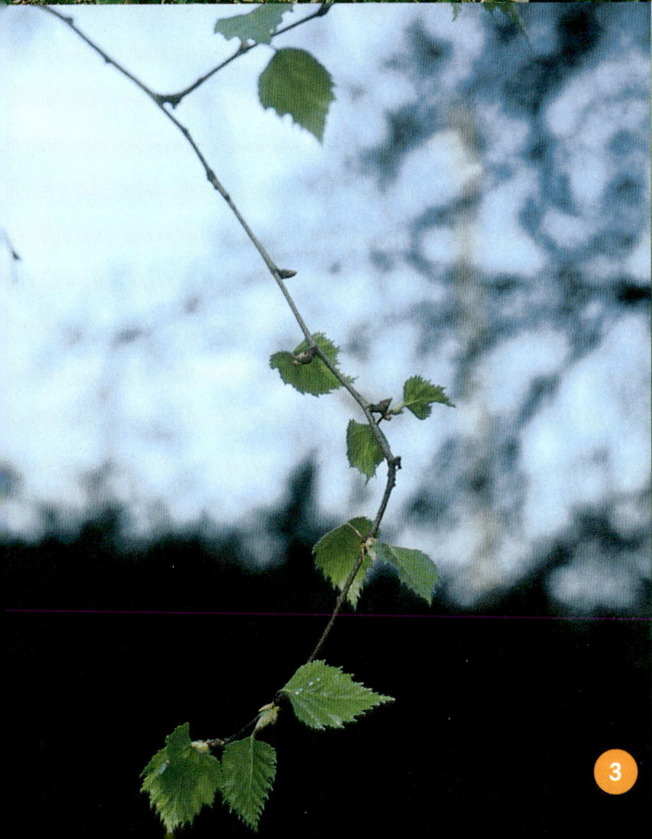
3
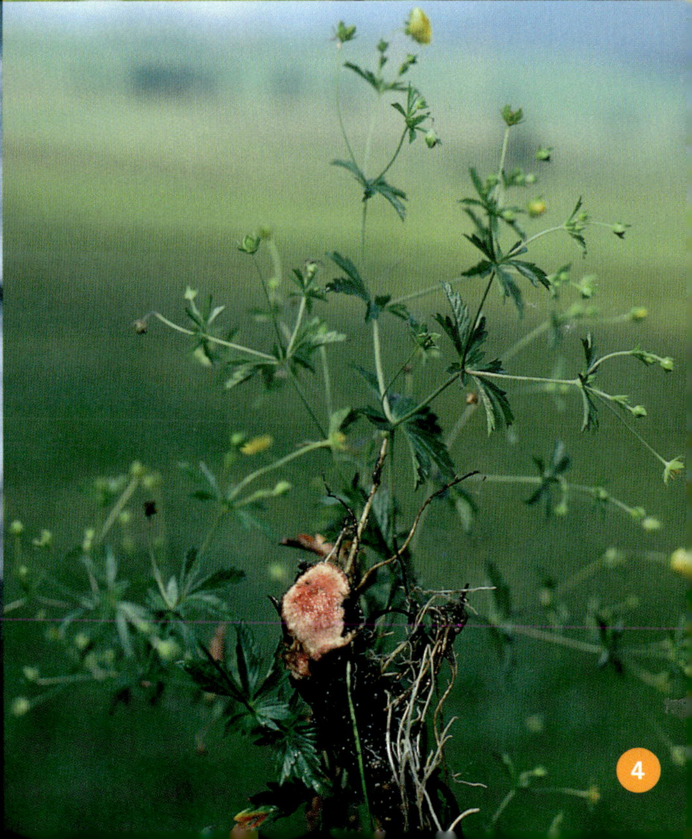
4

Brennnessel, Grosse und Kleine — ***Urtica dioica* und *U. urens***

Weitere Namen: Nessel
Droge: Brennnesselblätter *(Folium urticae)*
Brennnesselwurzel *(Radix urticae)*
Hauptwirkstoffe: Kieselsäure, Spurenelemente, Nesselgift, Histamin, Chlorophyll (Blattgrün).
Eigenschaften: Harntreibend, blutbildend, schwach blutzuckersenkend, gewebestärkend und stärkend wirkend auf männliche Unterleibsorgane.
innerlich: Die Blätter als Teekur gegen Blutarmut (auch während der Schwangerschaft), Entschlackungskur, bei Rheuma, Nesselfieber, speziellen Allergien, Wasserstauungen, zur Kieselsäuretherapie, die Wurzel (als Tee oder Extrakt) vorbeugend gegen und heilungsfördernd bei Prostataleiden.
Optimale Anwendung: Tee, in Medizinaltees, als Kräutertabletten, Wildsalat und Wildgemüse.

Die Brennnessel ist weltweit wohl einzigartig, einerseits unbeliebt, gefürchtet oder gar verhasst und andererseits mit zahlreichen, vielseitigen positiven Eigenschaften. Eine Pflanze als Unkraut zu bezeichnen deutet nur darauf hin, dass man den Wert einer Pflanze noch nicht kennt.

Würde man die Brennnessel ausrotten, wäre im biologischen Kreislauf die Existenz vieler Raupen, Insekten und Vögel – insgesamt etwa dreissig Tierarten – ernsthaft bedroht. Im biologischen Gartenbau wird die Brennnessel besonders geschätzt. Nicht nur wegen ihrem biologischen Wert in der Natur, sondern auch zur Herstellung von Pflanzenschutzmitteln und Dünger.

Brombeere — ***Rubus fruticosus***

Weitere Namen: Kratzbeere
Vorkommen: Wild in Wäldern, an Waldrändern bis über 1000 m ü. M.
Kultivierte Arten, zu grossen Beeren gezüchtete Gartenarten.
Droge: Brombeerblätter
Hauptwirkstoffe: Gerbstoffe, Flavonoide.
Eigenschaften innerlich: Leicht stopfend, entzündungshemmend.
Genusstees, als Schwarztee-Ersatz, gegen Darmkatarrh.
äusserlich: Als Gurgelmittel gegen Entzündungen der Mund- und Rachenschleimhäute.

Brombeerblätter sind zusammen mit Himbeerblättern eine ideale Grundmischung für Genusstees und Durstlöscher, der noch aromatische Drogen beigemischt werden können.

Enzian, Gelber — ***Gentiana lutea***

Vorkommen:	Wächst in Gebirgsregionen von Mittel- und Südeuropa, Balkan, Türkei bis nach Indien. Pflanze ist geschützt!
Droge:	Wurzel
Hauptwirkstoffe:	Bitterstoffglykoside, Amarogentin, Pectin, Gerbstoffe und Fermente.
Eigenschaften nur innerlich:	Gegen Verdauungsstörungen, Leber- und Gallenstörungen, appetitanregend, magenstärkend. Lebensmittelvergiftungen. Aus der fermentierten Wurzel wird Enzianschnaps gebrannt.
Optimale Anwendung:	Als Tinktur und in Medizinalteemischungen.

Fenchel, Gewöhnlicher — ***Foeniculum vulgare***

Vorkommen:	Heimisch in Mittel-, Ost- und Südeuropa.
Droge:	Die Frucht, das ätherische Öl.
Hauptwirkstoffe:	Ätherisches Öl, fettes Öl, Umbelliferon.
Eigenschaften innerlich:	Die Früchte wirken auswurffördernd, blähungswidrig, krampflösend, milchbildend; Gewürz.
äusserlich:	Selten als Augenkompressen.
Optimale Anwendung:	Als Tee aus den vorher zerstossenen Früchten; Fencheltee wird für Säuglinge bei Nahrungsumstellung gebraucht. Dabei ist enorm wichtig, dass ein solcher Tee sehr schwach (3 zerstossene Früchte pro Tasse) angesetzt wird. Es ist auch möglich, dem Säuglingsschoppen 1–2 zerstossene Früchte beizumischen.

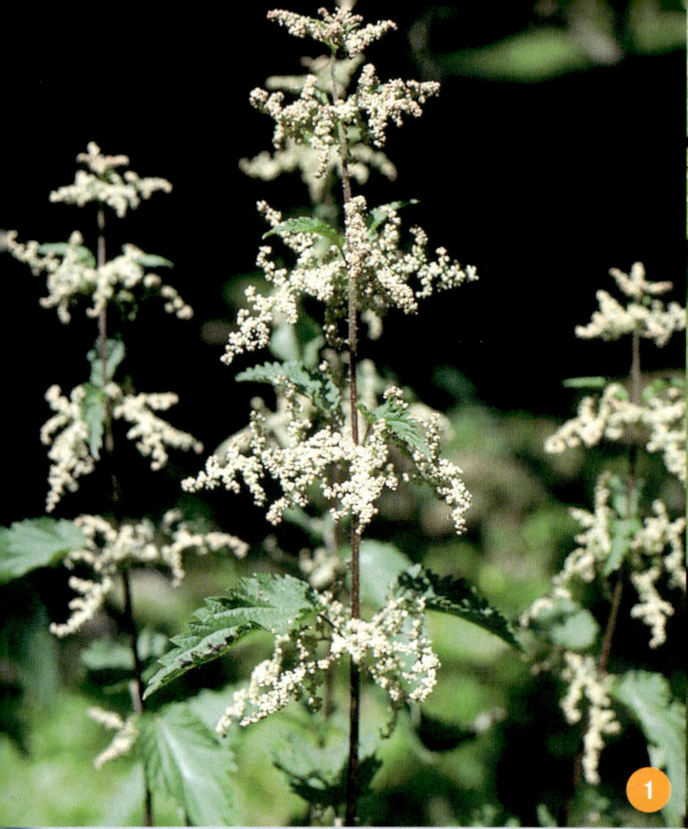
1

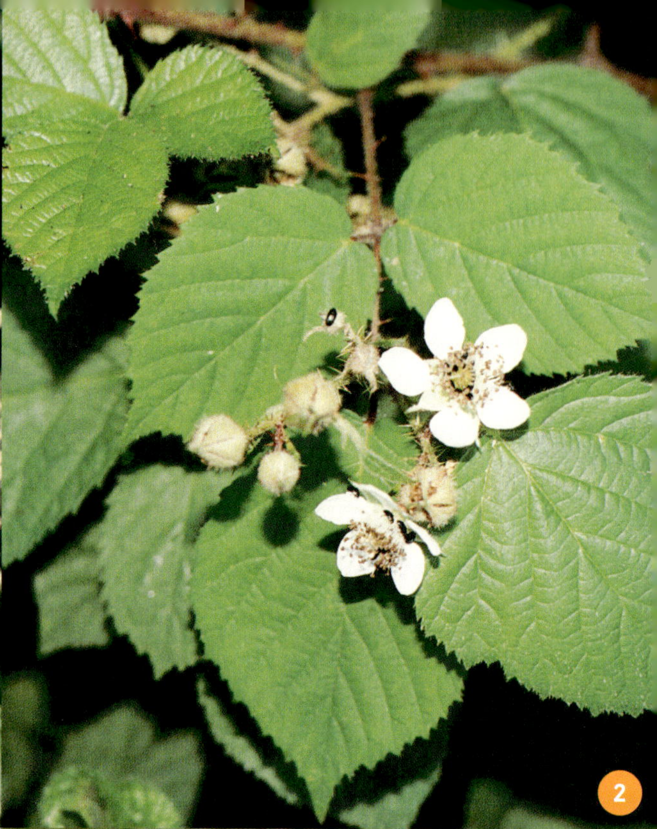
2

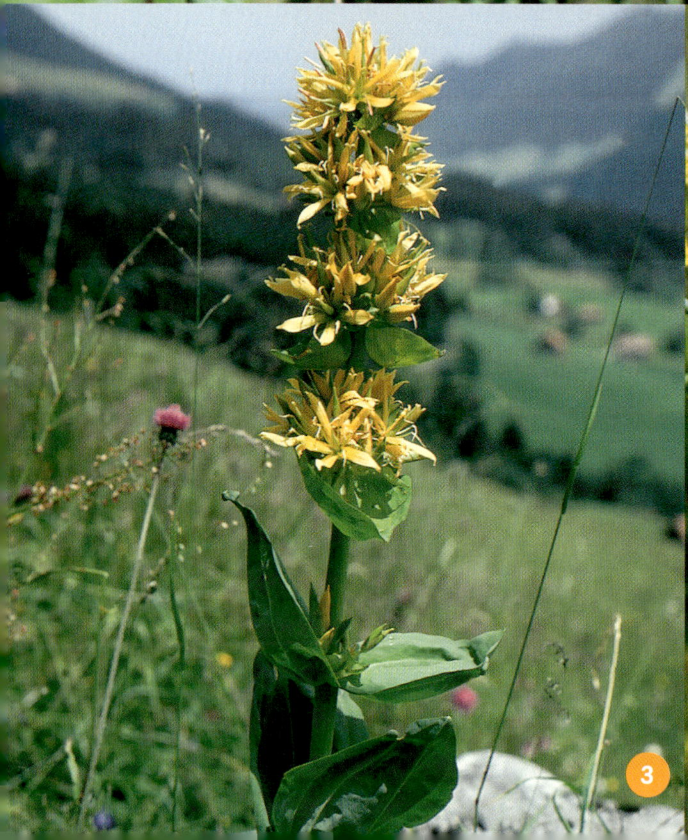
3

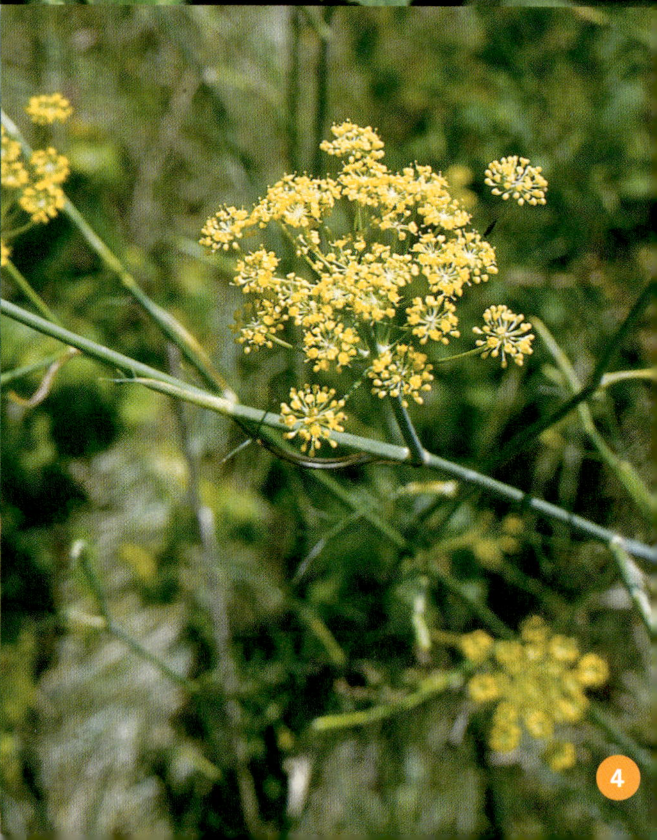
4

Ginkgobaum *Ginkgo biloba*

Vorkommen: Dieser oft als lebendes Fossil bezeichnete Baum war vor der letzten grossen Eiszeit auch in Europa heimisch, hat aber in Japan, Korea und Südchina überlebt. In Mitteleuropa wieder gepflanzte Bäume fühlen sich sehr wohl.

Droge: Das Blatt

Hauptwirkstoffe: Quercetin, Ginkgetin, Bilobetin, Flavonoide, Flavonglykoside, Catechinverbindungen.

Eigenschaften nur innerlich: Gegen Arteriosklerose, Durchblutungsstörungen der Hirnblutgefässe und der Organe im Kopf (Augen, Gehörorgane), bei Venenproblemen, Verbesserung der Sauerstoffzufuhr im zerebralen Bereich.

Optimale Anwendung: Als Tinktur oder Trockenextrakt (zu Tabletten verarbeitet).
Nicht geeignet als Tee.
In Japan werden die kandierten Früchte als Delikatesse gegessen.

Goldrute, Echte *Solidago virgaurea*

Vorkommen: Auf der ganzen nördlichen Hemisphäre.

Droge: Das zu blühen beginnende Kraut.

Hauptwirkstoffe: Saponine, ätherisches Öl, Bitterstoff, Catechingerbstoffe, Flavonoide.

Eigenschaften nur innerlich: Entzündungshemmend, speziell im Nieren- und Blasenbereich, leicht harntreibend, gegen Arthritis.
In der Homöopathie gegen Gicht, Leber- und Nierenleiden.

Optimale Anwendung: Als Tinktur, bei Nierenleiden in Medzinaltees.

1 Brennnessel, 2 Brombeere, 3 Enzian, 4 Fenchel

Holunder, Schwarzer — ***Sambucus nigra***

Vorkommen:	In ganz Mitteleuropa und Vorderasien.
Droge:	Blüte und Frucht.
Hauptwirkstoffe:	Blüte: ätherisches Öl, Terpene, Glykoside, Flavonverbindungen, wenig Blausäureglykosid, Gerbstoffe. Frucht: organische Säuren, Vitamine A und C, Gerbstoffe.
Eigenschaften:	Blüte: fiebersenkend, schweisstreibend, harntreibend, gegen Erkältungskrankheiten, Grippe und Rheuma. Frucht: gegen Blutarmut.
Optimale Anwendung:	Blüten: in Medizinaltees gegen Erkältung, Grippe und Rheuma. Frucht: als Saft (gekocht besser verträglich). (Siehe auch Seite 133, Roter und Schwarzer Holunder)

Johanniskraut, Echtes — ***Hypericum perforatum***

Weitere Namen:	Hartheu oder Hexenkraut.
Vorkommen:	In Europa, Asien und Nordafrika. Die Blütezeit ist um den Johannistag = Johanniskraut.
Droge:	Das zu blühen beginnende Kraut.
Hauptwirkstoffe:	Gerbstoffe, ätherisches Öl, Hypericin (photosensibilisierende, d. h. lichtempfindlichkeitsfördernde Substanz).
Eigenschaften innerlich:	Bei Depressionszuständen, nervenberuhigend, entzündungshemmend, bei Menstruationsstörungen.
äusserlich:	Fördert die Wundheilung, gegen Verbrennungen und nach Sonnenbrand (kein Sonnenschutzmittel!).
Optimale Anwendung:	Innerlich: als Tinktur. Äusserlich: als Johannisöl (siehe Rezepturen, Seite 160), in Wundtinkturen. Homöopathie: bei Drüsenstörungen, Nervenproblemen, nach Unfällen. (Siehe auch Seite 42, «Natur und Chemie im Vergleich»)

1 Ginkgobaum, 2 Goldrute, 3 Holunder, 4 Johanniskraut

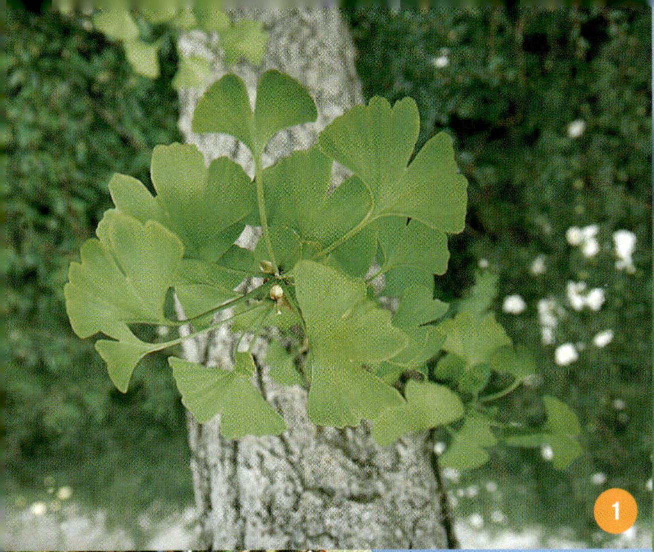
1

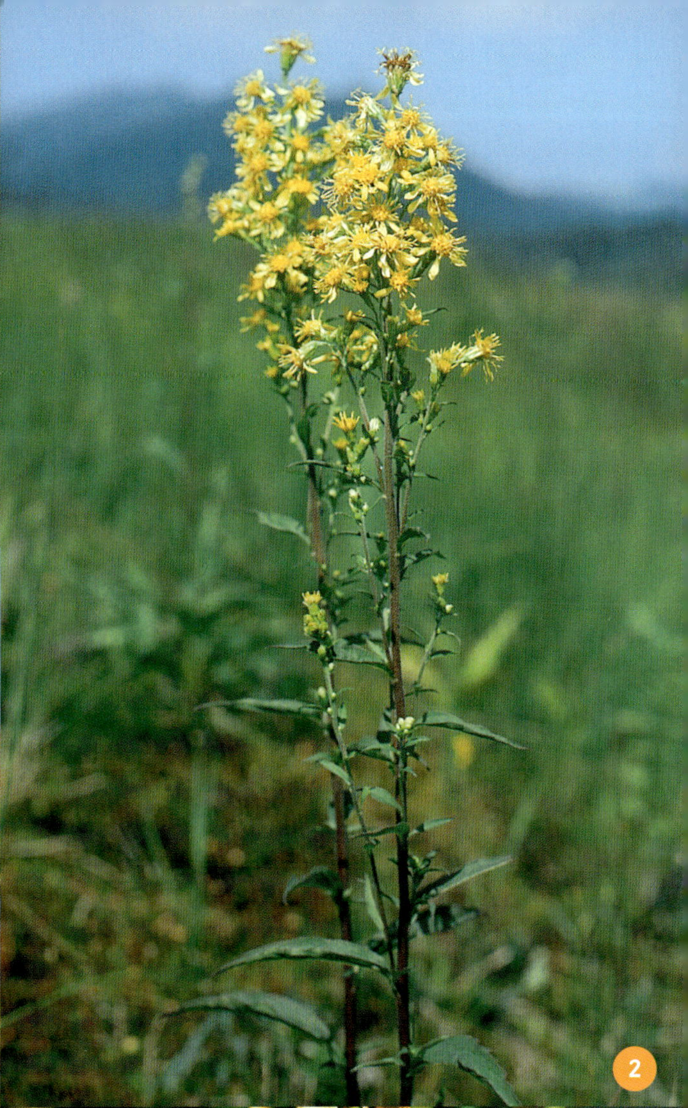
2

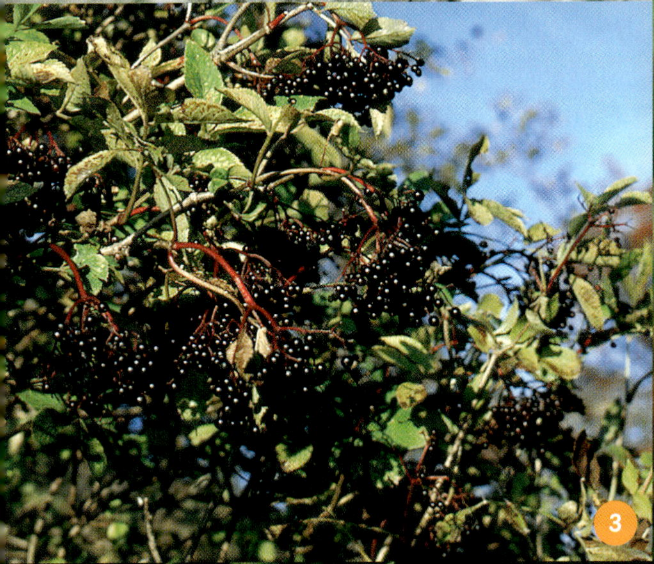
3

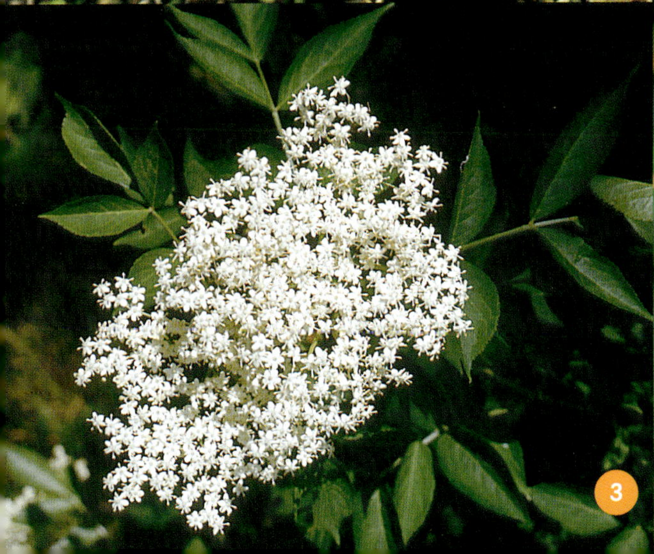
3

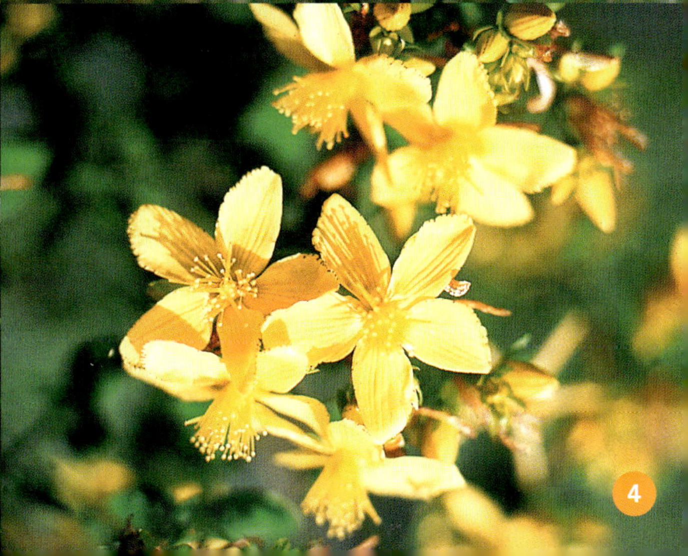
4

Kamille, Echte ***Matricaria recutita, M. chamomilla***

Vorkommen: In ganz Europa, Russland, Ostafrika, Asien, Nordamerika und südliches Südamerika.

Droge: Die Blütenkörbchen und deren ätherisches Öl.

Hauptwirkstoffe: Ätherisches Öl, Umbelliferon, Flavonglykoside, Azulen.

Eigenschaften innerlich: Krampflösend, entzündungshemmend, blähungswidrig, bei Magendarmbeschwerden, gegen Monatsschmerzen.

äusserlich: Entzündungshemmend, gegen Hautausschläge und schlecht heilende Wunden, zu Spülungen bei Problemen der Mundschleimhaut.

Optimale Anwendung: Als Tee (sehr schwach – starke Dosierung bewirkt das Gegenteil!).
Äusserlich als Absud, zu Kompressen auf Augen (nicht heiss!).
Äusserlich ist die idealste Anwendung als Kamillenextrakt (im Handel erhältlich).

Die hier beschriebene bekannteste und als Heilpflanze wirksamste Kamille wird oft mit der Römischen Kamille oder der Hundskamille verwechselt. Darum ist es sinnvoll, von der echten Kamille zu sprechen, um diese auch von den anderen unterscheiden zu können.

Die sehr grossblütige, als Tee bitter schmeckende Römische Kamille hat wohl einige ähnliche Eigenschaften wie die echte Kamille, wird jedoch meist in südlichen Ländern Europas gebraucht. Die Hundskamille wird oft vom äusseren Erscheinen her mit der echten Art verwechselt. Während ihre Blütenböden gefüllt sind, sind diejenigen der echten Kamille hohl. Die Heilwirkungen der Hundskamille sind sehr gering.

Die echte Kamille ist wahrscheinlich die bekannteste Medizinalpflanze. Sie hat sehr vielseitige Heilwirkungen, wird aber oft falsch angewendet. Der meist unterschätzte oder verspottete Kamillentee ist ein echter Medizinaltee und kein Genusstee, das heisst, ohne Grund wird dieser Tee nicht getrunken, schon gar nicht als Durstlöscher!

Es gibt kaum ein besseres Beispiel in der Naturheilkunde, um zu erklären, wie wichtig eine korrekte Dosierung sein kann: Schwach wirkt der Kamillentee am besten, ganz speziell zur Linderung von Brechreiz und Magenproblemen. Wird der Tee zu stark angesetzt, hat er, wie oft bei Heilpflanzen, eine gegenteilige Wirkung und kann, speziell bei Kinder, Brechreiz fördern! Wie so oft in der Naturheilkunde gilt auch hier: Schwach dosiert immer richtig – stark dosiert immer falsch!

Für Kamillentee mit optimaler Wirkung heißt dies: pro Tasse zwei bis maxi-

mal drei Kamillenköpfchen mit abgekochtem Wasser heiss übergiessen und etwa 4–5 Minuten ziehen lassen, absieben und bei entsprechenden Beschwerden 3–4 Mal täglich ½–1 Tasse in kleinen Schlucken trinken. Kamillenteebeutel enthalten oft zu viel Blüten, was eventuell berücksichtigt werden muss.
Zur äusserlichen Anwendung darf die Kamille stärker dosiert werden. Für Spülungen, Umschläge, Augenkompressen, Waschungen, Bäder, Inhalationen, bei Entzündungen der Schleimhäute und in der Zahnheilkunde verwendet man am besten die im Handel erhältlichen Kamillenpräparate mit entsprechenden Gebrauchsanweisungen. Wenn diese fehlen, kann auch ein Kamillenaufguss verwendet werden.
Wichtig: Umschläge und Augenkompressen niemals heiss, sondern nur körperwarm anwenden, da sonst eine Entzündung gefördert werden kann!

Kümmel, Echter — ***Carum carvi***

Vorkommen: Als Wildpflanze und feldmässig angebaut, heimisch in Mittel-, Ost- und Südeuropa, Kleinasien, Nordafrika, Nordamerika, Chile und Argentinien.
Droge: Die Frucht und deren ätherisches Öl.
Hauptwirkstoffe: Ätherisches Öl, fettes Öl, Gerbstoffe.
Eigenschaften: Blähungswidrig, krampflösend, verdauungsfördernd, milchbildend; gegen Magendarmbeschwerden, vorbeugend gegen Magenkrämpfe als Gewürz in schwer verdaulichen Speisen; in Milchbildungstees zusammen mit Fenchel und Anis.
Optimale Anwendung: Als Gewürz und Tee, auch in Medizinaltees.
Wichtig: Kümmel sollte als ganze Früchte gelagert und vor Gebrauch in einem Mörser leicht zerstossen werden!
(Siehe auch Seite 26, «Ätherische Öldrogen»)

Lavendel, Echter — ***Lavandula angustifolia, L. officinalis***

Vorkommen: Heimisch hauptsächlich in den westlichen Mittelmeerländern, wild wachsend und kultiviert.

Droge: Die Blüten und deren ätherisches Öl.

Hauptwirkstoffe: Ätherisches Öl, Gerbstoffe.

Eigenschaften: Beruhigend, krampflösend, blähungswidrig, gegen Migräne, gegen Schlaflosigkeit.

Optimale Anwendung: Innerlich: als beruhigender Tee, als Schlaftee oder Nerventee.
Äusserlich: als Einreibemittel, in Kräuterkissen, in Beruhigungs- und Erkältungsbädern.

Lein, Flachs — ***Linum usitatissimum***

Vorkommen: In allen Erdteilen zur Gewinnung der Samen und Fasern kultiviert.

Droge: Der Same und das daraus gewonnene fette Leinöl (medizinisch und technisch).
Die Fasern haben in der Heilkunde insofern eine Bedeutung, dass Säcke aus Leinengewebe eine konservierende bzw. fäulnishemmende Wirkung auf Lebensmittel und Drogen haben.

Hauptwirkstoffe: Fettes Öl, Pectin, Schleimstoffe, Enzym, Vitamin F.

Eigenschaften innerlich: Die ganzen Samen: aufquellend in Wasser, erweichend, gegen Darmträgheit und Verstopfung.
Die frisch gemahlenen Samen: als Vitamin-F-Therapie bei Hautproblemen. Nur frisch verwendbar!
Speiseleinöl (roh): als Zusatz zu Salatölen usw., ideal bei Hautproblemen.

äusserlich: Zu erweichenden Umschlägen kann auch gelagertes Leinsamenmehl gebraucht werden, bei Furunkeln, Abszessen, Entzündungen (siehe Seite 159, Rezepturen).

Optimale Anwendung: Die ganzen Samen in Wasser 2–3 Stunden aufquellen lassen und das Wasser als leichtes Abführmittel trinken. Ferner das Öl und das Leinsamenmehl wie oben beschrieben. Nicht geeignet als Tee!
Das technische Leinöl wird gekocht, da es sonst nicht eintrocknet. Verwendung zur biologischen Holzimprägnierung und zur Herstellung von Linoleumböden und Farben.

1 Kamille, 2 Kümmel, 3 Lavendel, 4 Lein

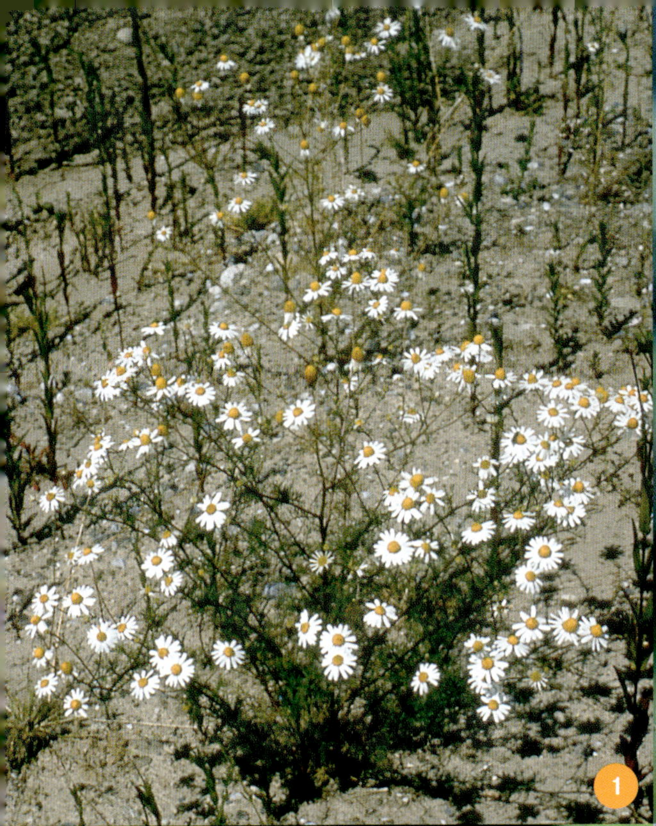
1

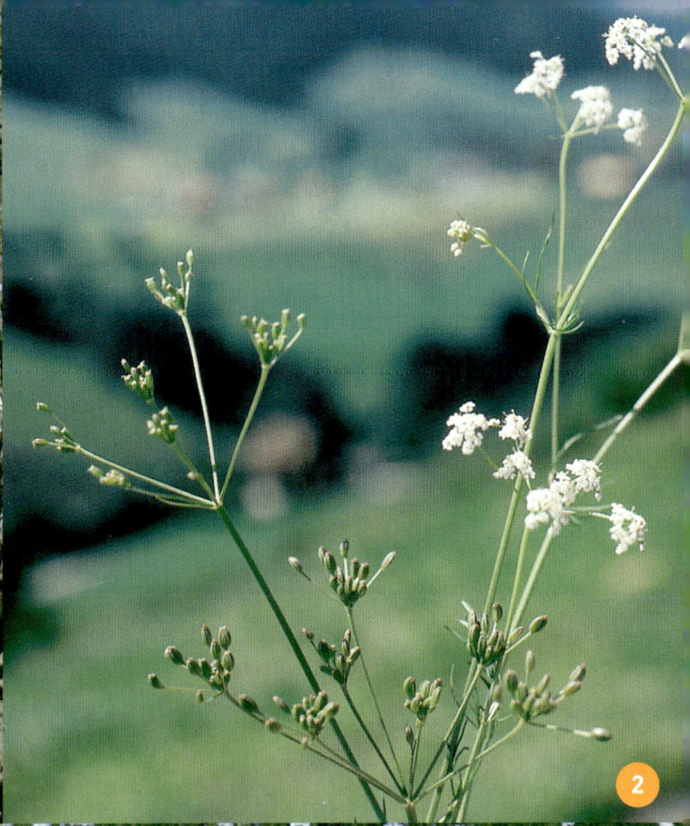
2

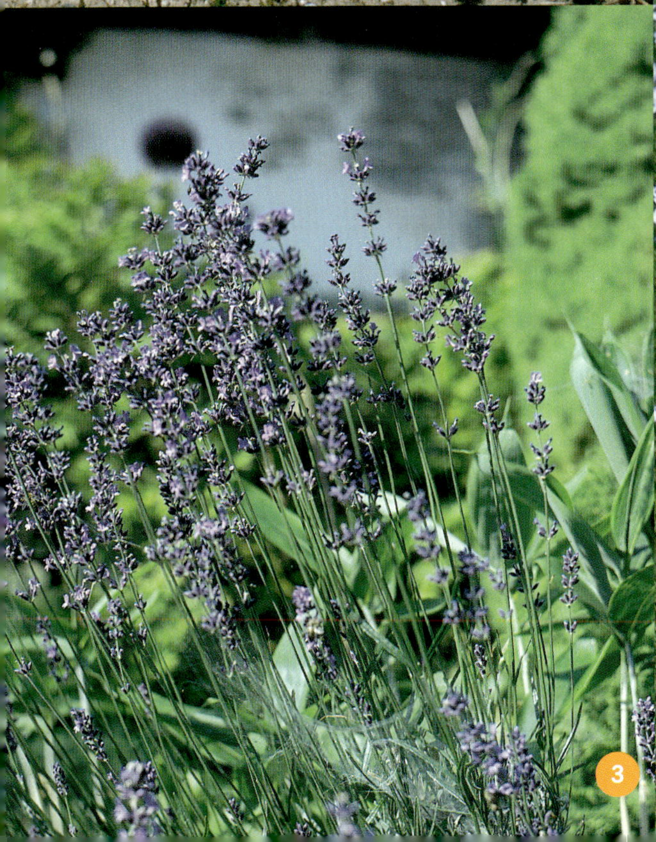
3

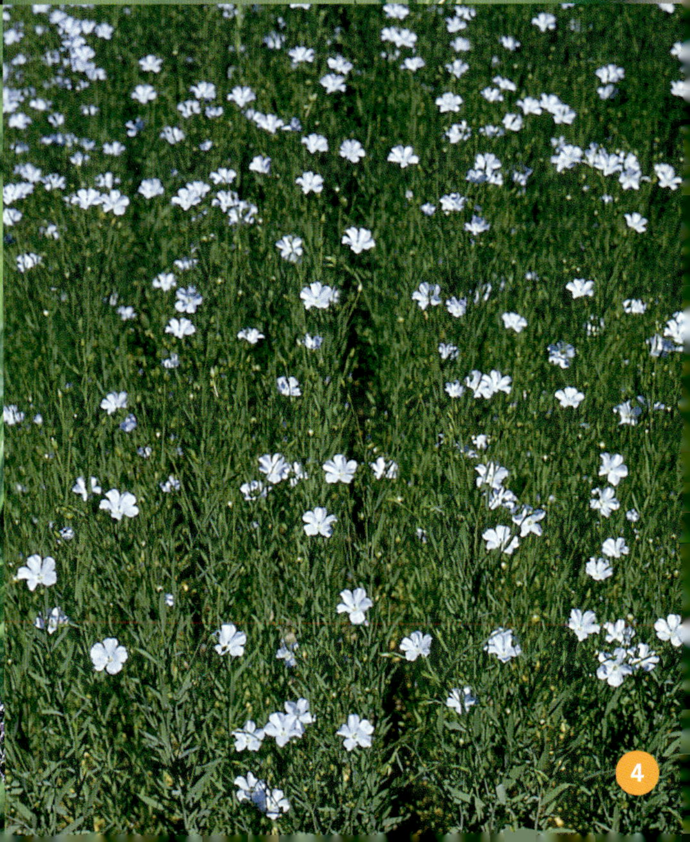
4

Linde, Sommer- und Winterlinde — *Tilia platyphyllos* und *T. cordata*

Vorkommen: Die beiden Lindenarten, die schmalblättrige Winterlinde und die grossblättrige Sommerlinde, sind seit vielen Jahrhunderten auch in Mitteleuropa heimisch und stammen ursprünglich aus den Ländern zwischen China und Südosteuropa. Die Winterlinde, auch Steinlinde, Spätlinde, Waldlinde genannt, hat unterseits kahle Blätter; diejenigen der seltener vorkommenden Sommerlinde sind leicht behaart. Gegenüber der Winterlinde ist die Blütezeit der Sommerlinde 1–3 Wochen früher.

Droge: Die Blüten mit dem Hochblatt; das Hochblatt, Braktee, wird das Flugorgan, um die reifen Samen mit dem Wind wegzutragen.

Hauptwirkstoffe: Saponine, ätherisches Öl, Gerbstoffe, Schleimstoffe, wenig Vanillin.

Eigenschaften: Fiebersenkend, entgiftend, leicht beruhigend, magenstärkend, wirkt vorbeugend gegen Grippe und Erkältungskrankheiten, d.h. stärkend für das Abwehrsystem.

Optimale Anwendung: Als sehr gesunder, durststillender Genusstee oder Tee bei Grippe und Erkältungen, auch in Mischungen. Kann auch kalt getrunken werden. Verblüffende Resultate wurden in Schulklassen festgestellt, wo im Winter anstelle von Milch Lindenblütentee abgegeben wurde.

Lindenblütentee kann problemlos über längere Zeit getrunken werden.

Bei akuter Grippe oder Erkältung können den Lindenblüten etwas Holunderblüten oder Spierblumen beigemischt werden, was die Wirkung gegen Erkältungskrankheiten erhöht. Diese Beigaben sind jedoch nur bei akuter Grippe oder Erkältung zu empfehlen.

Als gesunder Durststiller kann den Lindenblüten etwas Pfefferminzblätter, Eisenkraut (Verveine) oder Melissenblätter beigemischt werden.

Löwenzahn, Pfaffenröhrlein — ***Taraxacum officinale***

Droge: Die Wurzel, das Blatt, die Blütenblätter.
Hauptwirkstoffe: Bitterstoffe, Gerbstoffe, Cholin, Saponin.
Eigenschaften: Wurzel und Blätter: magenstärkend, gallebildend, leicht harntreibend, stoffwechselfördernd, bei Magen- und Darmstörungen, Nieren- und Gallensteinleiden, bei rheumatischen Beschwerden.
Die Wurzel enthält mehr Bitterstoffe als die Blätter.
Blütenblätter: als innerlich wärmende Beigabe zu Tees bei Gemütsschwankungen.
Optimale Anwendung: Als Medizinaltee.
Die jungen Blätter als Frühlingssalat oder Wildgemüse

Malve, Käslikraut, Grosses und Kleines — ***Malva sylvestris* und *M. neglecta***

Vorkommen: Heimisch in Mittel-, Süd- und Osteuropa.
Droge: Die Blüten und das Blatt.
Hauptwirkstoffe: Schleimstoffe, Gerbstoffe.
Eigenschaften innerlich: Entzündungshemmend, reizmildernd gegen Magendarmkatarrh.
äusserlich: Entzündungshemmend, gegen Geschwüre und Furunkel.
Optimale Anwendung: Innerlich als Tee, auch in Mischungen.
Äusserlich als Absud oder als Salbe (im Handel erhältlich).

Melisse, Zitronenmelisse — ***Melissa officinalis***

Vorkommen: Heimisch in Mitteleuropa, vielfach kultiviert.
Droge: Die Blätter und das daraus gewonnene ätherische Öl.
Hauptwirkstoffe: Ätherisches Öl, Citronellal, Gerbstoffe.
Eigenschaften: Beruhigend, krampflösend, blähungswidrig, nervenstärkend, bei nervösen Magendarmleiden, Einschlafstörungen, nervösen Herzbeschwerden, bei Erregungszuständen.
Optimale Anwendung: Innerlich als Tee, auch in Mischungen und als Melissengeist (Vorsicht Dosierung!).
Äusserlich als nervenstärkendes Bad, das ätherische Öl in Verdampfern zur leichten Beruhigung (Vorsicht Dosierung!).

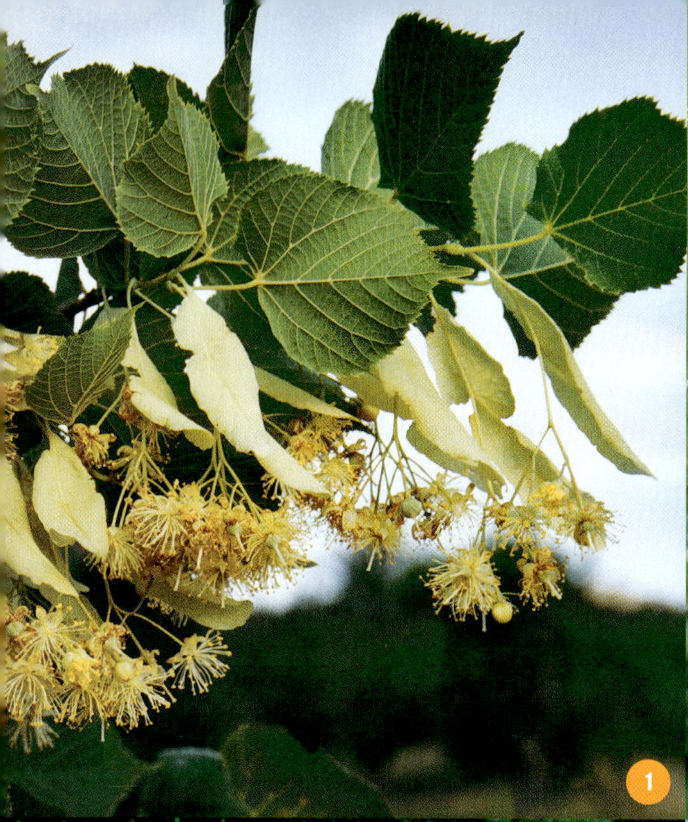
1

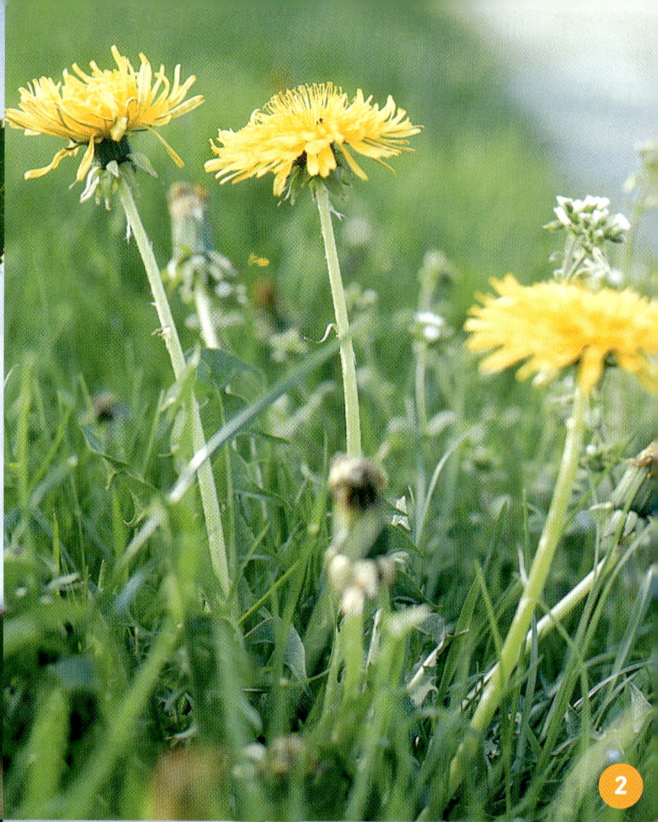
2

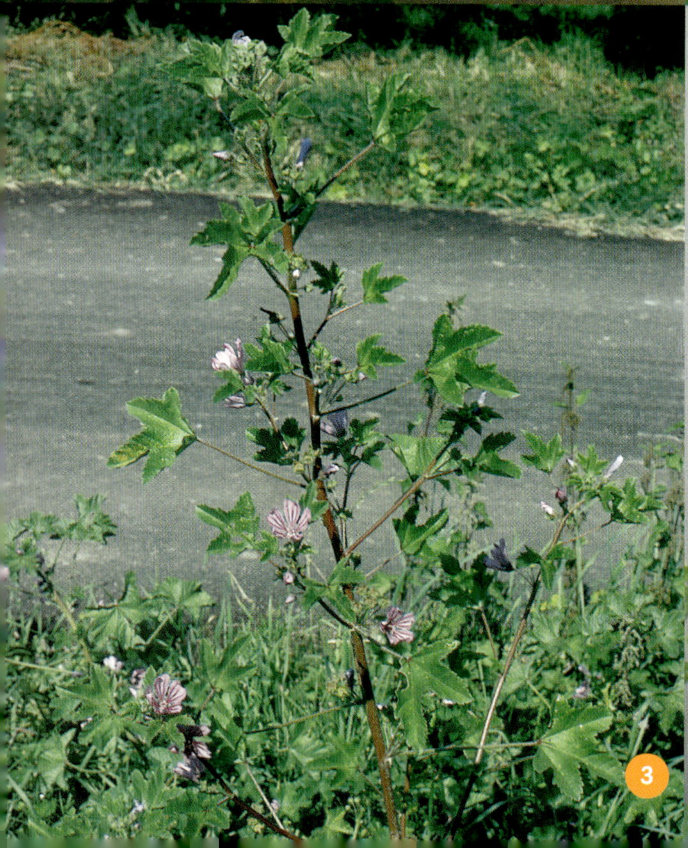
3

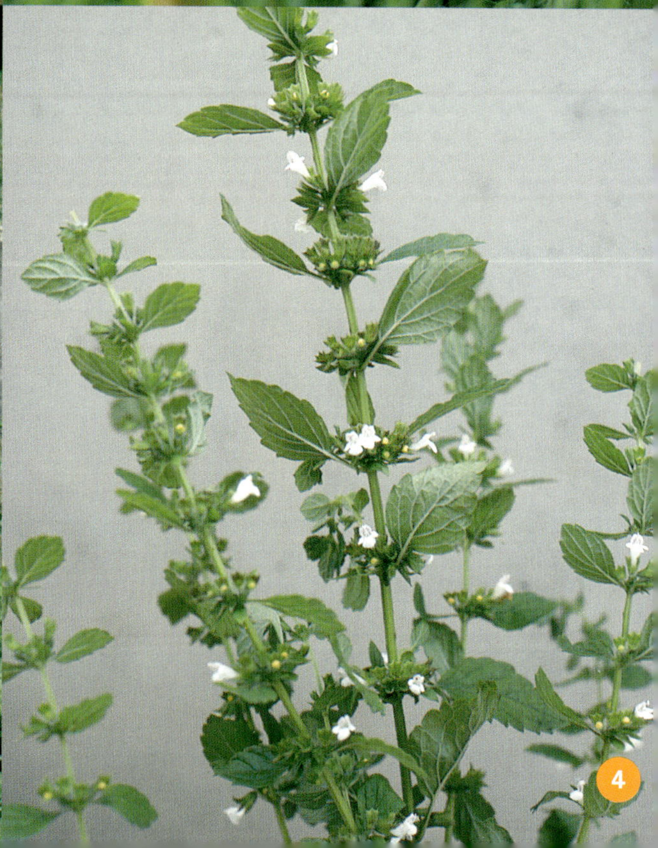
4

Pestwurz *Petasites hybridus* und *P. albus*

Vorkommen: Heimisch in Mitteleuropa und Kaukasus.
Droge: Die Wurzel, sehr selten das Blatt.
Hauptwirkstoffe: Inulin, ätherisches Öl, Pectin, Cholin, Petasin.
Eigenschaften: Krampflösend, schmerzstillend, gegen Migräne, nervöse Beschwerden von Magen und Gallenwegen, bei Spannungszuständen, Verkrampfungen, Periodenschmerzen, Bronchialkatarrh und Husten, spez. bei Hustenkrämpfen.
Optimale Anwendung: Als Bestandteil von Medizinaltees gegen Husten, optimale Anwendung als Tinktur oder Präparate aus Trockenextrakt, z.B. Entspannungsdragées.
Die Pestwurz enthält sehr geringe Mengen von Pyrrolizidin, welches in grossen Mengen als Monosubstanz krebserregend sein kann (siehe auch Seite 42, «Natur und Chemie im Vergleich»). Darum wird von einigen Herstellern ein Extrakt verwendet, dem das Pyrrolizidin entzogen wurde.

Pfefferminze, Minze *Mentha piperita*

Pfefferminze ist eine Kreuzung verschiedener Minzearten. Die Krauseminze, Arabische Minze und ähnliche Minzearten sind praktisch gleichwertig.
Droge: Die Blätter und das daraus destillierte ätherische Öl.
Hauptwirkstoffe: Ätherisches Öl, Gerbstoffe, Flavonglykoside.
Eigenschaften: Krampflösend, galletreibend, verdauungsfördernd, antiseptisch; wirkt anregend auf das Atemzentrum, gegen Magendarmbeschwerden, Lebergallentees, Brechreiz.
Optimale Anwendung: Als Medizinal- und Genusstee.
Äusserlich: das ätherische Öl oder als Pfefferminzspiritus eingerieben gegen Migräne, Kopfschmerzen, Neuralgien.

1 Linde, 2 Löwenzahn, 3 Malve, 4 Melisse

Ringelblume, Echte, Garten- *Calendula officinalis*

Vorkommen: Die Urform stammt wahrscheinlich aus dem Mittelmeergebiet. Die heute bekannte Zuchtart wird weltweit kultiviert, auch als Gartenpflanze.

Droge: Die Blüte (ganzer Blütenkopf oder Blütenblätter).

Hauptwirkstoffe: Ätherisches Öl, Saponine, Glykoside, Calendulin, Fermente.

Eigenschaften: Entzündungshemmend, galletreibend, bei Leber- und Gallenbeschwerden, äusserlich wundheilend, hautbildend, gegen Ausschläge und bei Insektenstichen.

Optimale Anwendung: Innerlich als Zusatz zu Medizinaltees. Nebst den erwähnten Eigenschaften schreibt man den Blütenblättern eine wirkungsverstärkende Eigenschaft speziell in Medizinaltees zu.
Äusserlich als Tinktur, Wundtinktur, als Salbe und als Aufguss zu Waschungen und Kompressen.
Vielen goldgelben Blütenblättern, wie typisch bei der Ringelblume, wird seit alters her gespeicherte Sonnenenergie zugesprochen. Damit wurde die angenehme Wirkung auf die Seele und die Kraft der Wundheilung erklärt.

Salbei, Echter *Salvia officinalis*

Vorkommen: Stammt ursprünglich aus den Mittelmeerländern, wird heute auch in Nordamerika kultiviert.

Droge: Das Blatt und das daraus gewonnene ätherische Öl.

Hauptwirkstoffe: Ätherisches Öl, Saponin, Gerbstoffe, Glykoside.

Eigenschaften innerlich: Antiseptisch, entzündungshemmend, schweisshemmend, wundheilend, milchsekretionshemmend.

äusserlich: Gegen Pilzkrankheiten.

Optimale Anwendungen: Innerlich als Tee gegen Magen- und Darmentzündungen; als Tinktur gegen Schweissausbrüche und Angstzustände, speziell während den Wechseljahren; gegen Infektionen.
Äusserlich als Aufguss zum Gurgeln bei Halsschmerzen und Zahnfleischerkrankungen.
Regelmässige Einnahme von Salbeitee oder Salbeitinktur hemmt während dem Stillen die Milchproduktion, daher meiden!

1 Pestwurz, 2 Pfefferminze, 3 Ringelblume, 4 Salbei

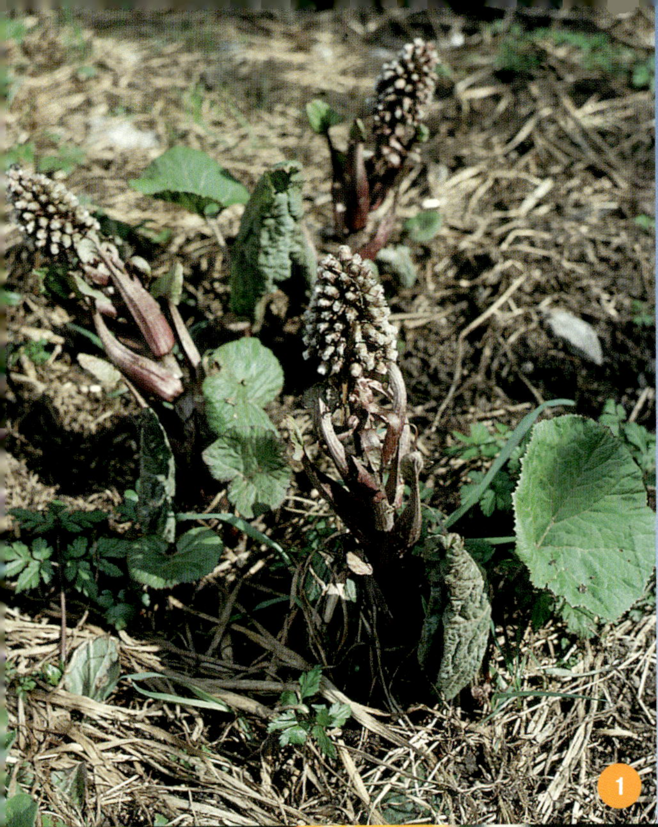
1

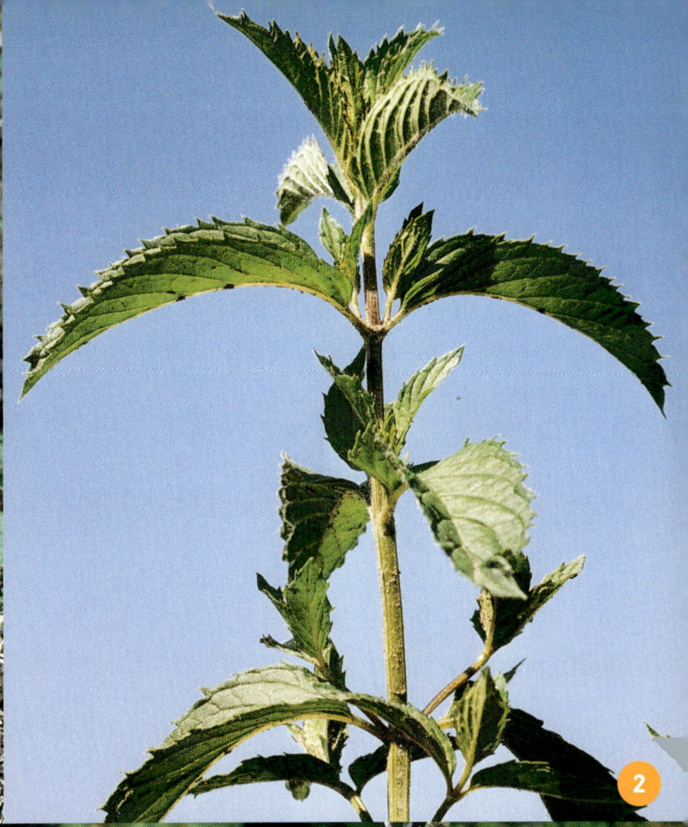
2

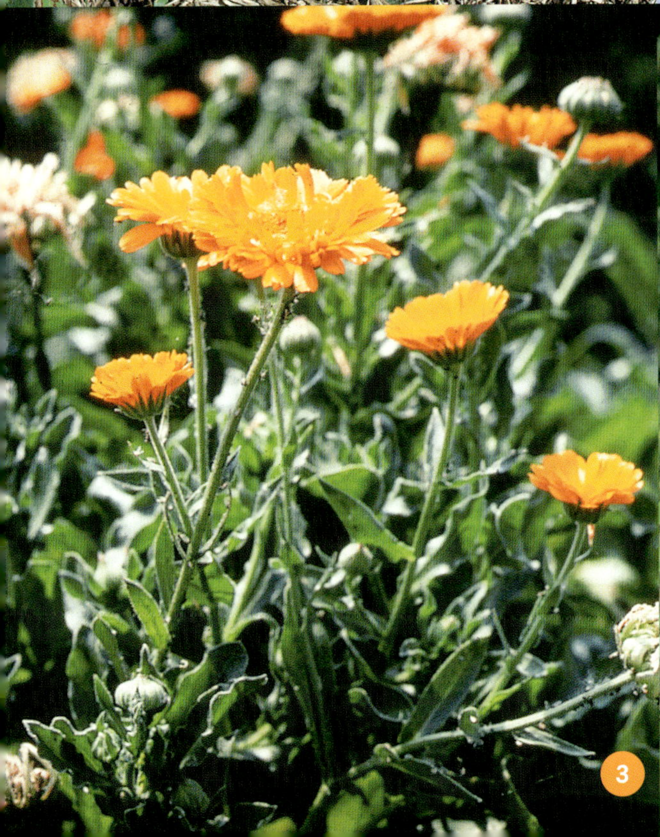
3

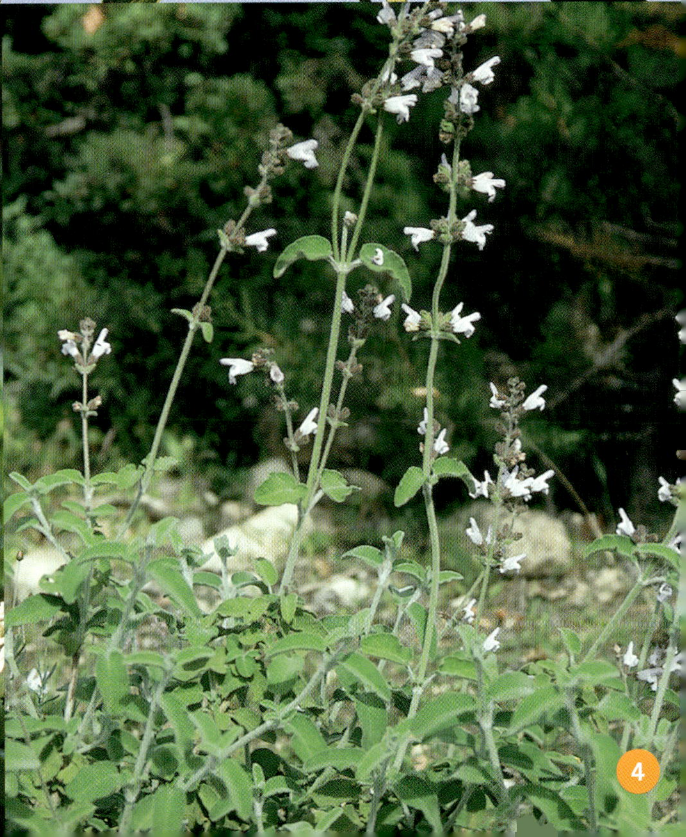
4

Schafgarbe, Gewöhnliche — ***Achillea millefolium***

Vorkommen: Heimisch in Europa, Asien und Nordamerika.
Droge: Das blühende Kraut.
Hauptwirkstoffe: Ätherisches Öl, Gerbstoffe, Cholin, Flavone, antibiotische Substanzen.
Eigenschaften: Blähungswidrig, krampflösend, blutstillend, entzündungshemmend, gegen Unterleibsbeschwerden, zu starke und krampfhafte Menstruation, gegen Hämorrhoiden.
Optimale Anwendung: Innerlich als Tee, oft in Medizinalteemischungen; als Extrakt in Präparaten gegen Menstruationskrämpfe, Migräne; als Tinktur.
Äusserlich: selten als Aufguss zu Waschungen oder Kompressen bei Krampfadern.

Silbermantel — ***Alchemilla alpina***
Frauenmantel — ***Alchemilla vulgaris***

Vorkommen: Beide Arten haben eine gleiche Wirkung, sie sind heimisch in Mittel-, Ost- und Südeuropa; der Silbermantel ist eine typische Gebirgspflanze, der Frauenmantel gedeiht in tiefen Regionen bis in die Berge.
Droge: Das Kraut.
Hauptwirkstoffe: Gerbstoffe (Tannine) und Gerbstoffglykoside.
Eigenschaften: Zusammenziehend, entzündungswidrig, periodenregulierend, gegen Blutungen und Durchfall.
Optimale Anwendung: Als Tee, auch in Mischungen als Frauentee gegen Unterleibsbeschwerden, Wechseljahrbeschwerden und zur Regeneration der Unterleibsorgane nach Schwangerschaft.
Zu berücksichtigen ist die stopfende Wirkung, d.h. Dosierung regulieren und mischen mit andern Drogen.

Sonnenhut
Roter und Schmalblättriger

Echinacea purpurea **und** ***E. angustifolia***

Vorkommen: Die Echinacea-Arten sind heimisch in Nordamerika. Es war die typische Indianerpflanze, wurde aber schon vor weit über einhundert Jahren nach Europa gebracht, wo sie teilweise bereits verwildert ist.

Droge: Die Wurzel, die Blüten und die ganze Pflanze.

Hauptwirkstoffe: Ätherisches Öl, Echinacein, Phytosterine, Echinacosid, Substanzen mit cortisonähnlicher Wirkung.

Eigenschaften: Resistenzsteigerung gegen Infektionskrankheiten, wundheilend, gegen Fieber und Grippe, entzündungswidrig.

Optimale Anwendung: Als Tinktur oder spezielle Extrakte, als Tee nicht geeignet.
Innerlich: zur Resistenzsteigerung bei Erkältungs- und Grippegefahr und auf Reisen, als Mittel bei Erkältungskrankheiten und jeder Art von Infektionen.
Äusserlich: in Wundtinkturen zur Wundheilung, bei Geschwüren, Entzündungen der Mund- und Rachenschleimhäute.
Wichtig: Echinacea-Präparate haben eine sehr gute vorbeugende Wirkung gegen Infektionskrankheiten, auch auf Reisen bei Klimaänderungen. Trotzdem sollten Echinacea-Präparate nicht vorbeugend das ganze Jahr eingenommen werden, sondern für eine optimale Wirkung nur dann, wenn die Anwendung sinnvoll ist, d.h. bei Infektionen, bei Infektionsgefahr oder zur Resistenzsteigerung auf Reisen!

Spierblume/Spierstaude, Wiesengeissbart/Mädedüss

Filipendula ulmaria

Vorkommen: Heimisch auf sumpfigen, feuchten Böden, in Europa und Nordamerika.

Droge: Die Blüten.

Hauptwirkstoffe: Ätherisches Öl, Salicylaldehyd, Gerbstoffe, Vanillin.

Eigenschaften: Harn- und schweisstreibend, fieberwidrig, schmerzstillend, antirheumatisch, bei fiebrigen Erkältungskrankheiten, Muskel-, Gelenk- und Nervenrheuma, Migräne und Kopfschmerzen.

Optimale Anwendung: Als Tee in Medizinalteemischungen oder als Tinktur in Tropfenmischungen.

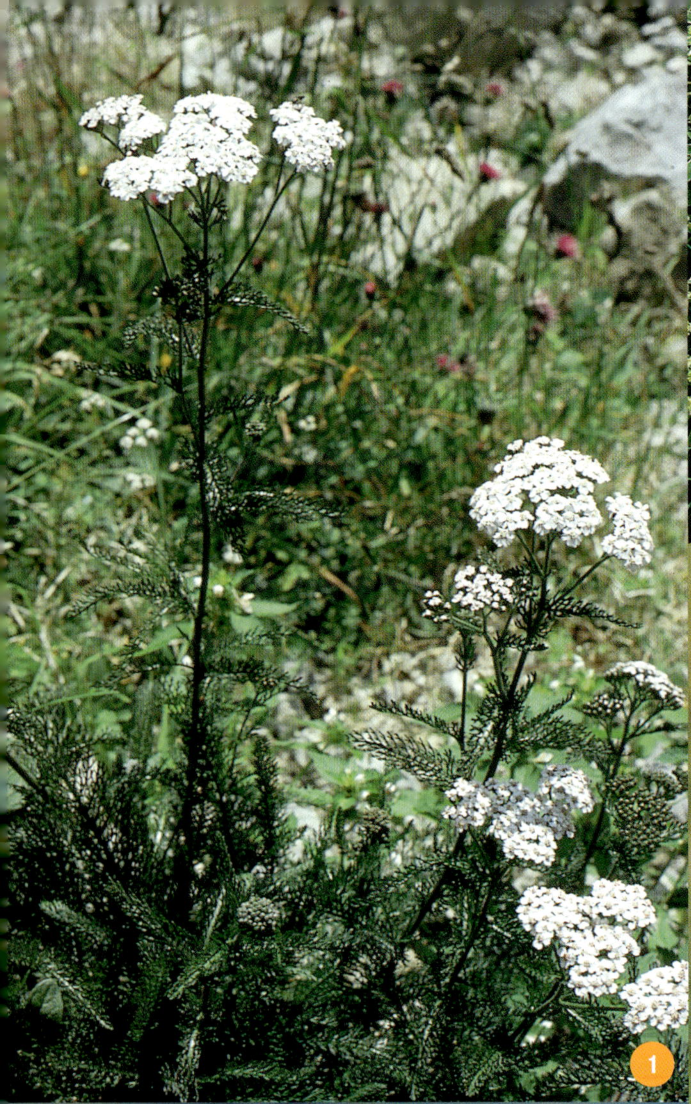
1

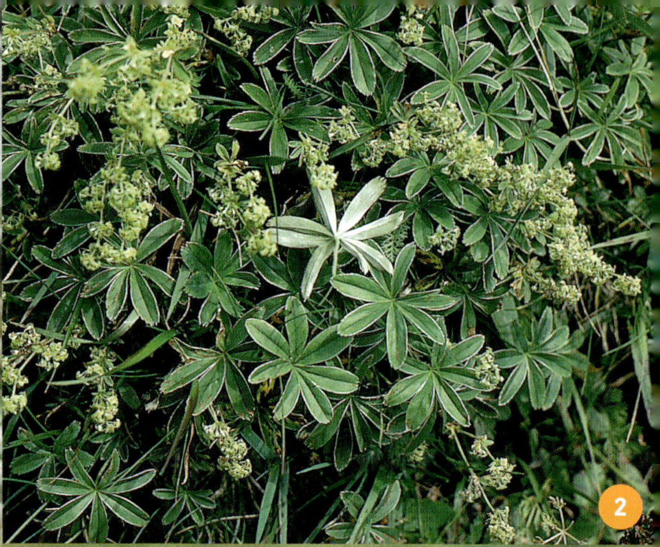
2

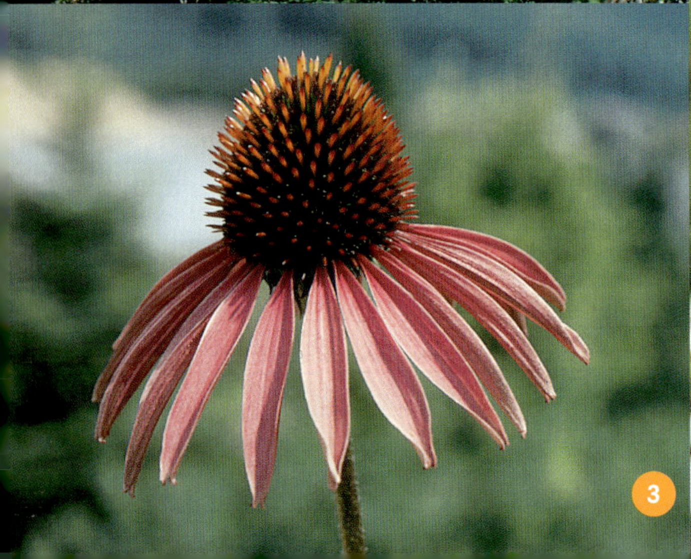
3

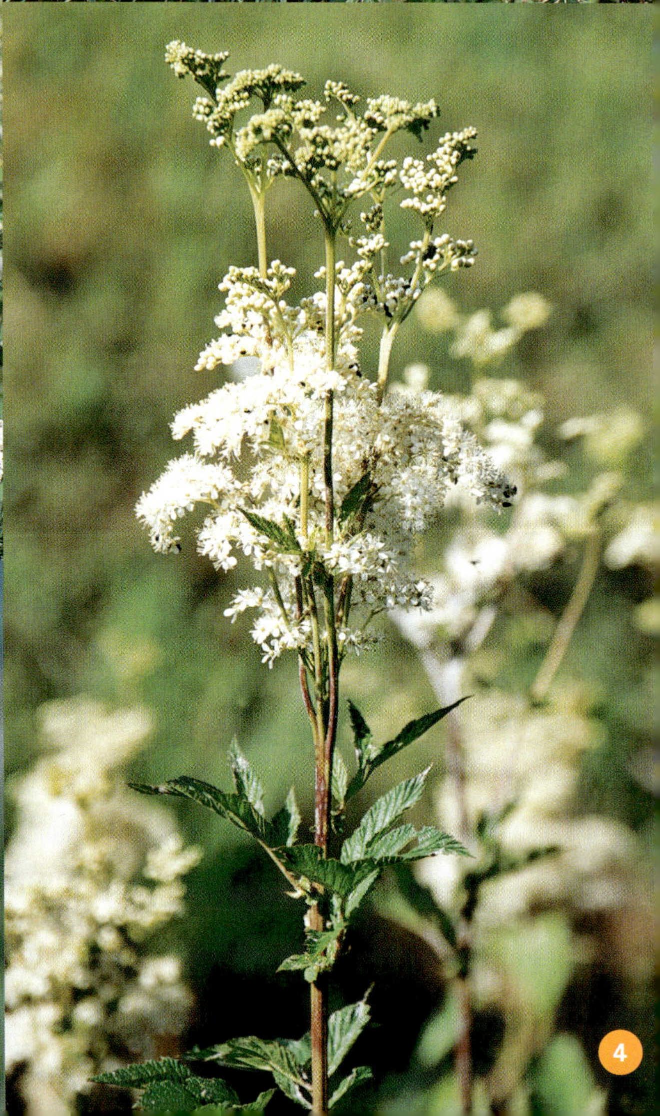
4

Spitzwegerich *Plantago lanceolata*

Vorkommen: Es gibt sehr viele Wegericharten, der Breitwegerich (*Plantago major* L.) hat ähnliche Eigenschaften.
Wegericharten sind auf allen nördlichen Erdteilen bis in die Tropen heimisch. Der Spitzwegerich gedeiht auf Wiesen in ganz Europa.

Droge: Das Blatt.

Hauptwirkstoffe: Schleimstoffe, Gerbstoffe.

Eigenschaften innerlich: Auswurffördernd, reizmildernd bei Husten und Bronchialkatarrh.

äusserlich: Gegen Hautausschläge und Insektenstiche.

Optimale Anwendung: Innerlich: als Tee in Husten- und Bronchialtee-Mischungen, als Saft in Hustenpräparaten.
Äusserlich: als Absud zu Waschungen oder bei Insektenstichen ein zerquetschtes Blatt auf der Stichstelle verreiben. (Siehe auch Seite 150, «Gefahren beim Sammeln», Tipp)

Storchenschnabel Ruprechtskraut *Geranium robertianum*

Vorkommen: Heimisch in grossen Beständen in Wäldern, an Waldrändern, von ganz Mitteleuropa und Nordamerika.

Droge: Das Kraut.

Hauptwirkstoffe: Gerbstoffe, ätherisches Öl, der Bitterstoff Geraniin.

Eigenschaften innerlich: Stopfend, entzündungswidrig, wundheilend, gegen Darmprobleme, Blutungen.

äusserlich: Bei Hautausschlägen, Ekzemen. Oft erfolgreich bei Frauen, die ohne medizinisch erklärbaren Grund nicht schwanger werden.

Optimale Anwendung: Als Tee bzw. Wasseraufguss.
Innerlich: täglich 3 Tassen bei Problemen des Schwangerwerdens, wie oben beschrieben, zusätzlich Vitamin E.
Äusserlich: zu Waschungen und Kompressen.
(Siehe auch Seite 31, «Die Signaturlehre»)

1 Schafgarbe, 2 Silbermantel, 3 Sonnenhut, 4 Spierblume

Tausendgüldenkraut, Echtes — ***Erythraea centaurium* oder *Centaurium erythraea, C. minus***

Vorkommen: Heimisch in Europa, Kleinasien, Nordafrika und Nordamerika.
Droge: Das blühende Kraut.
Hauptwirkstoffe: Bitterstoffglykoside, Amarogentin, ätherisches Öl.
Eigenschaften: Appetitanregend, verdauungsfördernd, magenstärkend, galletreibend, allgemein stärkend, bei Magen-, Darm-, Leber- und Gallenproblemen.
Optimale Anwendung: Als Tee in Medizinalteemischungen, als Tinktur in Tropfenmischungen und als Extrakt in bitteren Schnäpsen und Aperitifgetränken.

Thymian, Quendel — ***Thymus serpyllum***

Vorkommen: Heimisch in Mittel- und Südeuropa, Nordafrika und Nordamerika.
Droge: Das Kraut und das daraus gewonnene ätherische Öl.
Hautwirkstoffe: Ätherisches Öl, Gerbstoffe, Flavone, Bitterstoffe.
Eigenschaften: Auswurffördernd, antiseptisch, krampflösend, magenstärkend, durchblutungssteigernd, bei Husten, Asthma und Bronchialkatarrh, Blaseninfektionen und Entzündungen der Harnwege, Erkrankungen der Atmungsorgane.
Optimale Anwendung: Innerlich: als Tee in Medizinalteemischungen, als Tinktur oder Extrakt in verschiedenen Präparaten und Tropfenmischungen, als Gewürz.
Äusserlich: als Extrakt verarbeitet in Rheuma- und Erkältungssalben, in Bädern, als ätherisches Öl in Verdampfern.

1 Spitzwegerich, 2 Storchenschnabel, 3 Tausendgüldenkraut, 4 Tymian

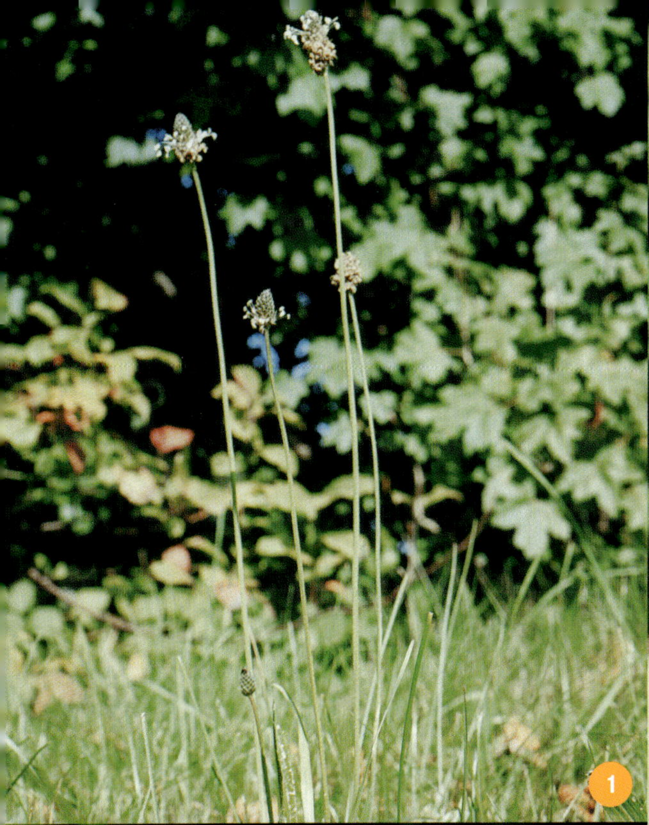
1

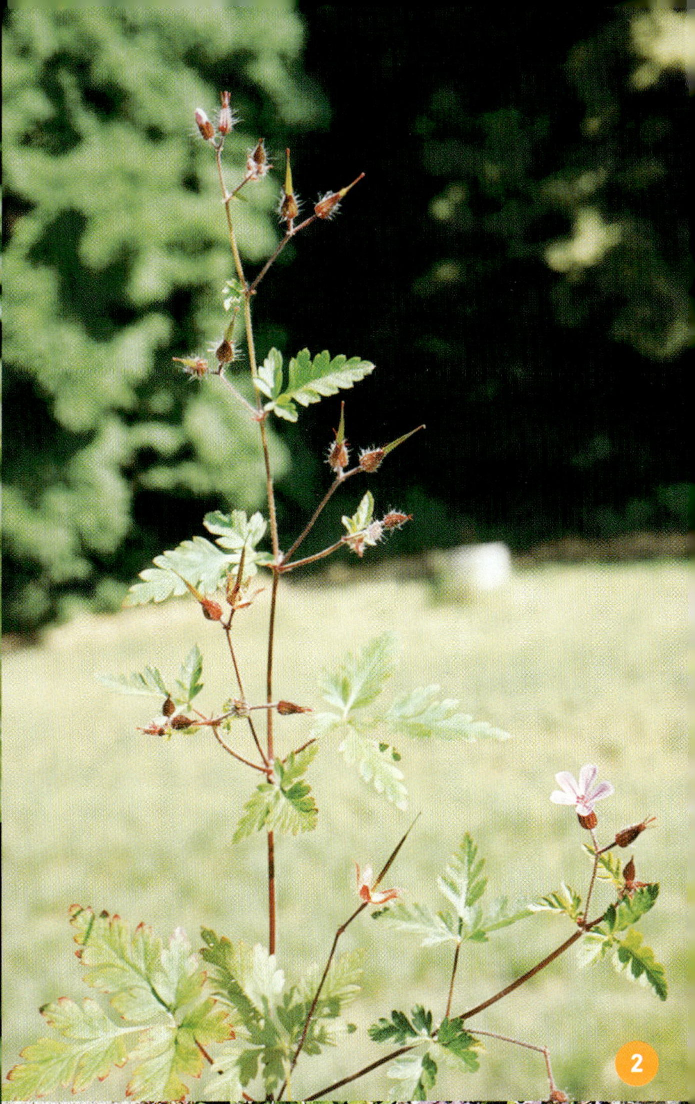
2

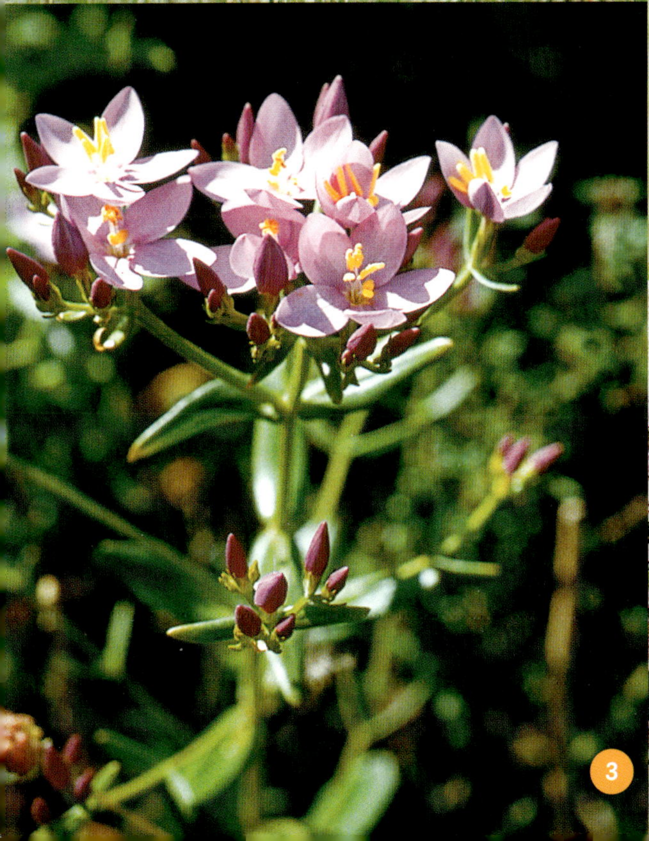
3

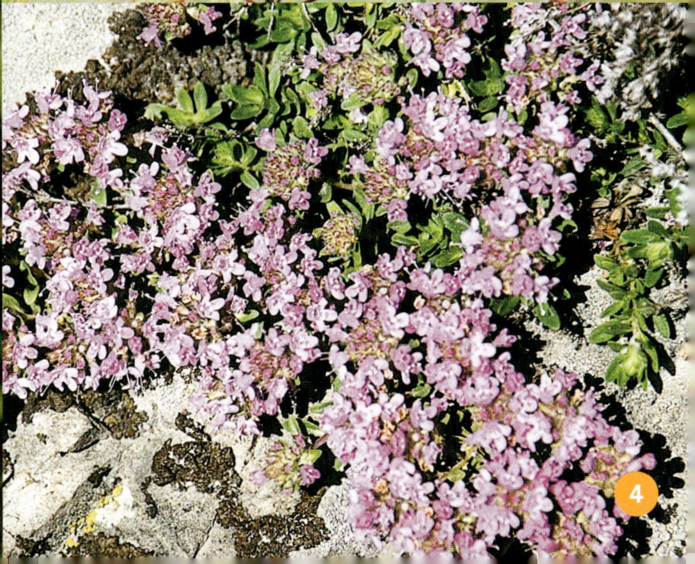
4

Wacholder, Gewöhnlicher *Juniperus communis*

Vorkommen: Es gibt sehr viele Juniperus-Arten, alle mit ähnlicher Wirkung. Sie sind heimisch in Europa und den Mittelmeerländern, gewisse Gebirgsarten wachsen bis auf 2000 m ü. M.

Droge: Die Früchte (botanisch Tannzapfen), die Nadeln.

Hauptwirkstoffe: Ätherisches Öl, Gerbstoffglykoside, fettes Öl, Vitamin C.

Eigenschaften: Sehr stark harntreibend, verdauungsfördernd, magenstärkend, hautreizend, gegen rheumatische Beschwerden, Wasserstauungen (jedoch nicht bei Nierenleiden!).
Äusserlich: gegen rheumatische Leiden, Arthritis, Arthrose.

Optimale Anwendung: Innerlich als Tee in wassertreibenden Nierenblasentees – niemals in Nierentees oder Blasentees, da zu stark reizend (siehe Seite 154, Rezepturen).
In wassertreibenden Präparaten und Rheumamitteln, Gewürz.
Äusserlich: der Extrakt oder das ätherische Öl verarbeitet in Salben, Einreibemitteln oder Bädern, als Wacholdergeist.
Wichtig: als Gewürz oder als Tee müssen die Beeren vor Gebrauch in einem Mörser zerstossen werden, da die Wirkstoffe sonst nicht löslich sind. Die Nadeln haben eine ähnliche, jedoch viel schwächere Wirkung als die Beeren.

Weissdorn ***Crataegus laevigata (C. oxyacantha)* und *C. monogyna***
Die Wirkung des Ein- und des Zweigriffligen Weissdorns ist identisch.

Vorkommen: Der Weissdorn ist eine typische Heckenpflanze, heimisch in Europa, Balkan und Russland.

Drogen: Die Blüten, die Blätter und die Frucht.

Hauptwirkstoffe: Crataegus-Säuren, Terpene, Cholin, Saponine, herzwirksame Glykoside.

Eigenschaften: Herzstärkend, blutdruckregulierend, erweiternd auf Koronargefässe, durchblutungssteigernd, gegen Arteriosklerose, Kreislaufbeschwerden, Bluthochdruck nervöse Herzbeschwerden.
Der Weissdorn ist die typische Pflanze für das Herz!

Optimale Anwendung: Als Tee nur die Blüten und die Blätter in Medizinalteemischungen.
Die Wirkstoffe der Frucht sind nicht wasserlöslich. Ideal sind Tinkturen aus allen drei Weissdorndrogen, in verschiedenen Tropfenmischungen oder andern Präparaten.

1 Wacholder, 2 Weissdorn

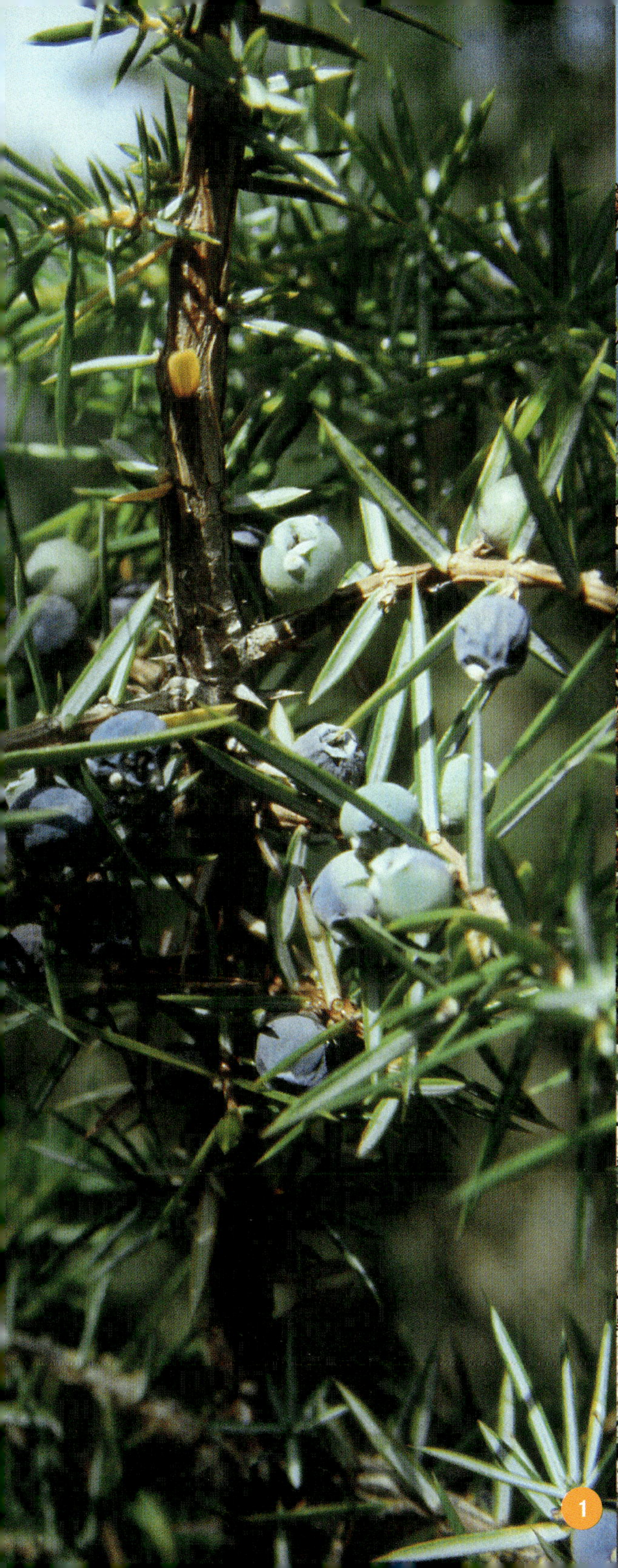
1

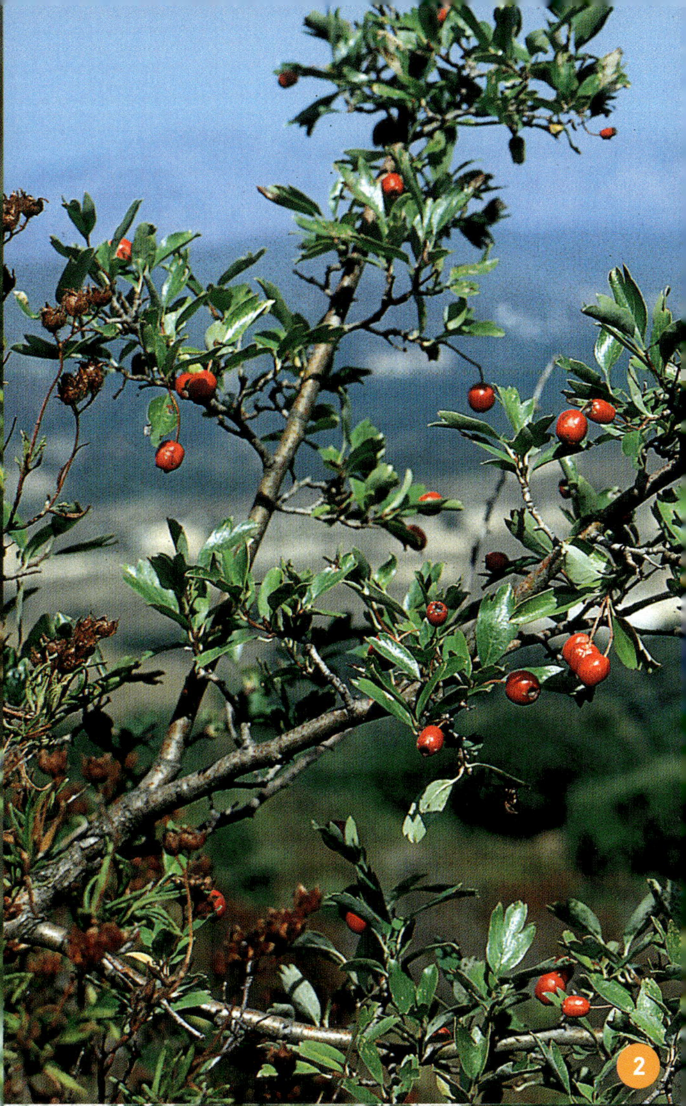
2

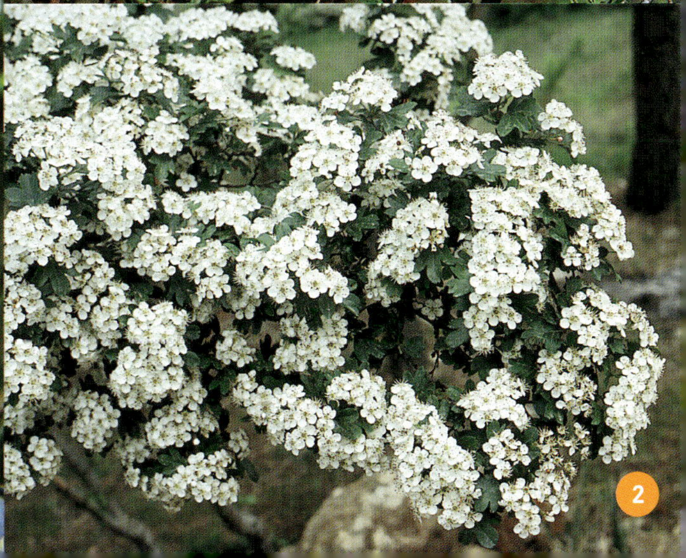
2

Mistel – eine mystische Droge

Mystisch oder gar okkult ist etwas so lange, bis man die Geheimnisse erkannt und entschlüsselt hat. In der Pflanzenwelt gibt es weltweit sehr viele Zauberdrogen, vielfach behaftet mit uralten Sagen und entsprechendem Aberglauben an mystische, unerklärbare Wirkungen.

Eine solche Pflanze, wo einerseits die darin enthaltenen Wirkstoffe, aber auch feinstoffliche, mystische und doch erklärbare Heilwirkungen bestehen, ist die Mistel.

Mistel

Viscum album

Vorkommen: Europa, Asien – die Mistel ist eine Schmarotzerpflanze, welche auf verschiedensten so genannten Wirtsbäumen wächst. Die Beeren werden von Vögeln gefressen, und mit dem klebrigen Kot werden die Samen auf Ästen deponiert. Daraus entsteht eine neue Pflanze.

Droge: Die beblätterten Zweige.

Hauptwirkstoffe: Peptide, Histamin, Aminobuttersäure, Saponine, Flavonoide sowie Viscotexin, dies ist ein leicht giftig wirkender Stoff, dessen Toxizität (Giftigkeit) von der Wirtpflanze abhängig ist.

Eigenschaften innerlich: Blutdrucksenkend, anregend auf Herz und Kreislauf, gegen Arteriosklerose, tumorhemmende Wirkung – darum in der Krebstherapie hauptsächlich zur Nachbehandlung eingesetzt.
In der Homöopathie bei Bluthochdruck, Arteriosklerose, bei Schwindel und Neuralgien.
Als Tinktur, teilweise in Medizinaltees, als pharmazeutisches Präparat zu Injektionen nach ärztlicher Verordnung.

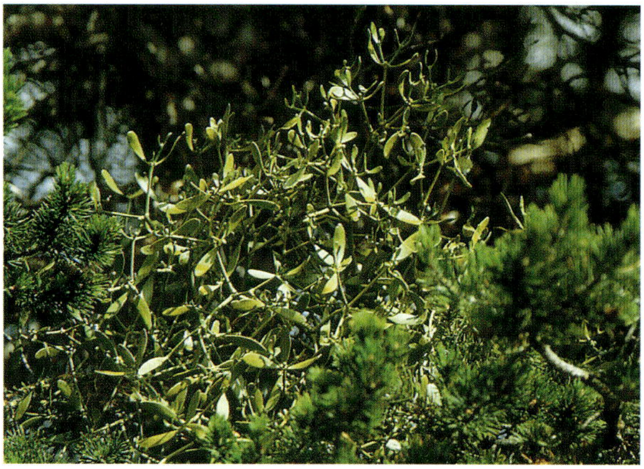

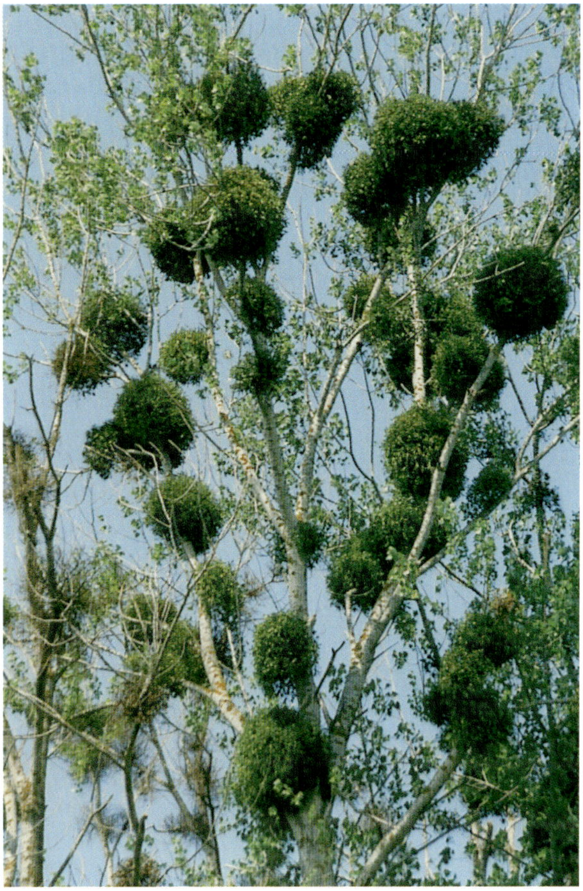

Optimale Anwendung:

Zweifellos ist die zwischen Himmel und Erde hoch auf Bäumen wachsende Mistel eine äusserst merkwürdige, immergrüne Parasitenpflanze. Ihre Wirkung ist einerseits mit dem Wirkstoffgehalt erklärbar, andererseits beruht die tumorhemmende Wirkung auch auf der hauptsächlich anthroposophischen Auffassung, dass die Mistel als Parasitenpflanze speziell zur Bekämpfung von Parasitenzellen (Krebszellen) geeignet sei.
Meist werden zur Herstellung von Tinkturen und Naturheilmitteln Misteln von verschiedenen Wirtspflanzen verwendet.

Heublumen – ein Drogengemisch aus den Alpen

Die lateinische Bezeichnung dieses Drogengemischs heisst *Flores graminis*, was Grasblüten bedeutet. Beide Namen, die deutsche Bezeichnung dieses uralten Volksheilmittels sowie die lateinisch-wissenschaftliche Bezeichnung, halten nicht genau das, was man unter den Heublumen im ersten Moment versteht. Heublumen sind ein Gemisch von verschiedensten Blüten, reifen und unreifen Früchten verschiedenster Gräser und den Gräsern selbst. Damit erklärt sich der Name Heublumen doch einigermassen, denn die Heublumen enthalten tatsächlich auch spezielles Heu, zusammen mit den getrockneten Blüten, Früchten und Samen.

Heublumen ***Flores graminis***

Vorkommen: Magere, grasreiche Alpenwiesen, die bei voller Blüte der meisten Gräser gemäht werden.

Droge: Gemisch aus verschiedensten Gräsern, deren Blüten, Früchten, Samen und anderen Pflanzen- und Blütenanteilen.

Hauptwirkstoffe: Die grosse Zahl der verschiedensten Pflanzen, hauptsächlich Gräser, macht es unmöglich, die Wirkstoffe genau zu definieren. Ein wichtiger Wirkstoff ist jedoch das Kumarin, welches in vielen Gräsern, hauptsächlich dem Gewöhnlichen Ruchgras *(Anthoxanthum odoratum)* reichlich vorhanden ist. Kumarin ist auch der Wirkstoff, welcher im Mai dem Waldmeister seinen betörenden Duft verleiht! Nebst dem Kumarin sind es auch Saponine, Schleimstoffe, Gerbstoffe und ätherische Öle, welche für die vielseitige Wirkung verantwortlich sind.

Eigenschaften: Heublumen werden ausschliesslich äusserlich, als spezielle Kompressen, Bäder und allenfalls zum Inhalieren verwendet. Kräutertee darf daraus nicht gemacht werden.

Es war Pfr. Kneipp, der mit seinen Wasser- und Heilpflanzentherapien den Heublumen, in Form von Heublumensäcken, zum bekannten und beliebten Naturheilmittel verholfen hat.

In einem Buch von Pfr. Kneipp wird der Heublumensack, dank seiner schmerzlindernden Wirkung, gar als Morphium der Naturheilkunde bezeichnet. Damit ist die schmerzlindernde Heilwirkung bereits teilweise erklärt. Heublumen wirken zudem krampflösend, beruhigend, durchblutungsfördernd und stoffwechselanregend.

Anzuwenden bei:

- Ischias, Hexenschuss, Muskelverhärtungen;
- gegen die Folgen von Erkältungskrankheiten, wie steifer Nacken, aber auch Bronchitis;

- gegen chronische Verspannungen, jede Art rheumatischer Leiden;
- bei Magendarmkatarrh, Magen- und Darmkrämpfen und Entzündungen im Unterleibsbereich.

Heublumen sollten als warme Kompressen nicht bei Herz- und Kreislaufproblemen angewendet werden, da die anregende Wirkung zu stark sein kann. Heuschnupfenallergiker reagieren auf die Anwendung von Heublumen teilweise positiv, das heisst, es besteht eine lindernde Wirkung und nur in seltenen Fällen eine Verstärkung der Allergie.

Anwendungsweise: Heublumensäcke können entweder fertig in Drogerien und Apotheken gekauft werden oder aus Leinensäcken selber hergestellt werden.

Ein Heublumensack wird niemals im Wasser, sondern nur im Wasserdampf – in einem speziellen Dampfkochtopf oder in einer Couscouspfanne – erhitzt.

Die Anwendung nach Pfr. Kneipp lautet: Der zu ¾ mit Heublumen gefüllte Leinensack wird in einem Dampfkochtopf erhitzt. Auf den Pfannenboden werden einige Steine gelegt, um darüber einen Rost anzubringen. Nun wird Wasser eingefüllt, so dass bis zum Rost noch ein Zwischenraum von etwa 2 cm bleibt. Auf den Rost legt man den Heusack, verschliesst die Pfanne und bringt das Wasser zum Kochen. Nach etwa 10 Minuten wird der Heusack umgedreht, damit beide Seiten gleichmässig heiss werden. Es wird

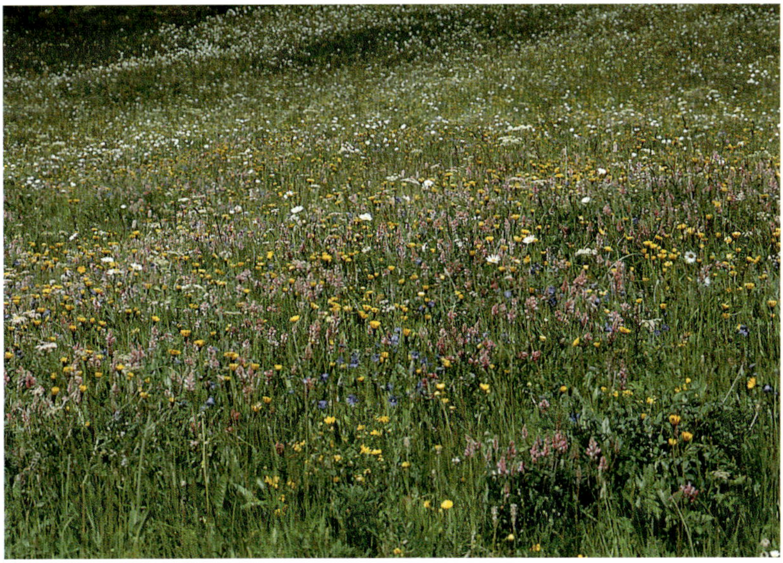

darauf geachtet, dass das Wasser nur leicht kocht, weil sonst der Heusack zu nass wird. Durch den Wasserdampf quellen die Heublumen und deren Zellen auf, und somit werden die Wirkstoffe frei und können ihre Wirkung entfalten. Der Heusack wird so warm wie möglich auf die Haut gebracht. Verbrennungen sind aber unter allen Umständen zu vermeiden. Nun wird er mit einem Baumwolltuch oder einem Wolltuch eingewickelt. Er bleibt so lange, wie er als warm empfunden wird, auf der Haut liegen. Nach seiner Entfernung bleibt der Patient noch einige Zeit ruhig liegen. Nach Gebrauch werden die Heublumen weggeworfen, und der Stoffsack kann gewaschen und wieder gefüllt werden.

Die Anwendung als Heublumenbad ist viel einfacher und – wenn es nicht um eine lokale Behandlung geht – in der Wirkung mindestens ebenbürtig.

Warnung: Etwa vor einem Jahr habe ich ein Rezept für eine Heublumensuppe gefunden, und ich habe mich über einen solchen unverständlichen und gefährlichen Unsinn sehr empört. Heublumen dürfen wegen dem blutverdünnenden Wirkstoff Kumarin unter keinen Umständen als Tee oder gar als Suppe verwendet werden. Zudem ist es durchaus möglich, dass in einer zur Heublumengewinnung gemähten Alpwiese auch Giftpflanzen, im Extremfall der hochgiftige Blaue Eisenhut *(Aconitum napellus)* vorkommt. Eine solche Suppe könnte eine verheerende Wirkung haben!

Nicht alle Heilpflanzen eignen sich zu Kräutertees oder Wildgemüse. Hobby-Kräuterköche sollten nicht leichtsinnig ohne entsprechende Kenntnisse allzu originelle Kräuterrezepte kreieren!

Vier Kulturpflanzen mit verborgenen Heilkräften und uralter Geschichte

Alle vergangenen Kulturen, asiatische und europäische, haben uns bedeutende Nutzpflanzen vererbt, welche die Zivilisationen und die Lebensweisen massgebend mitgeprägt haben. Durch Kreuzungen und andere Massnahmen wurden immer optimalere Ernten ermöglicht, und durch die Landwirtschaft wurden diese Nutzpflanzen in neuen Anbaugebieten verbreitet.
Die vier hier besprochenen Kulturpflanzen haben für die menschliche Gesundheit, wenn richtig gebraucht, eine sehr grosse Bedeutung. Alle haben eine ähnliche jahrtausendealte Geschichte.

Die Teepflanze – Grüner Tee

Camellia sinensis

Die Teepflanze ist bezüglich Geschichte, Kultur und Heilwirkungen eine der faszinierendsten Heilpflanzen. Aus den ältesten chinesischen Schriften geht hervor, dass der Tee in China bereits im Jahre 2700 vor Christus als Heilmittel genutzt wurde.

Heimat: China, Darjeeling, Assam.

Kultiviert in: China, Indien, Japan, Indonesien, Taiwan, Südamerika, Nordafrika u.a.
Die Teepflanze braucht tropisches oder subtropisches Regenwaldklima. Sie ist ein immergrüner Strauch oder Baum, der unter idealen Bedingungen über 9 Meter Höhe erreichen kann.
Um günstigere Erntebedingungen zu erreichen, werden die Bäume strauchartig kultiviert.

Droge: Das grüne getrocknete Blatt als Grüner Tee.
Das fermentierte und oxidierte Blatt als Schwarztee.

Hauptwirkstoffe: Gerbstoffverbindungen (Catechine, Epigallocatechine und Epigallocatechinegallate), Koffein, viele Spurenelemente, Vitamine A, B_2, B_{12}, C, E, P, Eisen, Kupfer usw.

Eigenschaften: Durch den Prozess der Schwarzteeproduktion werden die meisten Wirkstoffe, hauptsächlich die wichtigen Catechinverbindungen, in ihrer ursprünglichen Form verändert und unwirksam gemacht. Der Koffeingehalt bleibt erhalten. Die wichtigen heilenden Eigenschaften beziehen sich darum nur auf den Grünen Tee.
Die anregende Wirkung des Koffeins gilt für den Schwarztee sowie für den Grünen Tee. Der Schwarztee ist ein anregendes, reines Genussmittel und der Grüne Tee ein äusserst wertvoller Genuss- und Heiltee.
Älteste Überlieferungen, jahrhundertelange Erfahrungen und moderne wissenschaftliche Studien bestätigen die folgenden vielseitigen und sensationellen Heilwirkungen des Grünen Tees:

- Linderung bei Magen- und Darmproblemen;
- Herabsetzung des Blutcholesterinspiegels;
- Stärkung der Blutgefässe;
- sehr günstige Beeinflussung von Herz und Kreislauf;
- vorbeugend gegen und heilungsfördernd bei Arteriosklerose;
- entzündungshemmende Wirkungen;
- günstige Beeinflussung zur Normalisierung der Schilddrüsenfunktion;
- fördert die Durchblutung und Regeneration der Haut;
- erhöht ganz speziell die geistige Leistungsfähigkeit und in einem gewissen Sinne auch die körperlichen Leistungen;
- wirkt gegen depressive Stimmungen;
- begünstigt die Heilung von Lebererkrankungen;
- hat bei längerer Einnahme antirheumatische Wirkungen;
- harntreibende, entgiftende Wirkung;
- wirkt der Bildung von Nieren- und Gallensteinen entgegen;
- verhindert wegen des idealen Fluorgehaltes Karies;
- Wirkung als Antioxidans;
- enthält Eisen, Fluor, wichtige Spurenelemente und Vitamine;
- tumorhemmende Wirkung bei vielen Krebskrankheiten;
- Untersuchungen eines japanischen Forschungsteams, unter der Leitung von Dr. med. Hirota Fujiki, und vieler anderer Institute haben weltweit eine prophylaktische Wirkung gegen Krebs bewiesen.

Die anregende Wirkung des Tees

Diese beruht auf dem Alkaloid Koffein, das im Teeblatt an Gerbstoffe gebunden ist. Da Koffein im heissen Wasser gut löslich ist, wird im Aufguss in den ersten 1–2 Minuten fast die gesamte vorhandene Menge Koffein ohne die Gerbstoffe gelöst. Beim längeren Ziehenlassen – nach etwa 4–8 Minuten – lösen sich allmählich auch die Gerbstoffe sowie die vielen weiteren Wirkstoffe des Tees. Die Gerbstoffe haben unter anderem die Eigenschaft, die Aufnahme des Koffeins in Magen und Darm teilweise zu verhindern oder zu verzögern. Somit ist ein Teeaufguss, den man 1–2 Minuten ziehen lässt, ein sehr anregendes Getränk mit hohem Koffeingehalt. Ein länger angesetzter Aufguss ist zwar im Aroma viel kräftiger, jedoch wirkt das darin enthaltene Koffein schwächer beziehungsweise verzögert.
Die Koffeinmenge kann reduziert werden, indem die für die Teebereitung vorgesehene Menge Teekraut mit wenig abgekochtem Wasser übergossen und nach einer halben Minute wieder abgesiebt wird. Eine weitere Möglichkeit bieten schwach koffeinhaltige Teesorten.

Im Vergleich zum Kaffee wirkt der Tee anregend auf die Gehirnfunktionen und der Kaffee anregend auf den Herzkreislauf. Der Kaffee verursacht neben anderen nachteiligen Wirkungen eine erhebliche Erhöhung des Fettsäureanteils im Blut, indem er den Abbau der Fettsäuren verhindert. Der Tee – und ganz speziell der Grüne Tee – hat sogar eine anti-arteriosklerotische Wirkung und hilft, den Cholesterinspiegel des Blutes zu senken.

Die bekannteste Grünteesorte aus China

Gun Powder

Der typische, bekannteste Grüntee aus China, wird zu schrotähnlichen Kügelchen gerollt.

Die bekanntesten Grünteesorten aus Japan

Japan produziert traditionsgemäss seit 800 Jahren nur Grüntee, mit grösster Auswahl in höchster und feinster Qualität.

Sencha

Der Sencha-Tee ist – für den täglichen Gebrauch bestimmt – die meistgetrunkene Teesorte in Japan. Es sind meist feine Qualitäten mit mild-herbem Geschmack und heller Farbe.

Gyokuro

Dieser Name bedeutet Edle Tautropfen. Gyokuro-Tee ist die exklusivste, teuerste Teesorte aus den weichsten und zartesten, im Schatten gewachsenen Blättern. Hoher Koffeingehalt!

Bancha

Auch Drei-Jahres-Tee genannt – gilt als Teesorte von speziell herber Qualität, da die Blätter bei der Ernte mindestens einjährig sind. Der Vorteil des Bancha-Tees ist der sehr niedrige Koffein- und hohe Eisengehalt.

(Siehe auch Seite 111, «Sechs koffeinhaltige Pflanzen»)

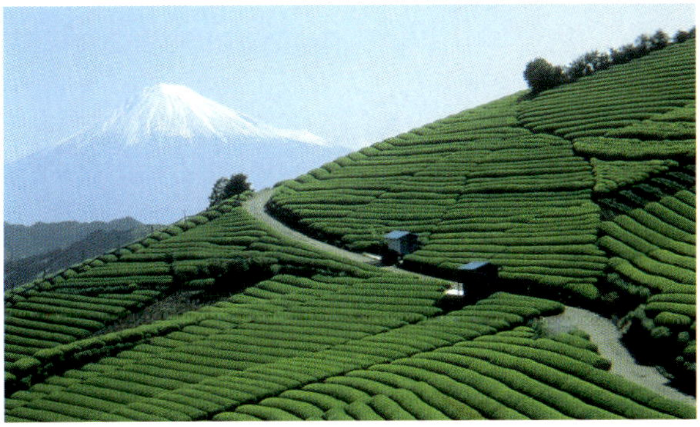

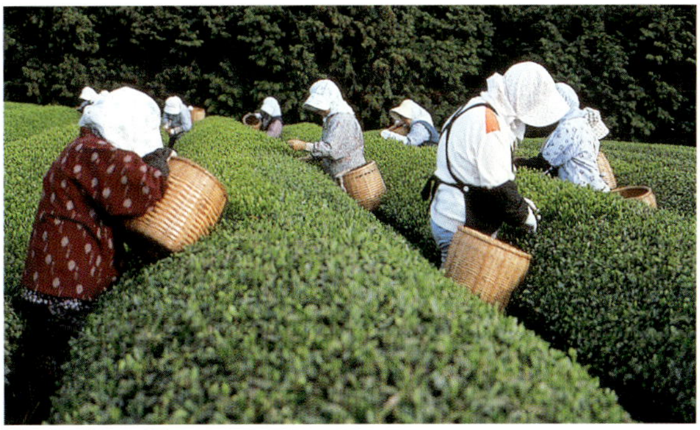

Der Ölbaum/Olivenbaum

Olea europea

Die Geschichte des Ölbaumes beginnt in seiner Heimat, dem östlichen Mittelmeerraum, zur Zeit der vorchristlichen Kulturen. Im Laufe der Jahrtausende wurde der Ölbaum rund um das ganze Mittelmeer kultiviert und im letzten Jahrhundert auch in den Süden der USA, nach Südamerika, China, Südafrika und Australien gebracht. Das neu erwachte Gesundheitsbewusstsein der letzten Jahre verhalf den Olivenkulturen zu immer grösserer Verbreitung in neuen Anbaugebieten.

Verwendete Pflanzenteile: Die Früchte (Oliven) als Speiseoliven und zur Ölgewinnung, das Blatt zu Heilzwecken.

Hauptwirkstoffe: Früchte: fettes Öl, hoher Anteil an ungesättigten Fettsäuren, Enzyme, Bitterstoffe.

Öl: hoher Anteil an ungesättigten Fettsäuren, Glyceride der Ölsäure.

Blatt: Glykoside, Bitterstoffe, Flavonoide, Gerbstoffe.

Eigenschaften: Früchte (Olive): Die noch nicht ausgereiften grünen oder ausgereiften schwarzen Oliven werden zum Entzug der Bitterstoffe in Salz eingelegt und dienen als magenstärkender, cholesterinsenkender Nahrungszusatz. Vorsicht vor Konservierungsmitteln, es existieren eingelegte Oliven ohne chemische Zusätze!

Öl: Aus erster, kalter, sanfter Pressung entsteht aus vollreifen Früchten das sehr mild riechende und mild duftende Jungfern-Olivenöl (Olio vergine) mit dem grössten gesundheitlichen Wert als cholesterinsenkendes Speiseöl, das auch die Funktion von Magen, Leber und Galle und den ganzen Stoffwechsel, speziell auch durch die antioxidative Wirkung, sehr günstig beeinflusst. Aus der zweiten und dritten – oft mit Wärme erfolgten – Pressung entstehen minderwertige Öle, welche sich jedoch in der Industrie, zum Beispiel zur Seifenherstellung, bestens eignen.

Aus dem Öl werden Salben, kosmetische und pharmazeutische Produkte hergestellt, wie beispielsweise Johannisöl. Für viele Drogen ist das Öl ein gutes Extraktionsmittel (siehe Rezepturen: Johannisöl, Seite 160).

Blatt: Junge Olivenblätter oder deren Knospen (siehe auch Gemmotherapie) haben eine blutdrucksenkende Wirkung.

Optimale Anwendung: Früchte (Oliven): möglichst ganz belassene grüne und schwarze Oliven. Diese sollten in Salz/Gewürz lange eingelegt, nicht konserviert sein und erst beim Essen entkernt werden.

Öl: Als Speiseöl; zu Massageölen, kosmetischen Produkten sollte nur das kaltgepresste Öl aus erster Pressung verwendet werden.

Durch längeres Erhitzen verliert das Olivenöl seine gesundheitlichen Wir-

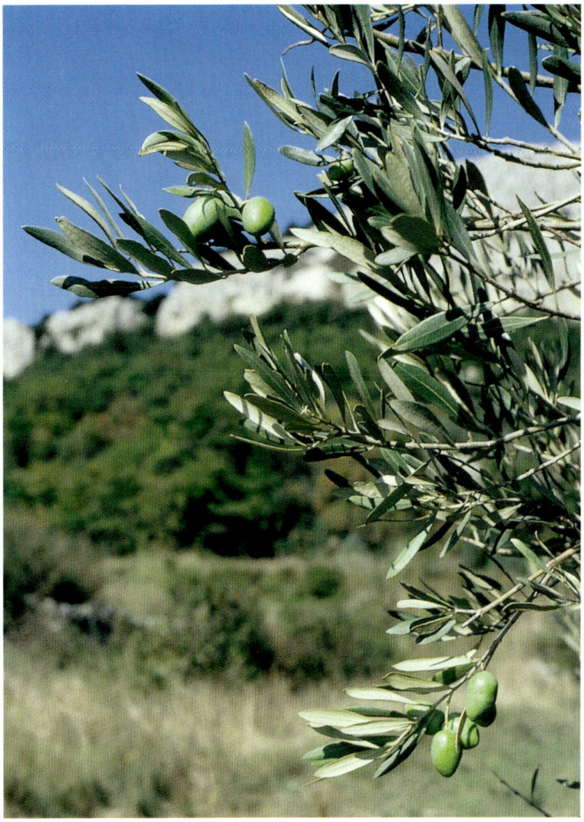

kungen, da sich die ungesättigten Fettsäuren zu schwer verdaulichen gesättigten Fettsäuren umwandeln. Das Blatt wird als Urtinktur Ø oder als Urtinktur «gemma» verwendet und eignet sich nicht gut als Tee. Über den Ölbaum existieren ganze Bücher (siehe Literaturempfehlungen, Seite 185), welche wirklich lesenswert sind. Der Ölbaum ist einer der Bäume, welcher mit Recht auch als Lebensbaum bezeichnet wird. Der Grund liegt bei seinem enorm zähen Leben, seinem Alter von bis zu tausend Jahren und dem gesundheitlichen Wert. Im biblischen Garten Gezemaneh sollen einige der Olivenbäume noch aus Zeiten Jesu stammen.

Aus dem wilden Olivenbaum mit sehr kleinen Früchten wurden im Laufe der Jahrtausende mehrere Hundert verschiedene Kulturvarianten gekreuzt, welche sich hauptsächlich durch die Grösse der Früchte und deren Geschmack unterscheiden.

Der Mandelbaum

Prunus amygdalus

Die ursprüngliche Heimat des Mandelbaumes ist das subtropische China und Kleinasien. Durch eine ebenso alte und ähnliche Geschichte wie beim Ölbaum wurde der Mandelbaum im ganzen Mittelmeergebiet heimisch. Genutzt wird der als Mandel bezeichnete reife Same als Speisemandel oder deren Produkte wie Mandelöl oder Mandelkleie.

Die ursprüngliche wilde Art ist die Bittermandel, welche pro Baum nur wenige süsse, essbare Mandeln wachsen liess. Die Kulturmandel wurde durch Zweiung kultiviert. Trotzdem wachsen an einigen Bäumen immer einzelne Bittermandeln. Lässt man Mandeln durch Versamung verwildern, entstehen daraus meistens Bittermandelbäume.

Verwendete Pflanzenteile: Ausschliesslich die süsse und zu Spezialzwecken auch die giftige bittere Mandel.

Hauptwirkstoffe: Süsse Mandel: fettes Öl (ungesättigte Fettsäure), Eiweiss, Enzyme, Vitamin A und D.

Bittere Mandel: zusätzlich Amygdalin (Blausäureglykosid), welches durch Hydrolyse (mit Wasser) reine Blausäure entwickelt.

Die süsse Mandel ist so genannt basenüberschüssig und hat einen äusserst gesunden Nährwert. Die Bittermandel wird zur Herstellung von Bittermandelextrakt in kleinsten Mengen in der Süsswarenindustrie verwendet.

Eigenschaften: In der Homöopathie wird die Bittermandeltinktur gegen Asthma, Epilepsie usw. gebraucht.

Das Mandelöl aus der Süssmandel gilt als eines der wertvollsten Hautöle zur Regeneration der Haut und als Kinderöl. Es dient als Grundlage für Massageöl, Salben und Kosmetikprodukte.

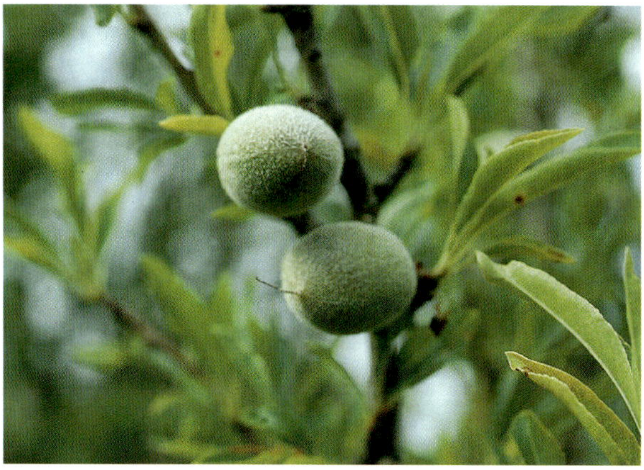

Die Mandelkleie ist der getrocknete Pressrückstand aus der Ölgewinnung und wird in der Kosmetik als mildes Hautreinigungsmittel speziell für Problemhaut oder zur Herstellung von Kosmetikprodukten verwendet.
Die Mandelmilch ist die mit Wasser emulgierte, in einem Mörser zerquetschte Mandelmasse ohne den Zelluloseanteil. Mandelmilch kann als Milchersatz und Stärkungsmittel verwendet werden.
Nicht emulgierte Mandelmasse wird mit Zucker oder Honig zu Marzipan gemischt.

Die Weinrebe

Vitis vinifera

Der Weinstock wird als die älteste Kulturpflanze der Menschheit angesehen. Die wilde Urform war in Vorderasien beheimatet, wurde wie der Ölbaum und der Mandelbaum in alle Mittelmeerländer gebracht und ist heute weltweit in mehreren tausend Kulturformen in allen subtropischen und gemässigten Zonen verbreitet.

Verwendete Pflanzenteile: Die weissen und roten Früchte, die Blätter und die Kerne.

Hauptwirkstoffe: Die als Weintrauben und Weinbeeren bezeichneten Früchte: natürliche Zuckerarten wie Traubenzucker, Pectin, Flavonglykoside, Gerbstoffe, Vitamin A, B_1, B_2, C. Die blauen Trauben enthalten zusätzlich Catechin-Gerbstoffe und Carotin.
Die Kerne enthalten Palmitin-, Stearin- und Linolsäure.
Im Blatt sind Glykoside, Gerbstoffe und Spurenelemente vorhanden.

Eigenschaften und Verwendung: Die frischen Trauben dienen zu Speisezwecken (Traubenkuren), zur Herstellung von Traubensaft und Wein. Je nach Herkunft werden die getrockneten Weinbeeren als Rosinen oder Sultaninen bezeichnet.
Trauben, Traubensaft und guter Rotwein (mit Mass) wirkt gegen Herzleiden, Stoffwechselkrankheiten, vorbeugend gegen Arteriosklerose und Herzinfarkt und nach neuen Untersuchungen auch teilweise tumorhemmend. Getrocknete Weinbeeren sind ein ausgezeichneter Energiespender, speziell beim Sport.
Aus den Kernen wird ein Öl gepresst, welches als Delikatessspeiseöl und in der Seifenindustrie verwendet wird.
Die Blätter werden in der Heilkunde kaum verwendet, dienen aber in südlichen Ländern zu Speisezwecken.

Optimale Anwendung: Nebst den frischen Trauben gelten die getrockneten Weinbeeren, der Traubensaft und roter Wein aus südlichen Regionen als bester Gesundheitsspender.

Eine ganz spezielle Bedeutung haben die so genannten Stärkungs- und Krankenweine mit einer jahrtausendealten Tradition. Dazu gehören der Rotwein – nur aus den geeigneten südlichen Klimazonen – oder der berühmte Malagawein, der als Grundlage für Kraftwein in den meisten landesüblichen Arzneibüchern als «Vinum meridianum dulce» erwähnt wird. Malagastärkungswein wird aus überreifen, sehr zuckerhaltigen Malagatrauben gepresst und zu Wein vergoren. Der Pressrückstand wird mit wenig Wasser leicht aufgekocht, nochmals abgepresst und dem Wein während dem Gärprozess beigemischt. Als wohl einziger Wein enthält der auf diese oder ähnliche Weise hergestellte Wein auch die Wirkstoffe der Kerne und Traubenschalen. Dank dem hohen Zuckergehalt der Trauben entsteht ein Süsswein mit einem Alkoholgehalt von 16–18 Vol.-%, der sich dadurch auch geöffnet selber konserviert.

Wein wird selbstverständlich mit Mass getrunken! Hier kommt wieder die Regel «Stark dosiert immer falsch – schwach dosiert immer richtig» zur Anwendung.

Die Nebenprodukte der Weinherstellung wie Grappa (in Frankreich Marc genannt) und Cognac (Brandy oder Weinbrand) gehören allenfalls in kleinsten Mengen genossen zur Naturheilkunde.

Wenn man die Produkte dieser vier Kulturpflanzen mit dem ebenso alten Getreide Reis, dem Knoblauch und mit Gewürzen ergänzt, lassen sich daraus die gesündesten Gerichte kochen (siehe Seite 162, Rezepturen).

Alle diese vier beschriebenen Kulturpflanzen werden auch in der Bibel erwähnt und gewürdigt. Die gesundheitlichen Wirkungen ihrer Produkte sind sich zum Teil sehr ähnlich, sie helfen Zivilisationskrankheiten zu heilen und ihnen vorzubeugen!

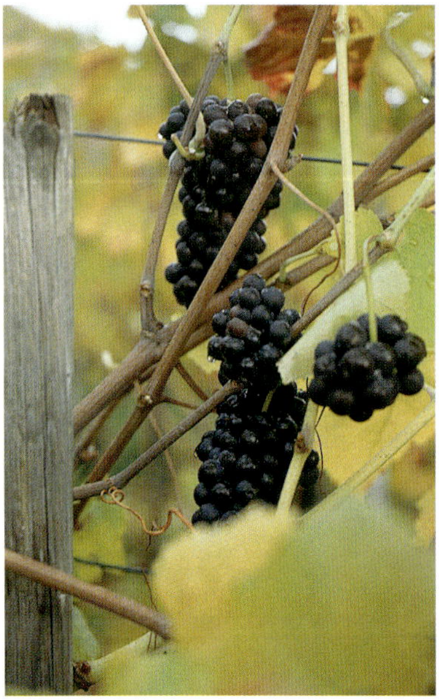

Sechs koffeinhaltige Pflanzen

Die nachfolgend beschriebenen Pflanzen enthalten Koffein in verschiedenen Kombinationen und sind tropische oder subtropische Gewächse. Alle diese Bäume wurden von alters her von der jeweils einheimischen Bevölkerung als Genuss- und Heilmittel gebraucht. Nur dank dieser Vorbilder war es möglich, aus den Drogen allmählich verfeinerte Genussmittel – zum Beispiel Schokolade aus dem Kakao, Genusstees aus den Tee- und Mateblättern, anregende Getränke aus der Kolanuss und dem Kaffee – herzustellen und sie teils auch als Heilmittel zu verwenden.

Tee, Teepflanze *(Camellia sinensis)*
Die Heimat des Tees ist das subtropische Südchina, Darjeeling und Assam und wird heute in allen subtropischen Gebieten von Asien, Japan und Nordafrika angebaut. Die Blätter werden in verschiedenen Wachstumsstadien zu Grüntee oder Schwarztee verarbeitet (siehe Grüntee, Seite 103). Der Koffeingehalt liegt je nach Wachstumsstadium zwischen 0,9 und 5 Prozent.

Kakao *(Theobroma cacao)*
Der Kakaobaum ist in Zentralamerika heimisch und wird in vielen tropischen Ländern angebaut. Der Kakao wird aus den Samen gewonnen, die 0,05 bis 0,4 Prozent Koffein enthalten. Die frischen Kakaosamen werden mit ihrer Pulpa (dem samenumgebenden Fruchtmark) fermentiert, getrocknet und dann geschält. Durch Einschmelzen wird die Kakaobutter von der reinen Kakaomasse getrennt.

Guarana *(Paullinia cupana)*
Dieser Baum ist in Brasilien heimisch und wird zum Teil auch in Zentralamerika angebaut. Verwendet werden die Samen. Die daraus hergestellte Paste enthält 4 bis 8 Prozent Koffein und wird als Bestandteil von Aufputschdrinks verwendet.

Kaffee *(Coffea arabica)*
Der Kaffeebaum ist in Ostafrika, hauptsächlich in Äthiopien, heimisch und wird weltweit in tropischen Gebieten kultiviert. Die Samen (Kaffeebohnen) enthalten roh 0,7 bis 2,6 Prozent Koffein, geröstet 1,3 bis 2,9 Prozent Koffein.

Cola, Kolanuss *(Cola nitida)*
Der Kolabaum stammt aus dem tropischen Afrika. Der Samen (Kolanuss) enthält 1,5 bis 3,5 Prozent Koffein.

Mate, Yerba Mate *(Ilex paraguariensis)*
Mate ist eine südamerikanische Stechpalmenart. Die angerösteten Blätter enthalten 0,3 bis 1,5 Prozent Koffein. Von Einheimischen wird die Pflanze seit Jahrhunderten als anregendes Getränk genutzt.

Koffeinhaltige Produkte
Ausser im Tee, im Kaffee und in den Genussmitteln, wie etwa den Colagetränken oder den neueren Aufputschdrinks, die Guarana enthalten, findet sich Koffein in verschiedenen pharmazeutischen Präparaten, die gegen Migräne, Kopfweh und rheumatische Krankheiten eingesetzt werden.
Die folgende Zusammenstellung zeigt den durchschnittlichen Koffeingehalt der entsprechenden Getränke:

1 Teetasse	170 ml / 1,7 dl	Grüntee Fuji	78 mg
1 Teetasse	170 ml / 1,7 dl	Bancha-Grüntee	22 mg
1 Teetasse	170 ml / 1,7 dl	Schwarztee Darjeeling	77 mg
1 Teetasse	170 ml / 1,7 dl	Matetee	31 mg
1 Kaffeetasse	150 ml / 1,5 dl	Normaler Kaffee	123 mg
1 Espressotasse	50 ml / 0,5 dl	Espresso	133 mg
1 Kaffeetasse	150 ml / 1,5 dl	Kakaodrink	11 mg
1 Flasche	300 ml / 3,0 dl	Coladrink	27 mg

Aus dieser Zusammenstellung der Koffeinanalyse kann man den täglichen Koffeinkonsum selber errechnen. Interessant ist eine solche Studie insbesondere auch für den Koffeinkonsum von Kindern und Jugendlichen, wobei man noch die guaranahaltigen Genussmittel dazurechnen muss. Ein zu hoher Koffeinkonsum könnte der Grund für Schlaflosigkeit oder Nervosität sein!

Die Wirkung des Koffeins
In den üblichen Dosen von 50–200 Milligramm wirkt das Koffein vorwiegend auf die Grosshirnrinde. Ermüdungserscheinungen jeder Art werden dabei aufgehoben. In höheren Dosen werden das Vasomotoren- und das Atemzentrum erregt. Die Tatsache, dass dabei der Blutdruck speziell bei Genuss von Grüntee nicht ansteigt, beruht darauf, dass gleichzeitig Haut-, Nieren- und Koronargefässe erweitert werden.

1 Tee, 2 Kakao, 3 Guarana, 4 Kaffee, 5 Kolanuss, 6 Mate

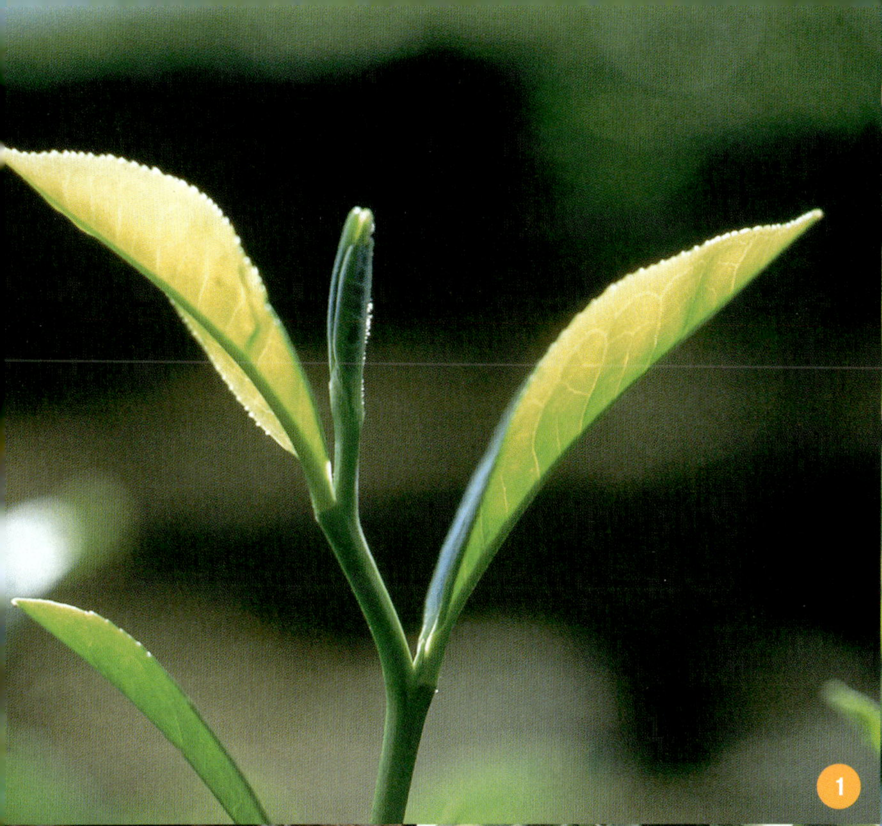
1

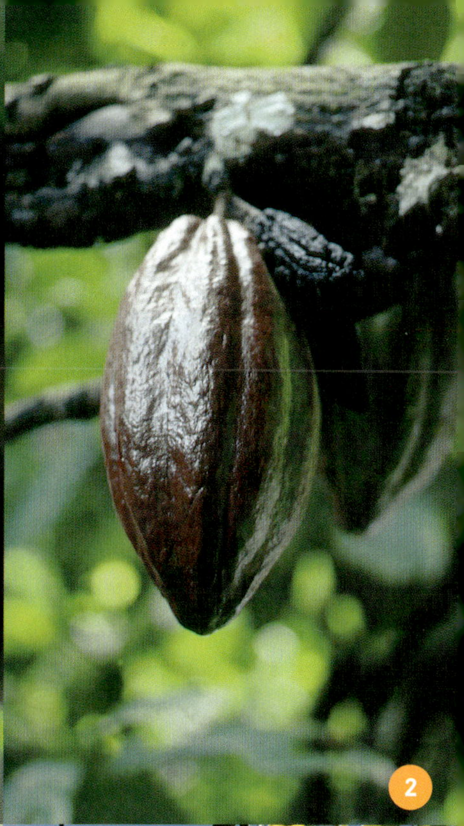
2

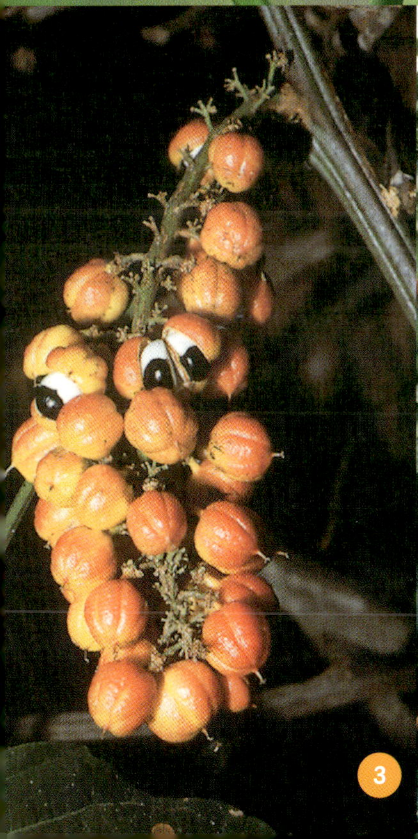
3

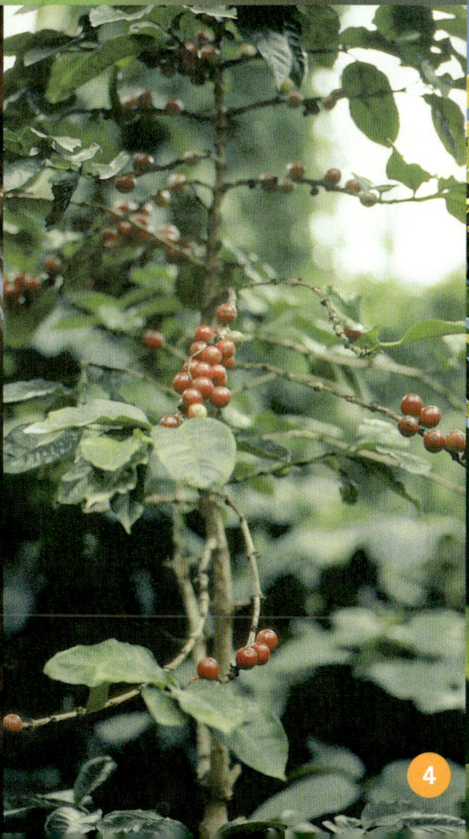
4

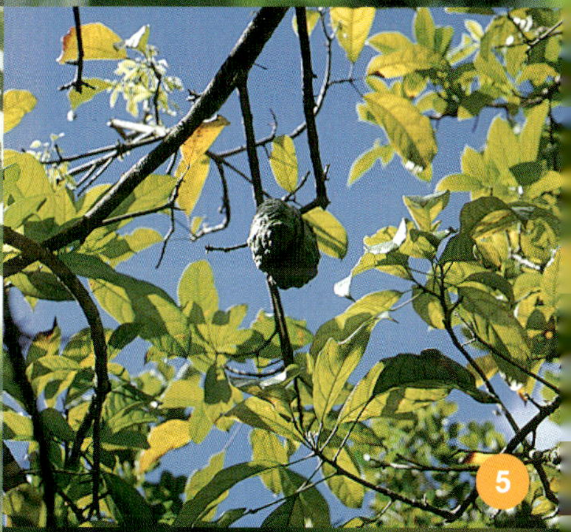
5

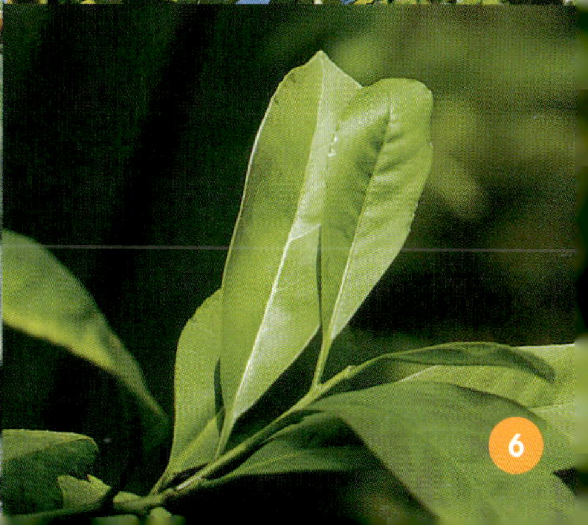
6

Eine Blutdruckerhöhung erfolgt erst durch übermässig hohe Koffeindosen. Zu hohe Dosen verursachen Ruhelosigkeit, Gedankenjagen oder gar Herzrhythmusstörungen. Echte Vergiftungen mit Koffein beziehungsweise koffeinhaltigen Präparaten sind sehr selten. Mediziner haben die tödliche Dosis für Koffein errechnet, sie liegt für den Menschen bei etwa 10 Gramm. Um sich mit Koffein umzubringen, müsste man demnach in sehr kurzer Zeit etwa 80 Tassen Kaffee oder rund 140 Tassen Tee trinken, was praktisch unmöglich ist.

Während der Schwangerschaft kann eine oft wiederholte Überdosis von Koffein, das heisst mehr als 600 Milligramm pro Tag, abortiv wirken. Eine solche Koffeindosis entspricht jedoch einer Tagesmenge von mindestens vierzehn Tassen eines Tees mit dem höchsten vorkommenden Koffeingehalt.

Dies beweist, dass Koffein nur als isolierte Monosubstanz in der Wirkung genau festgelegt werden kann. Ist das Koffein in den Organen von Pflanzen vorhanden, wirkt es wegen seiner Bindung an Gerbstoffe im Tee oder Chlorogensäure bei Kaffee und wegen des Vorhandenseins vieler anderer Wirkstoffe sehr verschieden. Dieses Phänomen ist auch aus den unterschiedlichen Wirkungen von Schwarztee und Grünem Tee ersichtlich. Die Naturheilkunde lehrt, dass es nicht die Wirkstoffe als Monosubstanzen sind, die eine Gesamtwirkung auslösen, sondern die Summe aller Wirkstoffe, die von der Natur harmonisch als Ganzheit hergestellt werden. Die Wirkung des Koffeins wird einerseits verstärkt durch den natürlichen Gehalt an den koffeinähnlichen Wirkstoffen Theophyllin und Theobromin im Kaffee oder Tee und andererseits durch den so genannten Synergismus von Koffein mit Alkohol. In einem Tee Rum oder Kaffee Schnaps wirkt deshalb der beigemischte Alkohol verstärkend auf das Koffein.

Koffein als Monosubstanz

Chemisch gehört Koffein zu den in verschiedenen Pflanzen vorkommenden Xanthinderivaten mit der genauen Bezeichnung 1,3,7-Trimethylxanthin. Mit ähnlichen chemischen Formeln gehören auch die beiden Alkaloide Theophyllin und Theobromin zu den Wirkstoffen, welche meist in geringen Mengen in denselben Pflanzen vorhanden sind wie das Koffein.

Koffein ist bereits im Jahre 1820 von einem Chemiker als Monosubstanz isoliert worden. Goethe soll diesem Chemiker einige Kaffeebohnen gegeben haben, um sie zu analysieren und die Wirkung auf Mensch und Tier zu studieren. Aufgrund dieser frühen Isolierung (Herauslösung) des reinen

Koffeins wurde der Wirkstoff für lange Zeit als Hauptwirkstoff des Tees und des Kaffees angesehen.

Koffein als Heilmittel

Bei richtigem Umgang, zum Beispiel mit Grüntee, hat Koffein auch wirkungsverstärkende Komponenten auf andere Heilwirkungen. Der Grund ist der gefässerweiternde Einfluss des Koffeins, das anderen Stoffen im Organismus eine bessere Verteilung ermöglicht.

Tee und Kaffee werden von älteren Menschen oft als Einschlafmittel gepriesen. Diese im ersten Moment widersprüchlich erscheinende Eigenschaft lässt sich ebenfalls mit der Gefässerweiterung und der dadurch besseren Durchblutung erklären. Als echtes Schlafmittel wird das Koffein in der Homöopathie verwendet. Dazu werden Koffein, beziehungsweise Extrakte aus Kolanuss, Kaffee oder Teeblatt gewonnen und als Cola, Coffea oder Thea bezeichnet. Verabreicht werden sie als so genannte Potenzierungen (nach homöopathischen Vorschriften hergestellte Verdünnungen, zwischen D3 und D 12).

Macht Koffein süchtig?

Selbst bei täglicher Zufuhr von Koffein in natürlichen Produkten treten keine bleibenden Schäden auf. Vegetativ labile Menschen reagieren bei Überdosen jedoch oft mit Schlaflosigkeit oder innerer Unruhe.

Sucht ist ein Zustand, der durch wiederholten Gebrauch von Drogen (Rauschmittel-, Arzneimittel-, Alkohol-, Nikotinmissbrauch) entstehen kann. Die Sucht ist gekennzeichnet durch psychischen und oder physischen Zwang, den auslösenden Stoff weiterhin zu nehmen und die Dosis ständig zu erhöhen. Mildere Suchtarten, ohne die kritischen Kennzeichen, äussern sich in körperlichem Unwohlsein bei Weglassen der Droge sowie in psychischer Abhängigkeit.

Für viele Menschen bedeutet Kaffee- oder Teegenuss tatsächlich eine Gewohnheit, die jedoch nicht mit ständiger Erhöhung der Dosierung einhergeht. Hinzu kommt beim regelmässigen Trinken von Grünem Tee die in vielen Ländern erwiesene Tatsache, dass diese Regelmässigkeit keine Schädigung von Organismus oder Psyche erzeugt.

Die Gewöhnung an die stimulierende Wirkung geht jedoch trotzdem in die Richtung einer Abhängigkeit. Es ist aber so, dass beim Pausieren von diesen Gewohnheiten, selbst während Tagen oder Wochen, niemals derartige Entzugserscheinungen auftreten, wie man sie bei effektiv Suchtkranken

beziehungsweise wirklichen Suchtarten kennt. Ab welcher Tagesmenge die Gewohnheit zur Abhängigkeit führt und wann die Sucht beginnt, darüber sollen die Experten streiten oder die Teetrinker selbst entscheiden.
Wer will, kann sich selbst auf die Abhängigkeit von Tee oder auch Kaffee prüfen. Dies ist ganz einfach – man trinkt ab einem bestimmten Tag während zwei Wochen weder Tee noch Kaffee und beobachten sich dabei in allen Reaktionen und Körperfunktionen. Solche Pausen zur Selbstprüfung können sinnvoll sein.

Was können wir aus diesen Erkenntnissen lernen?
Wenn man die Gefahren kennt, ist es leichter, vernünftig damit umzugehen. Paracelsus hat schon erkannt, dass nichts oder alles Gift ist und dass es nur auf die Dosierung ankommt. Also gelten auch hier die folgenden Ratschläge:

- Koffeinhaltige Getränke sind nichts für Kleinkinder. Beim Grüntee kann man auf einen sehr koffeinarmen Tee, zum Beispiel Bancha, ausweichen.
- Bei der Zubereitung von Tee ist die richtige Dosierung zu beachten; allenfalls ist abends vor dem Schlafengehen der Teegenuss entsprechend einzuschränken.
- Tee, etwas differenzierter auch Kaffee, erhöht die geistige Leistungsfähigkeit, was von vielen Menschen als angenehm empfunden wird. Bei Überdosierung von koffeinhaltigen Getränken besteht die Gefahr, dass ein überwacher Geist einer körperlichen Müdigkeit gegenübersteht. Dies kann als Dauerzustand zu einer gefährlichen Disharmonie führen.
- Tee und andere koffeinhaltige Getränke ersetzen den Schlaf nicht!

Giftpflanzen als Heilmittel

Gifte werden wissenschaftlich als Toxine bezeichnet. Es sind Stoffe, die bei Einnahme in einer bestimmten Konzentration im Organismus schädliche Wirkungen hinterlassen oder tödlich wirken können. Einerseits ist es eine Dosierungsfrage, ob eine Substanz für den Menschen giftig ist, andererseits können giftige Inhaltsstoffe in einer Pflanze derart konzentriert vorkommen, dass schon kleinste Mengen tödlich wirken. Ein Beispiel aus der Geschichte ist der Schierlingsbecher vom Römischen Reich mit dem tödlich wirkenden Extrakt des Schierlingkrautes *(Conium maculatum)*. Andere Giftpflanzen enthalten Inhaltstoffe, welche als Halluzinogene (fantasieauslösend) oder betäubend wirken. Mit den genauen chemisch-analytischen Methoden oder der Spagyrik und Homöopathie wurde es möglich, auch sehr giftige Pflanzen als wichtige Heilmittel zu nutzen.

Die nachfolgend beschriebenen Giftpflanzen sind keinesfalls als Tee, Extrakt oder Tinktur in der Selbstmedikation zu nutzen. Ein Versuch könnte verheerende Folgen haben! Trotzdem sollte man diese Pflanzen kennen, da man ihnen in der Natur begegnen oder sie als homöopathische Heilmittel nutzen kann.

Blauer Eisenhut/ Echter Sturmhut

Aconitum napellus

Vorkommen: Alpen, Pyrenäen sowie Gebirge nördlicher Länder.

Hauptwirkstoffe: Das sehr stark wirkende Alkaloid Aconitin erzeugt zuerst Erregung, dann Lähmungen. Giftig sind Wurzel und ganze Pflanze.

In der Homöopathie: Gegen Fieber, Neuralgien, Angstzustände usw.

Der wunderschöne Blaue Eisenhut, dem man bei vielen Wanderungen begegnet, sieht in der ersten Erscheinung dem Rittersporn ähnlich und ist die giftigste Pflanze Europas. 2–5 mg des Giftes wirken tödlich. Diese Menge kann schon in einem sehr kleinen Stückchen der Wurzel oder einem Blatt mit einer Blüte vorhanden sein!

Roter Fingerhut

Digitalis purpurea

Vorkommen: Voralpen bis Alpen, in lichten Wäldern.

Hauptwirkstoffe: Herzwirksame Glykoside wie Lanatoside, Glucogitaloxin usw. Diese wirken bei streng kontrollierter Dosierung herzanregend und führen bei höherer Konzentration zum Herzstillstand.

In der Homöopathie: Bei Herzmuskelschwäche, Leberstörungen, gewissen Fällen von Prostatavergrösserung.

Tollkirsche *Atropa belladonna*

Vorkommen: An lichten Stellen von Wäldern, an Waldrändern Europas.

Hauptwirkstoffe: Das hochgiftige Atropin, Scopolamin usw. wirken lähmend auf das Nervensystem. In streng kontrollierter Dosierung in der Augenheilkunde äusserlich zur Erweiterung der Pupillen verwendet. Als Gegengift bei Vergiftungen, gegen Magen- und Darmkrämpfe.

In der Homöopathie: Bei akuten Entzündungen, Krämpfen, Muskelrheumatismus.

Der Name Belladonna (schöne Frau) beruht auf der Pupillenvergrösserung. Frauen mit grossen Pupillen sollen besondere Sympathien ausstrahlen.

Nicht nur die Gifte von Pflanzen haben in der Heilkunde eine grosse Bedeutung, auch Gifte von Schlangen und Insekten werden zur Herstellung von Arzneien, als Gegengifte bei Vergiftungen oder in der Homöopathie gebraucht.

1 Blauer Eisenhut, 2 Tollkirsche, 3 Roter Fingerhut

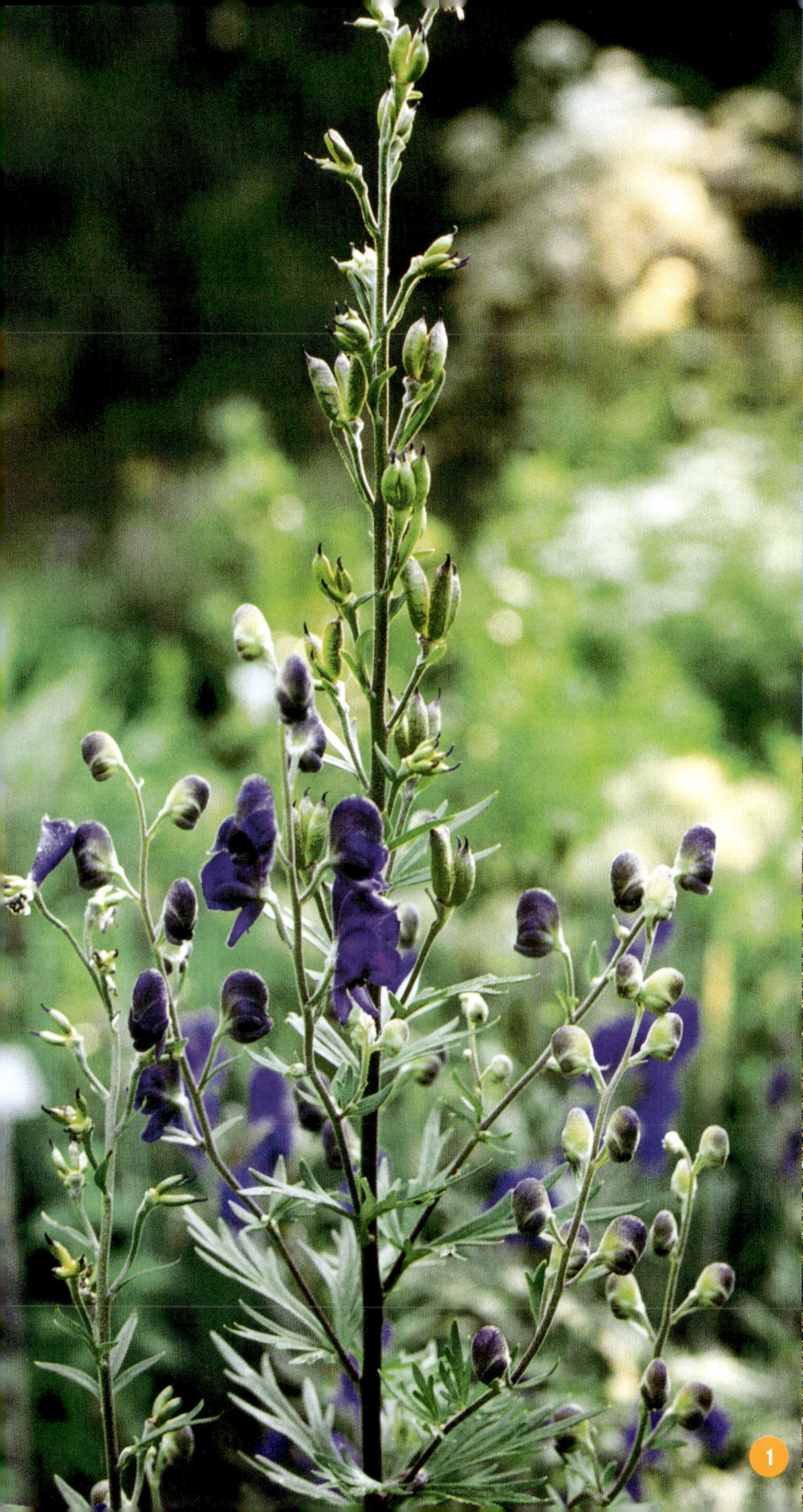

1

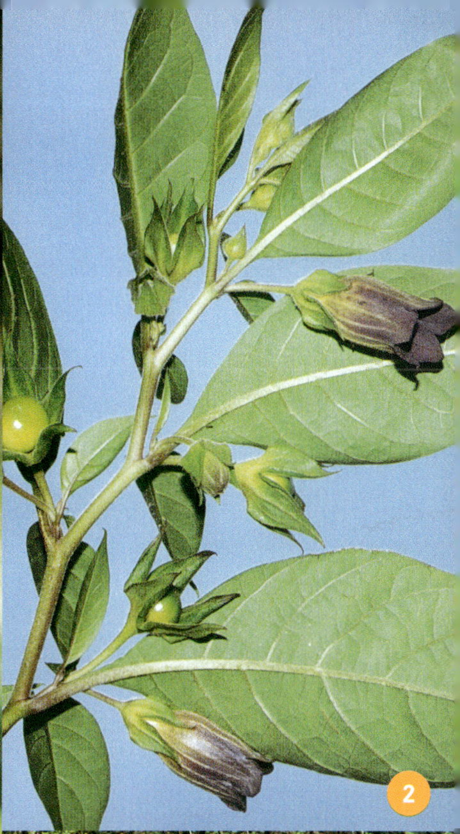

2

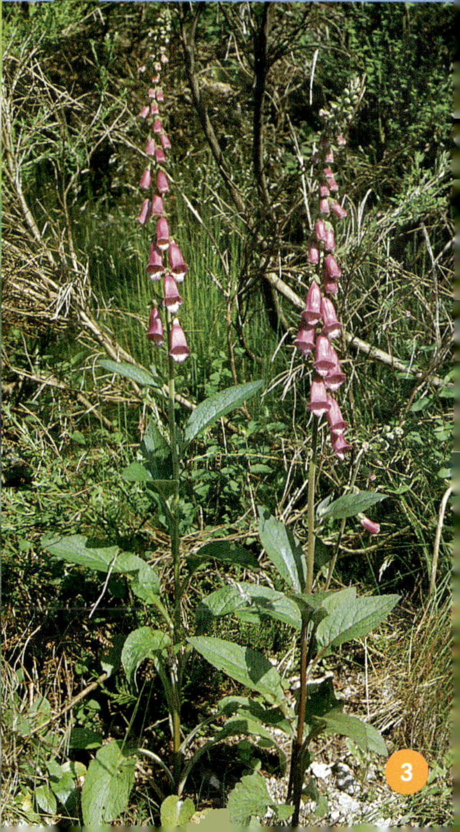

3

Ginseng – eine exotische Droge

Exotisch heisst fremdländisch, fremd oder aus tropischen Ländern. Diesen fremdländischen Drogen gegenüber hat man oft grosse, manchmal unrealistische Erwartungen. Analog dazu gilt der Prophet aus einem fremden Land zumindest so lange mehr als der Einheimische, als bis die Ernüchterung und Erkenntnis eintritt, die einen wieder objektiv und kritisch denken lässt. So sind lange nicht alle fremdländischen Drogen den unsrigen überlegen, mit einigen Ausnahmen, wo solche Drogen wirklich für die Naturheilmittel eine Bereicherung sind.
Eine solche spezielle, bewährte und auch wissenschaftlich erforschte Droge ist die Ginsengwurzel.

Die Ginsengwurzel

Panax ginseng

Die Ginsengwurzel (chin. *shin-seng*) ist in der chinesischen Medizin seit über 3000 Jahren als Wurzel des Lebens bekannt. Die älteste überlieferte Schrift, wo Ginseng mit weiteren 365 Arzneipflanzen beschrieben wurde, stammt aus dem 3. Jahrhundert v. Chr. Es gab Zeiten, da wurde die Ginsengwurzel im wahrsten Sinne des Wortes mit Gold aufgewogen. Bereits in der Epoche der Tang-Dynastie (907–618 v. Chr.) wurde Ginseng unter königlichen Familien, Diplomaten und reichen Kaufleuten als Universalheilmittel für körperliche und geistige Leistungsfähigkeit gehandelt. Die Ginsengwurzel ist keinesfalls eine Modedroge, sondern gehört zusammen mit der Teepflanze (Grüner Tee) zu den ältesten natürlichen Arzneimitteln.

Botanik und Vorkommen:

Die Ginsengpflanze gehört zur Familie der Araliaceaen (Efeugewächse) und stammt ursprünglich aus Korea, Nordost-China und dem Norden von Japan. Der botanische Gattungsname *Panax* ist griechisch und bedeutet Panacea (Universalheilmittel), die Spezialbezeichnung *ginseng* ist chinesisch *(shin-seng)* und bedeutet Menschenwurzel.
Das Aussehen der Wurzel wird nach alter Tradition und der Signaturlehre mit der Gestalt eines Menschen verglichen, was sicher zur Nutzung der Wurzel als Universalheilmittel beigetragen hat.
Die Ginsengpflanze wird in weiten Teilen von Nordchina und Korea angebaut. Wenn die Bedingungen von Bodenqualität und Klima stimmen, ist die Wirkung kultivierter Pflanzen den wild wachsenden ebenbürtig.
Verwandte Ginsengarten, wie die *Panax quinquefolia* (Nordamerika) und *Panax pseudoginseng* (Indien) sind nicht gleichwertig!

Verwendete Pflanzenteile und Qualität:

Von der *Panax-ginseng*-Pflanze werden ausschliesslich die Wurzeln verwendet. Die Qualitäten Roter Ginseng und Weisser Ginseng stammen von derselben Pflanze. Zur Konservierung wird der Weisse Ginseng gleich nach der

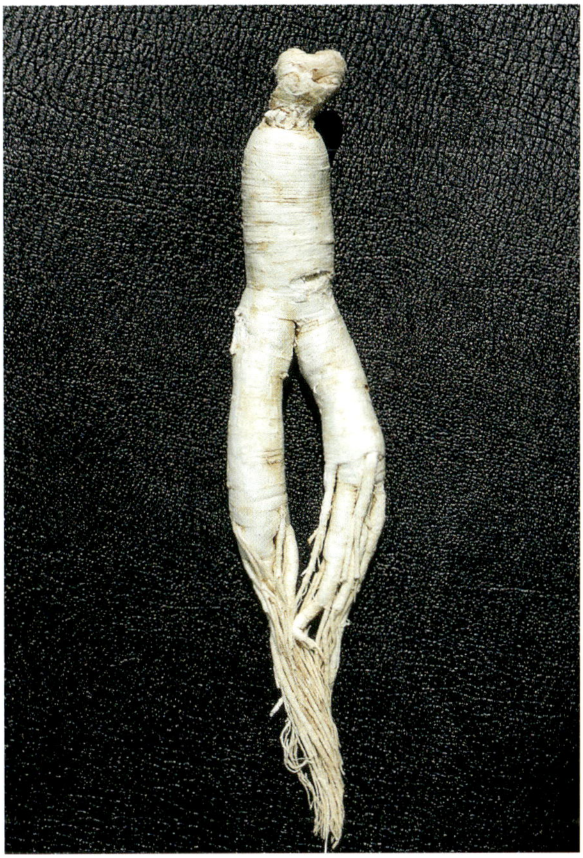

Ernte an der Sonne oder künstlich bei 100° bis 200 °C getrocknet; der Rote Ginseng wird vor dem Trocknen mit Wasserdampf behandelt, dadurch entsteht eine rötliche Färbung. Beide Handelsqualitäten sind im Wirkstoffgehalt praktisch gleichwertig.

Als Wurzel mit optimalem Wirkstoffgehalt gelten mindestens 6 Jahre alte Pflanzen, die idealerweise frisch verarbeitet werden.

Inhaltstoffe und Wirkung: Die so genannten Ginsenoside (spezielle Saponine) gelten als Hauptwirkstoffe, an deren Gehalt die Qualität der Wurzel beziehungsweise eines Ginsengpräparates bestimmt wird. Ferner enthält Ginseng Panaxsäure, Gerbstoffe und Bitterstoffe.

Ginseng und deren Präparate steigern anerkanntermassen und wissenschaftlich mehrfach belegt die physische und psychische Leistungsfähigkeit: Speziell empfohlen bei Konzentrationsschwäche, Rekonvaleszenz, Erschöpfungs- und Schwächezuständen. Nach einer Kur von einigen Wochen mit einem Ginsengpräparat kann die Wirkung auch nach Kurende noch 1–2 Monate lang nachgewiesen werden. Bei Versuchen mit Korrekturlesen nach einer Ginsengkur erhöhte sich die Anzahl der gelesenen Worte um 12 Prozent, während die Fehler im Vergleich mit den Kontrollpersonen um 51 Prozent abnahmen. Solche Lesetestes sind auch im Eigenversuch möglich, wenn mit Zeitmessung eine festgelegte Anzahl Seiten vor und nach einer Kur gelesen werden. Bei perfekter Aufnahmefähigkeit wird somit beim zweiten Text eine kürzere Lesezeit festgestellt.

Die Traditionelle Chinesische Medizin empfiehlt Ginseng und deren Präparate speziell für Menschen ab 40, niemals jedoch für Kinder oder Jugendliche. Nebenwirkungen oder gar Schlafstörungen sind nicht bekannt.

Optimale Anwendung: Als Tee ist die Ginsengwurzel nicht völlig wertlos, jedoch nicht ideal, da die Dosierung und die Löslichkeit der Wirkstoffe problematisch sind. Die beste Form ist darum die Einnahme von Ginsengextrakten, welche von verschiedenen Herstellerfirmen im Handel erhältlich sind.

Reine Ginsengpräparate sind in ihrer Wirkung vollständig genug, so dass diese nicht noch mit synthetischen Vitaminen oder andern Zusätzen gemischt werden müssen.

Seit etwa 40 Millionen Jahren bevölkern Bienen die Erde. Insgesamt sind weltweit gegen 20 000 Bienenarten bekannt. Die Bienen gehören zu den nützlichsten Insekten, da sie im biologischen Kreislauf der Natur für die Befruchtung unzähliger Blüten verantwortlich sind.
Die Naturvölker aller Erdteile haben es seit Urzeiten verstanden, den Honig wilder Bienen zu nutzen. Schon vor Tausenden von Jahren wurden Bienen allmählich domestiziert. Durch Kreuzungen wurden Bienen gezüchtet, die sich immer optimaler als Honigbienen eigneten und den klimatischen Verhältnissen immer besser an passen konnten. Alle bedeutenden Kulturen in China, Ägypten, Babylonien und Südamerika kannten die Bienenhaltung und die Bienenzucht.
Als Honigbienen *(Apis mellifera)* kennt man heute in Europa vier Grundarten, welche aus den weltweit vorkommenden 23 Honigbienenstämmen gezüchtet wurden. Eigentliche Urbienen sind heute kaum mehr bekannt.

Die Honigbienen liefern und produzieren für die Naturheilkunde viel mehr als Honig. Alles was Bienen sammeln oder produzieren, sind lebensnotwendige Produkte zum Überleben der eigenen Art. Da auch hier die Natur im Überfluss produziert, bleiben für die Menschen äusserst wertvolle Heilmittel übrig:

Honig (wissenschaftlicher Name: *Mel*)
Honig ist der von den Sammlerbienen als Nahrung für das ganze Bienenvolk gesammelte Nektar. Man unterscheidet in unseren Klimazonen zwischen Blüten- und Waldhonig. Der Blütenhonig stammt ausschliesslich von Blüten, der Waldhonig ist der Nektar aus Blattsäften und Läusesekreten. Da die Bienen bis Ende der entsprechenden Blütezeit jeweils nur den Nektar einer Blütensorte sammeln, ist hauptsächlich in südlichen Gegenden, wo sehr viel gleiche Blütenarten vorkommen, der Honig unterscheidbar, zum Beispiel in Rosmarin-, Lavendel-, Akazien- oder Kastanienhonig. Die meisten Blütenhonige sind jedoch gemischt.

Inhaltsstoffe: Fruchtzucker, Traubenzucker, Mehrfachzucker, Spurenelemente, Fermente und antibiotische Stoffe.

Eigenschaften: Honig ist weit mehr als ein gesunder Süssstoff. Er steigert die Widerstandskraft, wirkt blutbildend und gilt für jedes Alter, ausser bei Kleinkindern, als Stärkungsmittel; er hilft auch bei Magen- und Darmproblemen. Honig ist – mit Ausnahme bei Diabetikern – ein gesunder Ersatz für Industriezucker. Dazu eignen sich Honigsorten mit wenig Eigengeschmack, wie der Akazien-

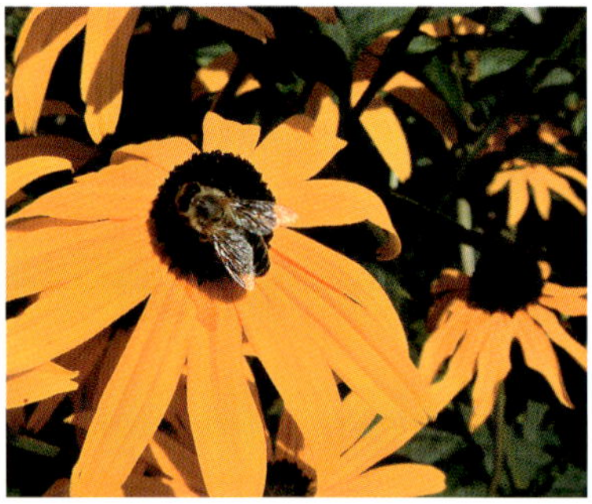

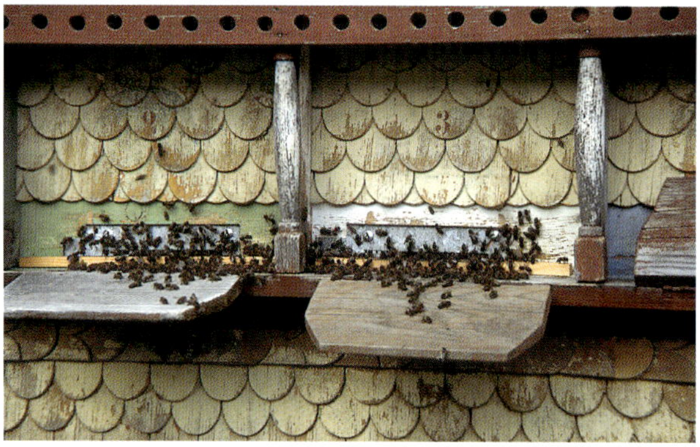

honig oder eine Sorte, die speziell wegen ihres Geschmackes ausgesucht wird. Im Honig liegt auch eine gewisse Heilkraft der Blüten, welche von den Bienen aufgesucht werden. Als Grossmutterrezept wurde Honig wegen der antibakteriellen Eigenschaft zur Wundheilung eingesetzt.

Bienenwachs

(wissenschaftlicher Name: *Cera alba*, gebleicht; *Cera flarum*, natürlich)
Dieser natürliche Baustoff wird von den Ammenbienen zum Wabenbau ständig neu produziert.

In der Naturheilkunde dient Bienenwachs zur Herstellung von Salben; in der Kosmetik zu Enthaarungswachsfolien oder als Bestandteil von Gesichtscremen; für Maler ist Bienenwachs ein biologisches Holzkonservierungsmittel und dient ferner zur Herstellung sehr edler Kerzen.

Pollen, Blütenpollen

Blütenpollen sind nichts anderes als der von den Flugbienen gesammelte Blütenstaub, welcher den Bienen als eiweiss- und mineralstoffhaltige hochwertige Nahrung dient. Die Bienen bilden für den Transport an den Hinterbeinen aus dem gesammelten Blütenstaub kleine Kugeln, die Pollen genannt werden.

Mit speziellen Pollenfallen, wo die Bienen die Pollen abstreifen, können die Imker die Pollen separieren. Je nach Klimazone darf den Bienen nur 10 bis 30 Prozent dieser Konzentratnahrung weggenommen werden, da sonst die Gesundheit des Bienenvolkes ernsthaft gefährdet wird.

Inhaltstoffe: Eiweiss, Fermente, Vitamine sowie die enorme Energie oder Bildungskraft dieser pflanzlichen, männlichen Keimzellen.

Eigenschaften: Schon in kleinen Mengen wirken Pollen für den Menschen gegen körperliche und geistige Erschöpfung, gegen Blutarmut, Prostatabeschwerden (vorbeugend!), zur Unterstützung der Überfunktion und zum Aufbau des Immunsystems.

Gelée royale

Der Gelée royale wird auch Königinnenfutter oder Weiselfuttersaft genannt. Gelée royale wird von den Ammenbienen aus ihrem Drüsensekret zusammen mit dem Saft der Sammelbienen hergestellt. Gelée royale dient zur Aufzucht und lebenslangen Nahrung der Bienenkönigin, welche fähig ist, pro Tag bis zu 2000 Eier zu legen. Dieser indirekt für das ganze Volk lebenswichtige Gelée royale darf den Bienen nur in kleinsten Mengen weggenommen werden und ist darum das teuerste Produkt der Bienen, welches den Menschen, schon in kleinsten Mengen mit Honig gemischt, als Stärkung dient.

Wichtig! Wenn man die Eigenschaften der Pollen mit dem Gelée royale vergleicht, so enthalten diese beiden zwei gegensätzliche, unheimlich starke Prinzipien der Natur: Die Pollen sind das männliche, das Gelée royale ein extrem weibliches Prinzip der Natur. So ist es gemäss den Naturgesetzen eindeutig klar, dass Blütenpollen in erster Linie als Stärkungsmittel für den Mann und Gelée royale als Stärkungsmittel für die Frau, speziell in den Wechseljahren, geeignet ist!

Propolis, Bienenkittharz

Propolis ist ein natürliches, antibiotisch wirkendes Harz, welches aus gesammeltem Baum- oder Knospenharz zusammen mit Drüsensekreten der Bienen hergestellt wird. Die Bienen setzen Propolis zur Bekämpfung von Krankheiten, zum Abdichten des Bienenstockes und zum antibiotischen Abdichten von Waben mit verstorbenen Bienen ein. Dank Propolis ist ein Bienenstock keimfrei.

In der Naturheilkunde dient Propolis zu Salben, Pastillen gegen Angina, als Tinktur in der Mund- und Zahnhygiene sowie gegen Entzündungen und für die Wundheilung.

Bienengift

Seit alters her ist bekannt, dass Imker, die sich hin und wieder von Bienen stechen lassen, auf diese Weise rheumatische Leiden bekämpfen.

Das Bienengift kann heute durch moderne Melkmethoden von den Giftdrüsen der Bienen gewonnen werden.

Eigenschaften: Aus Bienengift werden oft zusammen mit Ameisengift Salben gegen Rheuma hergestellt. In der Homöopathie wird potenziertes Bienengift, als Apis bezeichnet, gegen rheumatische Leiden, Allergien von Insektenstichen, Hautausschlägen, Halsschmerzen, Rheuma und Arthritis eingesetzt.

Jede Kohleart der Erde ist ursprünglich pflanzlichen Ursprungs. Dies ist einerseits die in Jahrmillionen durch hohen Druck unter Luftabschluss aus ursprünglichen Sumpfwäldern entstandene Stein- und Braunkohle und andererseits die durch Verkohlung entstandene beziehungsweise in Kohlemeilern durch Schwelen von getrocknetem Holz hergestellte Holzkohle. In der Heilkunde wird nur die Holzkohle, teilweise noch die Kaffeekohle, genutzt.

Medizinalkohle

(wissenschaftlicher Name: *Carbo medicinalis*)
Die Medizinalkohle ist die speziell hergestellte und gereinigte Holzkohle (*Carbo ligni* oder *Carbo vegetabilis)* verschiedener Hölzer. Heute wird hauptsächlich Linden- und Birkenholz verwendet.

Eigenschaften: Im Allgemeinen wird Holzkohle hauptsächlich wegen der stark absorbierenden Eigenschaft zur Entfernung bzw. Bindung von Giften und Gasen aus den Därmen verwendet, insbesondere bei Lebensmittelvergiftungen und Durchfall.

Optimale Anwendung: Als Kohletabletten, Kohlepulver, Kapseln nach vorgeschriebener Dosierung eingenommen.
In der Homöopathie wird Holzkohle potenziert eingenommen bei Haut- und Schleimhautproblemen, Magenschleimhautentzündung, Verdauungsstörungen, Blähungen, Hautgeschwüren.
Hauptsächlich anthroposophische Fachleute empfehlen Birkenkohle für sterbende Menschen, damit sich die Seele besser vom sterbenden Körper lösen kann.

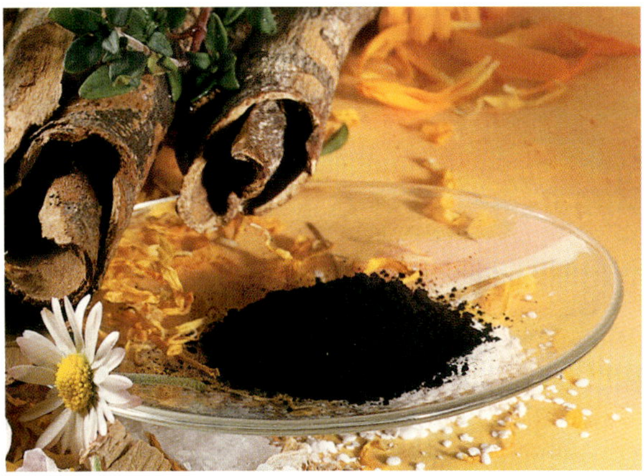

Wichtig: In der Selbstmedikation sollten nur Kohletabletten oder Kohlepräparate gegen Durchfall oder Lebensmittelvergiftungen nur nach genauer Vorschrift eingenommen werden. Kohletabletten beziehungsweise Kohlekapseln gehören zwingend in eine Reiseapotheke in den Süden oder in die Tropen!
Die Kaffeekohle, hergestellt durch Verkohlung von Kaffeebohnen, wirkt gegen Angina, Magen- und Darmstörungen. Sie ist kaum noch im Handel erhältlich.

Salz, Kochsalz

Salz, Kochsalz genannt, ist eine einfache, natürliche Verbindung von Natrium und Chlor, in der Form von Natriumchlorid mit der chemischen Formel NaCl.
Salz kommt weltweit in Riesenmengen, gelöst als Meersalz, in ausgetrockneten Salzseen sowie unterirdischen Salzlagern vor. Das für den Menschen unentbehrliche Salz wird auf folgende Arten gewonnen:

Steinsalz wird bergmännisch abgebaut.
Solesalz wird aus tiefen Erdschichten mit heissem Wasser gelöst, als Sole an die Oberfläche gepumpt und durch Verdunstung wieder als Salz (Solesalz) zurückgeführt. Beispiel: Rheinsalinen.
Meersalz wird in südlichen Ländern mit viel Sonnenwärme in so genannten Salinen durch Verdunstung des Wassers gewonnen. Meersalz hat gegenüber Steinsalz oder Solesalz den Vorteil, dass dieses nicht nur aus reinem Natriumchlorid, sondern zusätzlich aus geringen Mengen von Verbindungen der Spurenelemente Jod, Fluor, Brom, Eisen, Magnesium und anderen besteht. Als Speisesalz ist Meersalz darum dem gewöhnlichen Kochsalz stark überlegen.
Künstlich mit Jod oder Fluor angereichertes Kochsalz ist wegen Dosierungsproblemen sehr umstritten!

Für den menschlichen Körper ist Salz eine sehr wichtige Substanz. Nach dem Arzt, Wasser- und Salzforscher Dr. F. Batmanghelidj erfüllt Salz die folgenden Funktionen:

- Regulation zahlreicher Stoffwechselfunktionen.
- Regulation des pH-Wertes der Gehirnzellen.
- Durch das Gleichgewicht von Wasser und gelöstem Salz wird die Chemie des Gehirns aufrechterhalten.
- Salz ist lebenswichtig für die Reizleitung im Nervensystem und der Nervenzellen untereinander.
- Salz ist lebenswichtig für die Nahrungsaufnahme.
- Salz wirkt schleimlösend, speziell bei Asthma usw.
- Salz ist ein starkes Antihistaminikum, d.h., eine übermässige Histaminproduktion wird verhindert.

Trotz der Unentbehrlichkeit von Salz darf damit in der Ernährung nicht übertrieben werden. Enorm wichtig ist das Verhältnis von Salz und Getränken, unter anderem auch von reinem Wasser, dem besten Durststiller der Natur.

In der Naturheilkunde wird Salz in Kompressen bei inneren Stauungen, Entzündungen von Gelenken und Verschleimungen angewendet. Die sinnvollste, wirkungsvollste Anwendung von Salz ist die Spülung der Atemorgane mit Salzwasser.
In der Homöopathie wird Salz in potenzierter Form gegen Depressionen, Migräne und Hautausschläge gebraucht.

Salzanwendungen

Salz als Schlafmittel (nach Dr. med. F. Batmanghelidj)
Bei Einschlafproblemen ein Glas Wasser trinken und anschliessend einige kleine Salzkörnchen (weniger als 1 Messerspitze) auf der Zunge zergehen lassen.
Durch diese Stimulierung der Salzsensoren wird das histaminanregende System im Gehirn unterdrückt. Histamin hält uns wach, wenn es in zu hoher Konzentration vorhanden ist oder produziert wird.

Salzauflage gegen Nebenhöhlenentzündungen
Ein kleines Leinen- oder Baumwollsäcklein wird mit Koch- oder Meersalz gefüllt und auf einer Kochplatte bzw. in einer trockenen Pfanne erwärmt (gut körperwarm!). Salzsäcklein auf die Stirne oder Wangen legen, bis sich das Salz wieder abgekühlt hat. Mehrmals wiederholen.

Salzkompressen gegen innere Stauungen und Verschleimungen, Entzündungen
Eine Hand voll Koch- oder Meersalz in 1 Liter Wasser auflösen. Ein kleines Baumwoll- oder Leinentüchlein mit dem Salzwasser tränken, leicht auswringen und auflegen.
Warm: Bei inneren Verschleimungen und Stauungen.
Kalt: Bei Entzündungen in Gelenken.
Beide Anwendungen, wenn kühl beziehungsweise warm geworden, wiederholen.

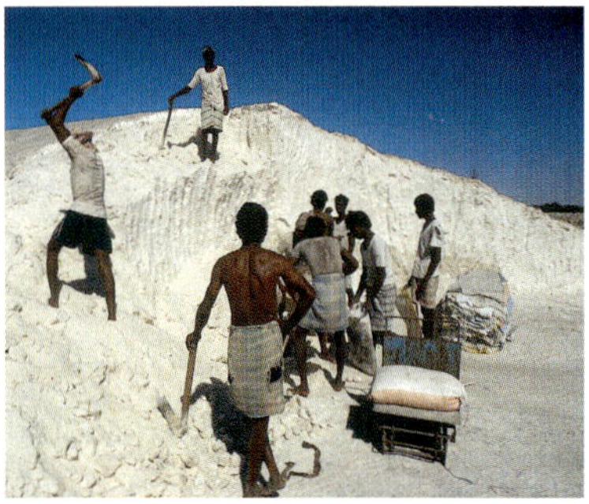

Salzbadekur, für Bewegungstherapie, bei rheumatischen Leiden und gewissen Hautproblemen
Die wirksamste Badekur mit Meersalz oder Solesalz erreicht man nach folgen Angaben:
Zu einer Badekur benötigt man etwa 12½ kg Salz, sofern vom Arzt nichts anderes verordnet. Gebadet wird an 3 aufeinander folgenden Tagen, und am 4. Tag setzt man aus.

Wassertemperatur: 36 Grad Celsius.
Auf 100 l Wasser (Badewanne halb voll) benötigen wir für das

	Menge	Zeit
1. Bad	500 g	10 Minuten
2. Bad	750 g	10 Minuten
3. Bad	1 kg	10 Minuten
4. Bad	1 kg	15 Minuten
5. Bad	1,250 kg	10 Minuten
6. Bad	1,250 kg	15 Minuten
7. Bad	1,500 kg	10 Minuten
8. Bad	1,500 kg	15 Minuten
9. Bad	1,250 kg	15 Minuten
10. Bad	1 kg	15 Minuten
11. Bad	750 g	15 Minuten
12. Bad	500 g	20 Minuten

Neti – die uralte Methode der Nasenpflege
Empfohlen bei Schnupfen, Heuschnupfen und ähnlichen Allergien, Grippe- und Erkältungsgefahr, verstopften Atemwegen, Stirnhöhlenkatarrh (Sinusitis).
Die nachfolgend erklärte Methode ist (mit Ausnahme für Kleinkinder), Salzsprays oder Salztropfen weit überlegen, da die Salzanwendung viel tiefer in die Atemwege der Nase und Nebenhöhlen eindringt und diese durchgewaschen werden und dadurch die osmotische Wirkung entgiftet.
Ein beginnender Schnupfen oder Katarrh wird meist von selbst verschwinden oder gelindert. Durch die regelmässige Anwendung dieser Nasenspülung wird ein intensiver Selbstheilungsprozess angeregt, mit dem chronische Erkältungen (oft verbunden mit Kopfschmerzen), Stirnhöhlenkatarrh, Allergien, Heuschnupfen, Sinusitis sowie Nasen- und Ohrenkrankheiten wirksam geheilt werden können. Der Name Neti stammt aus der ayurvedischen Heilmethode der altindischen Kultur.
In Drogerien und Apotheken sind verschiedene Gefässe aus Glas oder Kunststoff im Handel, die sich als Nasendusche eignen. Nebst dem Gefäss braucht man noch Wasser und möglichst zusatzfreies Koch- oder Meersalz.
Die Spülung der Nase und Nasenhöhlen mit körperwarmer Salzwasserlösung (1- bis 3-prozentig) bewirkt eine bessere Durchblutung der Schleimhäute und Drüsenzellen sowie eine äusserst wirksame osmotische Reini-

gung, so dass Ablagerungen im Nasenraum und in der Nasennebenhöhle beseitigt werden. Bei Bedarf mehrmals täglich wiederholen.
Sollte in einem akuten Fall kein geeignetes Gefäss zur Verfügung stehen, kann das Salzwasser behelfsmässig auch mit der hohlen Hand oder einem Glas oder einer Tasse zur Nase geführt werden und dann durch die Nase aufgezogen werden.

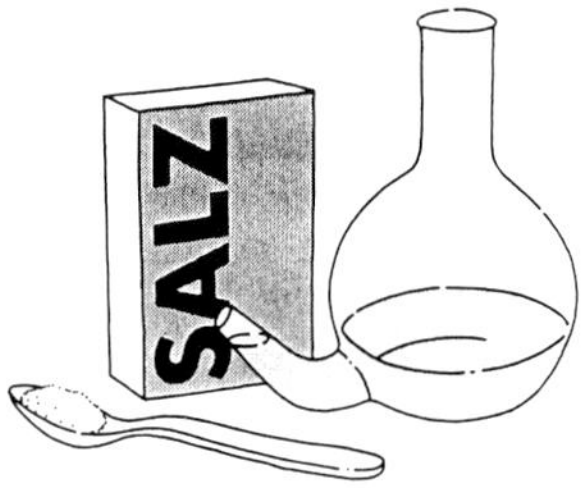

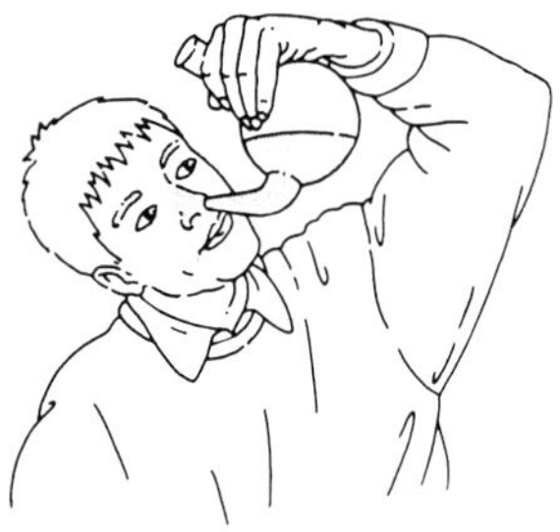

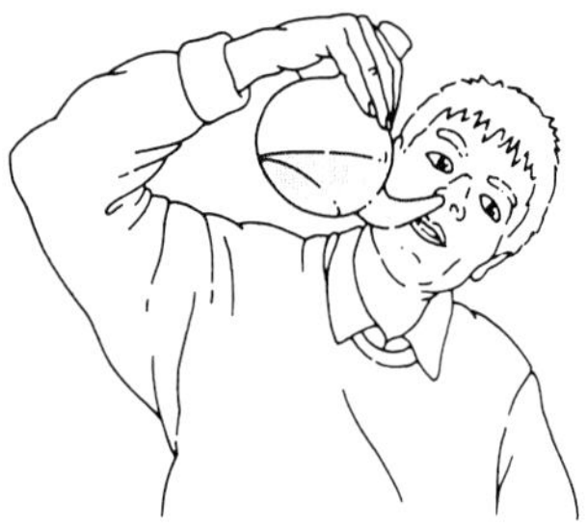

Anwendungsweise

- Im Nasenduschgefäss wird 1 gestrichener Teelöffel zusatzfreies Koch- oder Meersalz mit einem Liter körperwarmem Wasser gemischt.
- Über dem Lavabo die Ausgussöffnung des Duschgefässes in ein Nasenloch führen und den Kopf so zur Seite neigen, dass die Salzwasserlösung entritt, den Naseneingang durchfliesst und durch das andere Nasenloch wieder austritt.
- Der gleiche Vorgang wird nun mit der anderen Nasenhälfte durchgeführt und dann je 3- bis 4-mal wiederholt. Während den Nasenspülungen wird der Mund leicht offen gehalten, damit ein natürlicher Druckausgleich stattfindet.
- Durch stossweises Ausatmen aus Nase und Mund werden nun die Atemwege von verbleibendem Salzwasser befreit.

Bei starken Entzündungen kann selbstverständlich auch eine zusätzliche Inhalation mit Kamillen oder spezifischen Inhalationsmitteln durchgeführt werden.
Wichtig: Die Salzkonzentration darf nicht zu stark sein, da sonst die Schleimhäute leiden!

Wildpflanzen als Gemüse, Salate, Früchte, Beeren und Gewürze

Wildkräuter gedeihen auf einem von der Pflanze selbst gewählten Standort. Sie sind demnach den mit Mist, Kunstdünger, chemischen Spritz- und Giessmitteln oder gar im Treibhaus gezogenen Kulturgemüsen überlegen. Wildpflanzen, die in vollkommener Harmonie gedeihen, stellen einen speziell hohen biologischen Wert dar. Sie sind reich an Vitaminen, Mineralstoffen, Spurenelementen und Chlorophyll.

Der richtige Umgang mit Wildpflanzen

Die Nutzung von Heilpflanzen als Wildsalate oder Wildgemüse ist nur dann sinnvoll, wenn die Regeln zum Sammeln der Pflanzen berücksichtigt werden und wenn man Wildgemüse und Wildsalate nur in kleinen Mengen als Zugabe zu Salaten oder Gemüsen verwendet.
Brennnesseln, Löwenzahn, Bärlauch und Wilder Spinat bilden eine Ausnahme, da diese vielerorts in grossen Beständen vorkommen.
Beim Sammeln von Beeren kann man ebenfalls etwas grosszügiger sein, wenn dabei die Pflanzen geschützt werden. So ist es Ehrensache, dass zum Beispiel die Heidelbeeren von Hand gepflückt werden und nicht mit einem so genannten Pflückkamm, welcher die Pflanzen schädigt.
Wurzeln dürfen als Wildgemüse nicht genutzt werden, da durch die Entfernung der Wurzel der Fortbestand der Pflanze verunmöglicht wird.
Aus den gleichen Gründen sind Überlebenstage mit ganzen Gruppen, wo alle irgendwie essbaren Pflänzchen gesammelt werder, ein vollkommener Unsinn!
Die nachfolgende Liste beinhaltet nur sinnvolle, nutzbare Wildgemüse, Wildsalate, Wildbeeren oder Gewürze:

Bärlauch

Allium ursinum

Eine 15–40 cm hohe Pflanze mit zwei grundständigen, langgestielten, länglichen Blättern, die stark nach Knoblauch riechen.

Vorkommen: In schattigen, feuchten Wäldern, an Waldrändern und Bachufern bis in Höhen über 1000 m in grossen Beständen. Bärlauch kann auch an schattigen, feuchten Gartenteilen angepflanzt werden.

Vorsicht: Verwechslungsgefahr mit Maiglöckchen- und Herbstzeitlosenblätter oder dem Aronstab. Wenn man an den Blättern riecht, ist eine Verwechslung beinahe ausgeschlossen.

Verwendete Pflanzenteile: Nur die Blätter vor der Blütezeit.

Nutzung: Als Zugabe zu Salaten, Gemüsen oder Saucen.
Die Blätter haben eine entschlackende, entgiftende Wirkung wie Knoblauch.

Sammelzeit: Junge Blätter im Frühjahr vor der Blütezeit. Getrocknete Bärlauchblätter haben keinen gesundheitlichen Wert mehr.

Brennnessel ***Urtica dioica* und *U. urens***

Der aufrechte Stengel ist vierkantig und 30–150 cm hoch. Die daran kreuzgegenständig stehenden, dunkelgrünen Blätter sind beidseitig mit Brennhaaren besetzt.

Vorkommen: Sie wächst fast überall, sei es an Wegen, Waldrändern, in Hecken, auf Schuttplätzen und als ungeliebtes Wildkraut in Gärten.

Verwendete Pflanzenteile und Nutzung: Möglichst junge Blätter als Gemüsezusatz (ideal mit Spinat) oder Brennnesselsuppe. Gesundheitliche Vorteile sind der hohe Gehalt an Eisen, Spurenelementen, Vitaminen, Chlorophyll und die entschlackende Wirkung.

Sammelzeit: März bis Mai

(Siehe auch Seite 74)

Gänseblümchen, Massliebchen ***Bellis perennis***

Fast zu jeder Jahreszeit gibt es auf Wiesen, Rasenflächen, Weiden und ungepflügten Äckern dieses liebenswürdige Pflänzchen mit den weissen, rötlich angefärbten Strahlenblüten, die das gelbe Blütenköpfchen umgeben.

Verwendete Pflanzenteile: Die Blättchen der Grundrosette mit dem nussartigen Geschmack und die kleinen Blüten ohne die Stiele.

Nutzung: Als Salat – speziell die über den Salat gestreuten Blüten sind nicht nur Dekoration; Blättchen und Blüten haben eine anregende Wirkung auf die Leber.

Sammelzeit: Frühjahr bis Herbst

Guter Heinrich, Wilder Spinat ***Chenopodium bonus-henricus***

Der Gute Heinrich hat typische herzförmige Blätter, die auf ihrer Unterseite mehlig bestaubt sind, die Blüten sind ährenförmig mit grünlich-brauner Farbe.

Vorkommen: In der Umgebung von Siedlungen, Strassenrändern, ganz speziell in den Bergen bei Alphütten.

Verwendete Pflanzenteile: Die jungen Triebe als Spargelersatz, die Blätter als Gemüse und Gemüsebeilagen.

Sammelzeit: Junge Triebe im April/Mai vor der Blütezeit, die Blätter von Mai bis August.

Heidelbeere

Vaccinium myrtillus

Die Heidelbeerstauden lieben Moorböden bis in Höhen von 2000 m ü. M. Die einzige Verwechslungsgefahr ist die ähnlich aussehende, oft an gleichen Standorten vorkommende Rauschbeere, die in grösseren Mengen giftig ist. Heidelbeeren haben einheitlich grüne Blätter, diejenigen der Rauschbeere sind oft bläulich-grün. Die Beeren der Heidelbeere haben ein durchgehend blaues Fruchtfleisch, die Rauschbeeren sind nur aussen blau, innen weisslich!

Hauptwirkstoffe: Heidelbeeren enthalten Fruchtzucker, Traubenzucker, Spurenelemente, Vitamin C und Vitamine des B-Komplexes.
Frische Heidelbeeren wirken leicht abführend, getrocknete Heidelbeeren wirken stopfend.

Nutzung: Heidelbeersaft (im Handel erhältlich) ist ein ideales Getränk für Sportler.

Roter Holunder

Sambucus racemosa

Der rote Holunder gedeiht meistens in den Voralpen und Bergen bis gegen 1800 m Höhe und wird darum auch Bergholunder genannt. Die Früchte sind rot und enthalten leicht giftige Kerne. Darum sollten die roten Holunderfrüchte nur als Saft zu Sirup (mit Honig) oder Gelee verarbeitet werden. Roher Saft wirkt aggressiv für den Magen, daher nur gekocht geniessbar.

Schwarzer Holunder, Echter Holunder

Sambucus nigra

Verwendet werden die frischen Blüten für Limonaden, Sirup und Holunderküchlein. Die frisch gepflückten blauen Beeren werden zu Mus, Marmeladen, Gelee oder Sirup verarbeitet.
Die frischen Beeren oder der frische Saft sind magenaggressiv und müssen darum gekocht werden.
(Siehe auch Seite 78)

Abbildungen Seite 134 und 135:
1 Bärlauch, 2 Guter Heinrich, 3 Schwarzer Holunder, 4 Brennnessel, 5 Heidelbeere, 6 Löwenzahn, 7 Gänseblümchen, 8 Roter Holunder, 9 Kümmel, 10 Wilder Majoran, 11 Spitzwegerich, 12 Thymian, 13 Walderdbeere, 14 Breitwegerich, 15 Sanddorn, 16 Waldmeister, 17 Scharbockskraut, 18 Vogelbeere, 19 Waldweidenröschen

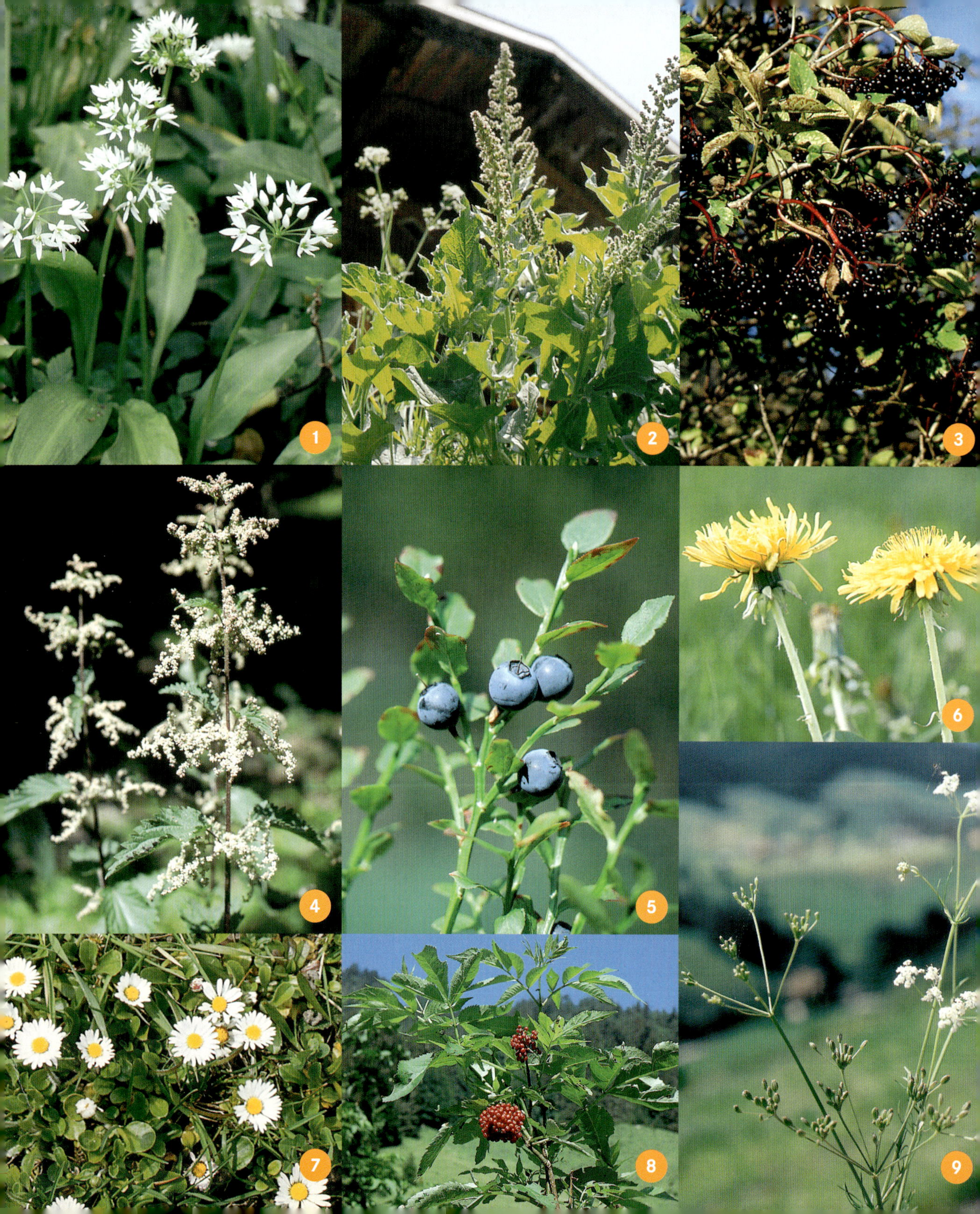
1
2
3
4
5
6
7
8
9

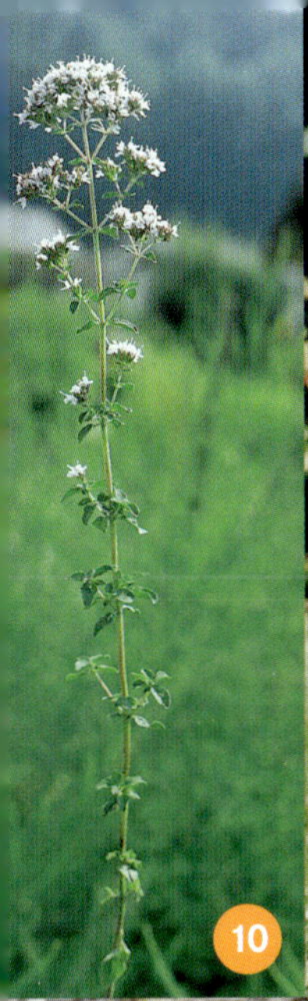
10

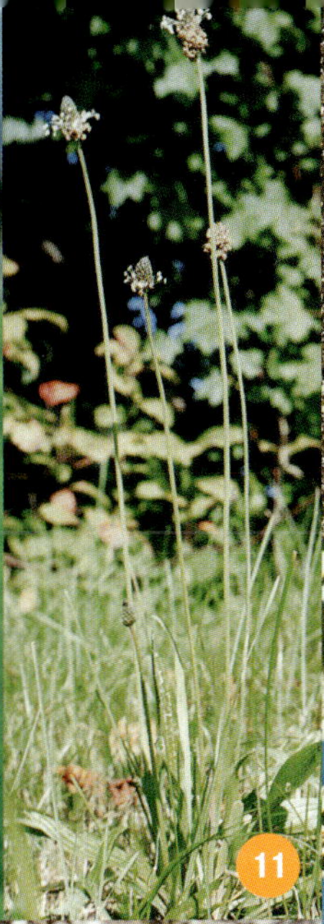
11

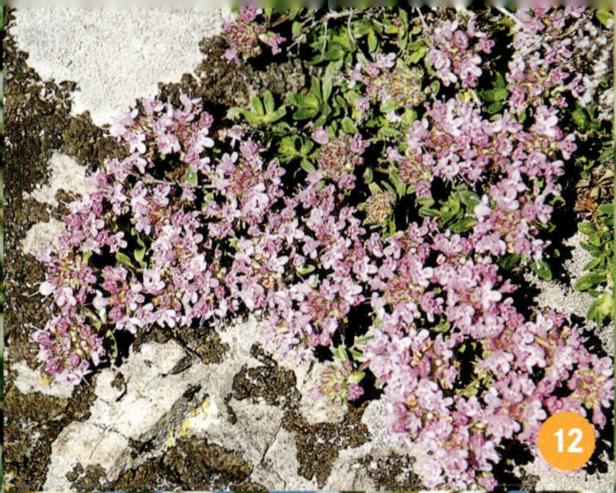
12

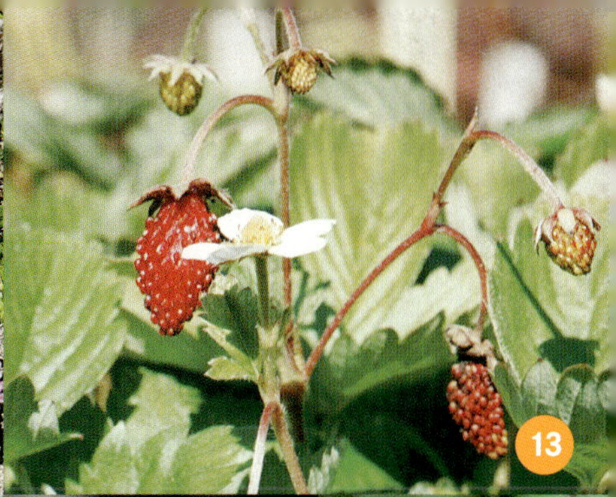
13

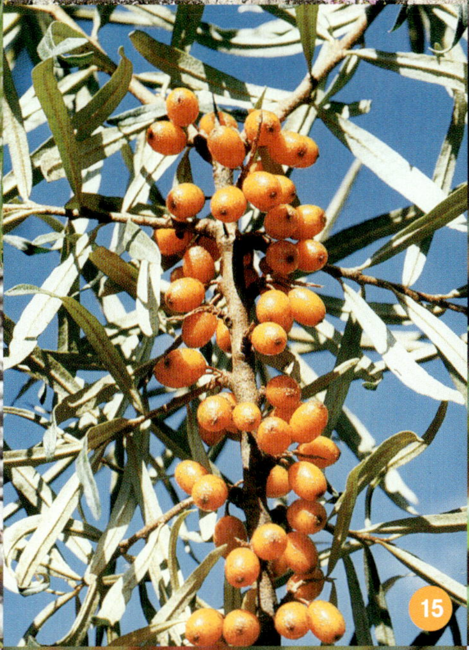
15

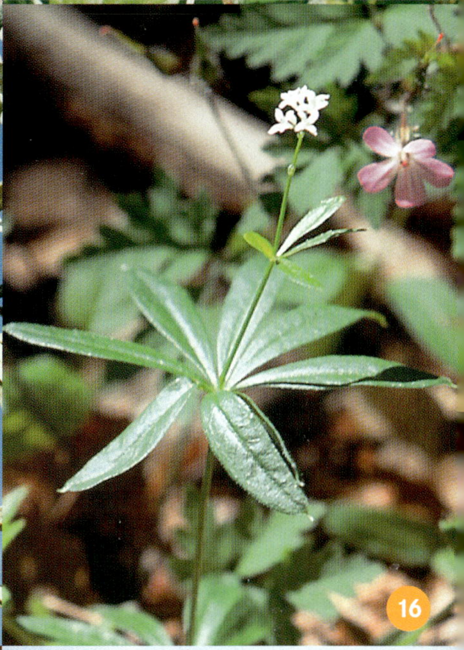
16

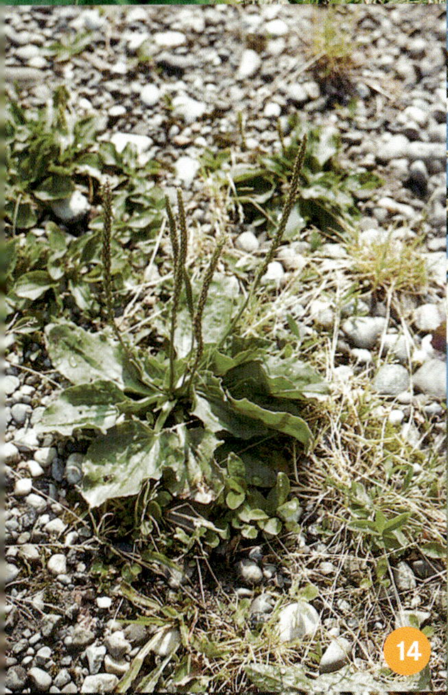
14

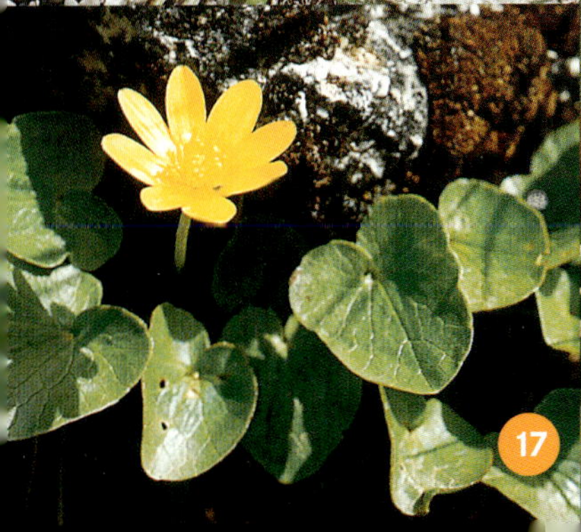
17

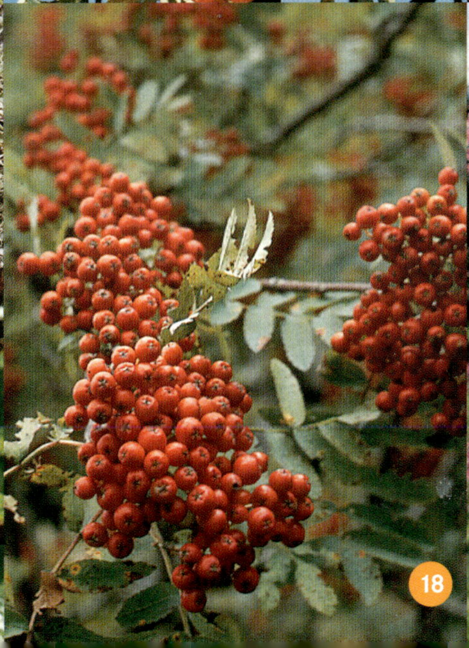
18

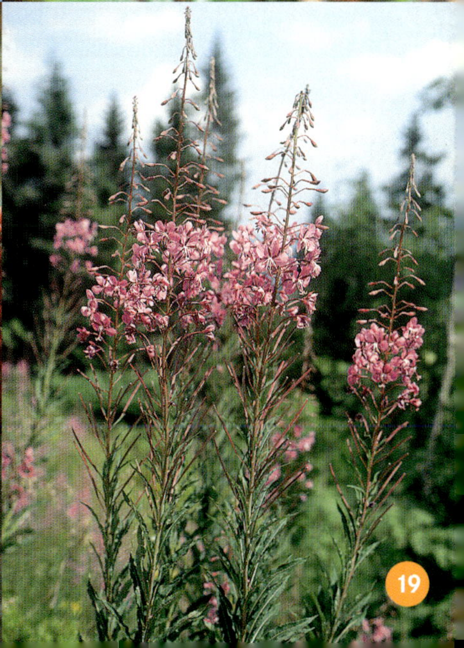
19

Löwenzahn

Taraxacum officinale

Junge, frisch geerntete Blätter ergeben einen wunderbaren, sehr gesunden Salat, ältere Blätter können als Gemüse verwendet werden. Die gesundheitliche Wirkung ist entschlackend, anregend für Leber und Verdauung.
Die gelben Blütenblätter können Salaten und Suppen beigemischt werden.
(Siehe auch Seite 85)

Wilder Kümmel

Carum carvi

In den Voralpen und Alpen gedeiht der wilde Kümmel, aus dem die Kulturform mit grösseren Früchten maximiert wurde. Wilde Kümmelfrüchte sind kleiner, aber sehr kräftig im Geschmack und reich an ätherischen Ölen. Wilder Kümmel eignet sich darum als gesundes, magenstärkendes Gewürz zu Käsespeisen und Wildgemüsen. Vor Gebrauch die Früchtchen in einem Mörser zerstossen. Nutzung als Gewürz und Heilpflanze.
(Siehe auch Seite 81)

Wilder Majoran, Dost

Origanum vulgare

Der wilde Majoran gedeiht in den Voralpen, Alpen und Bergregionen auf steinigen Böden. Die Blätter werden vor der Blütezeit geerntet und sind sehr reich an ätherischen Ölen.
Ein ideales Gewürz für fast alle italienischen Gerichte, speziell für Teigwaren, zusammen mit etwas Tomatensauce.
Wilder Majoran ist magenstärkend und verdauungsfördernd.

Scharbockskraut

Ranunculus ficaria

Das Scharbockskraut gehört zu den frühesten Frühlingsblümchen, das meist in grossen, teppichartigen Beständen in Gärten, an Waldrändern und Bachufern vorkommt. Die herzförmigen, langgestielten Blättchen enthalten sehr viel Vitamin C. Sie werden vor der Blütezeit gesammelt und eignen sich als Zugabe zu Salaten. Die Blüten sind gelb und ungeniessbar beziehungsweise leicht giftig!

Spitzwegerich
Breitwegerich

Plantago lanceolata
Plantago major

Die jungen Blätter des Spitz- und Breitwegerichs eignen sich als Zugabe zu Salaten, die etwas älteren Blätter als Wildgemüse. Ganz ausgewachsene Blätter sind bitter im Geschmack.
(Siehe auch Seite 93)

Thymian, Quendel

Thymus serpyllum

Die stark aromatischen Blättchen vor der Blütezeit oder mit einigen Blüten zusammen sind ein sehr typisch schmeckendes, magen- und darmstärkendes, verdauungsförderndes Gewürz, das auch gegen innere Entzündungen und Infektionen des Magendarmbereiches wirksam ist.

(Siehe auch Seite 94)

Sanddorn

Hippophae rhamnoides

Der Sanddorn, heimisch auf kargen Böden bis in mittlere Bergtäler in ganz Europa, wird auch in Gärten kultiviert.

Die Beeren gehören zu den vitaminreichsten wild wachsenden Früchten, sie enthalten die Vitamine A, D, P, sehr viel Vitamin C und Spurenelemente.

Die Wirkung ist resistenzsteigernd gegen Erkältungskrankheiten, Grippe usw.

Sanddornpräparate werden eingesetzt gegen Müdigkeit, Schwächezustände und Vitamin-C-Mangel.

Der Sanddorn wehrt sich in der Natur mit vielen harten Stacheln, daher ist die Ernte der orangefarbenen Früchte sehr schwierig. Einfacher ist die Nutzung von Sanddornpräparaten aus dem Fachhandel als Säfte, Marmelade usw.

Die Früchte eignen sich zusammen mit Honig für exklusive Cremen oder andere Desserts.

Vogelbeere, Eberesche

Sorbus aucuparia

Diesen auffallenden, bis 15 m hohen Baum, mit seinen leuchtend-orangefarbigen an Dolden hängenden Früchten, findet man an Waldrändern, in Gebüschen und Heideflächen bis in Höhen über 1500 m von ganz Europa.

Nein – entgegen der weit verbreiteten Annahme sind die bitter-sauren Früchte nicht giftig! Allerdings sollten sie nicht roh gegessen werden, da ihr Fruchtfleisch die schleimhautreizende Parasorbinsäure enthält. Beim Trocknen oder Kochen wird die Parasorbinsäure zerstört, die Beeren bleiben im Geschmack herb-sauer, sind jedoch für Marmeladen, Säfte und zur Likörherstellung geeignet. Vogelbeeren werden hauptsächlich wegen des hohen Vitamin-C-Gehaltes geschätzt.

Ein altes Rezept von Sängerinnen und Sängern gegen Heiserkeit oder belegte Stimme ist 2–3-mal täglich 2–3 getrocknete Vogelbeeren kauen und schlucken.

Walderdbeere

Fragaria vesca

Die kleinen roten Früchte mit ihrem kräftigen, wohlschmeckenden Aroma werden roh gegessen oder zu verschiedensten Desserts gebraucht.

Die Blätter der Walderdbeere, am besten gemischt mit wilden Himbeer- und Brombeerblättern, eignen sich zu einem gesunden Genusstee als Durstlöscher.

Waldmeister

Galium odoratum

Waldmeister, oft auch Wohlriechendes Labkraut genannt, kommt meist in grossen Beständen hauptsächlich in Misch- und Laubwäldern in ganz Europa vor. Die dunkelgrünen Blätter sind quirlständig, die weissen Blüten in Trugdolden angeordnet. Waldmeister ist als Zusatz in Maibowlen bekannt.

Inhaltstoffe: Cumarinverbindungen, welche beim Welken reines Cumarin freisetzen. Dieses ist verantwortlich für den typischen, wohlriechenden Waldmeisterduft.

In kleinen Mengen kann das bei beginnender Blütezeit gesammelte Pflänzchen Aperitifgetränken, Desserts oder Genusstees beigemischt werden.

Vorsicht: Cumarin ist ein Wirkstoff, der einerseits stark blutverdünnend und in Kombination mit Alkohol synergistisch, das heisst gegenseitig verstärkend wirkt. Pro Person sollten daher nicht mehr als 5–7 Blättchen der Pflanze verwendet werden! Auch die blutverdünnende Wirkung kann problematisch sein. Waldmeister ist kein Tee – sondern lediglich ein Gewürz, als Zusatz in kleinen Mengen!

Waldweidenröschen Schmalblättriges Weidenröschen

Epilobium angustifolium

Diese 60–140 cm hohe Weidenröschenart gedeiht meist in sehr grossen Beständen in lichten Laub- und Mischwäldern, Kahlschlägen oder an Waldrändern bis in den hohen Norden und Berghöhen von über 1500 m. Diese auffallende, von Juli bis August rotblühende Pflanze mit lanzettlichen Blättern, kann kaum übersehen werden.

Die verschiedenen kleineren Arten der Weidenröschen werden als Heilpflanzen gegen Entzündungen der Harnwege und Prostataleiden gebraucht.

Das Waldweidenröschen ist ein ideales Wildgemüse, das zusammen mit der Brennnessel getrocknet und frisch ein beliebtes Gemüse der Lappen (Samen) in Nordeuropa ist.

Verwendete Pflanzenteile: Junge Triebe und Blätter, die vor der Blütezeit gesammelt werden. Diese werden frisch oder getrocknet im Winter als Gemüse oder wie in Lappland als Waldweidenröschen-Strudel gekocht.

Gesundheitsfördernde Gartengewürze und Safran

Naturheilkunde und gesunde Ernährung können nicht getrennt werden. So ist es sehr sinnvoll, die meist einheimischen, europäischen Gewürze als Bereicherung und Verdauungsförderung den Gerichten in vernünftiger Dosierung beizumischen.

Die bekanntesten einheimischen, kultivierten Gewürze sind:
Anis (Früchte), Basilikum, Bohnenkraut, Dill, Fenchel (Früchte), Kümmel (Früchte), Lavendel, Majoran, Minzearten, Paprikaarten, Petersilienarten, Rosmarin, Schnittlauch, Thymianarten.
Je nach klimatischer Lage können viele dieser Gewürze im Garten oder auch in Balkonkistchen angepflanzt werden. Diese Gewürze werden meist in getrocknetem Zustand verwendet, es sei denn, man hat sie frisch aus dem Garten oder vom Markt.
Da alle erwähnten Gewürzpflanzen sicherlich bekannt sind, verzichte ich auf einzelne Beschreibungen und beschränke mich auf einige gesundheitliche Tipps:

- Der Gebrauch von einzelnen beziehungsweise selber gemischten Gewürzen ist kreativer als die Verwendung fertiger Gewürzmischungen.
- Die im Handel gekauften Gewürzmischungen sollten kein Salz enthalten, dies kann nach Belieben selber beigegeben werden.
- Gewürzmischungen dürfen aus gesundheitlichen Gründen kein Glutamat (deklariert als Geschmacksverstärker) und generell keine E-Zusätze enthalten!
- Fenchel, Anis und Kümmel nur als ganze Droge lagern und erst kurz vor Gebrauch in einem kleinen Mörser zerstossen.
- Auch für Gewürze gilt: Schwach dosieren immer richtig – stark dosieren immer falsch!

Safran

Crocus sativus
Wahrscheinlich ist die Heimat des Safran in Kashmir. Er wird heute jedoch an geschützten Berghängen hauptsächlich in Spanien, Nordafrika, Frankreich und dem Nahen Osten angebaut. Auch in der Wallisergemeinde Mund wird in kleinen Mengen echter Schweizer Safran produziert.
Die Safrandroge sind die fadenartigen Narben und Blütengriffel der *Crocus-sativus*-Art, die im Herbst blüht und nur durch Handarbeit geerntet werden kann.

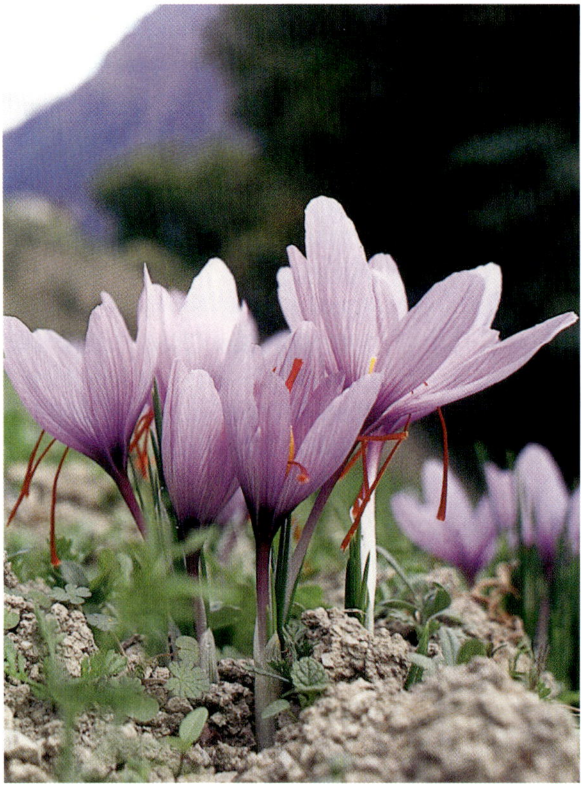

Echter Safran ist wahrscheinlich weltweit das teuerste Gewürz: etwa 150 000 Blüten ergeben 5 Kilogramm frische Narben, diese ergeben 1 Kilogramm frische Droge.
Verwendung: Als Gewürz und natürlicher Farbstoff, speziell zu Reisgerichten.
In der Volksmedizin wurde Safran als Entspannungs- und Krampflösungsdroge verwendet.
In grösseren Dosen ist Safran giftig, das heisst, es können Gemüts- und Sehstörungen auftreten!
In der Homöopathie wird Safran potenziert gegen Gemütsstörungen eingesetzt.
Warnung: In tropischen Ländern, hauptsächlich in der Karibik, wird Saffron (Curcumawurzel) als Safran angeboten, dies ist kein Safran! (Siehe Kurkumawurzel im nächsten Kapitel.)

Seit vielen Jahrhunderten wurden – bis ins 15. Jahrhundert mit Kamelkarawanen über die so genannte Seidenstrasse, später mit Handelsschiffen der Portugiesen, Holländer und Engländer – kostbare Gewürze und Tee aus Asien nach Europa gebracht.
Inzwischen blüht ein weltweiter Handel mit den tropischen Gewürzen, die alle nicht nur Gewürzdrogen, sondern auch Rohstoffe für Heilmittel sind.

Die Herkunft der tropischen Gewürze entspricht nicht immer der ursprünglichen Heimat. Hauptsächliche Produktionsländer sind Indonesien, Malaysia, die Molukken, Indien, Brasilien, Mittelamerika und Grenada (Karibik).
Beinahe alle tropischen Gewürze sind sehr stark aromatisch mit einem hohen Gehalt an ätherischen Ölen und weiteren sehr stark wirkenden Inhaltsstoffen. Bei einer zu grossen Dosierung treten Magendarmreizungen oder teils giftige Wirkungen auf, was wieder heisst: Schwach dosiert wirken die tropischen Gewürze gesundheitsfördernd, stark dosiert können sie gefährlich sein.
Darum habe ich nachfolgend die wichtigsten tropischen Gewürze etwas ausführlich und ihrer Herkunft wegen auch mit den englischen Namen beschrieben.

Kurkuma

Curcuma domestica
deutsch: Kurkuma, Gelbwurz
englisch: Curcuma, Turmeric, Saffron

Verwendete Pflanzenteile: Rhizom (Wurzelstock)

Wirkstoffe: Harze, ätherische Öle usw.

Verwendung/Wirkung: Hauptbestandteil in Currygewürzmischungen.
Cholereticum (Anregung der Gallensekretion) bis zur Auflösung von Gallensteinen, Stomachicum (magenstärkend).
Der Farbstoff Curcumin zum Färben von Baumwolle, Likör, Patisserie, Butter, Senf (der Farbstoff wirkt antibakteriell).
Curcuma ist in verschiedenen, phytotherapeutischen Leber-Galle-, Entschlackungs- und Stoffwechselpräparaten enthalten.

Vorsicht: Saffron wird oft missbräuchlich als Safran angeboten, speziell in der Karibik.

Gewürznelke

Syzygium aromaticum
deutsch: Gewürznelkenbaum
englisch: Clove-tree

Verwendete Pflanzenteile: Blütenknospe

Wirkstoffe: Ätherische Öle (z.B. Eugenol, Vanillin usw.), Eugenitin, Gerbstoffe, Harze, Schleime, Fette usw.

Verwendung/Wirkung: Aromaticum, Gewürze, Desinfiziens (leicht anästhesierend), Parfüm- und Likörindustrie.

Ingwer

Zingiber officinale
deutsch: Ingwer
englisch: Ginger

Verwendete Pflanzenteile: Rhizom (Wurzelstock)

Wirkstoffe: Ätherisches Öl, Harze, Zucker, Gingerole (= Scharfstoffe).

Verwendung/Wirkung: Carminativum, Aperitivum, Stimulans (in anregenden Getränken), Gewürz, Genussmittel wie Ingwerbier, Likörindustrie usw.
In schwacher Dosierung gegen Brechreiz.
Ausgepresster Saft als Kompresse gegen Rheuma und Muskelschmerz. Bestandteil von pflanzlichen Reisetabletten.
Weisser Ingwer ist geschält, evtl. auch gebleichtes Rhizom.

Muskatnuss

Myristica fragrans
deutsch: Muskatnussbaum
englisch: Nutmeg-tree

Verwendete Pflanzenteile: Samenmantel (Arillus)

Wirkstoffe: Ätherisches Öl (5–15%), fettiges Öl (30%), Stärke, Farbstoff,
Samenkern (Muskatnuss).
Ätherische Öle (3–15%), fettes Öl (25–35%), Stärke, Saponin, Fermente, Pectin, Farbstoffe, Harze usw.

Verwendung/Wirkung: Aromaticum, Gewürze, Stomachicum (magenstärkend),
in der Homöopathie: bei vegetativen Nervenproblemen, Darmkatarrh, Muskelrheuma. Oft wurden Muskatnüsse gekalkt, um die Keimkraft zu vernichten und vor Insekten zu schützen, heute nur noch selten.

Vorsicht: Schwach dosiert (als Gewürz in kleinen Mengen) wirkt die Muskatnuss stimmungsaufhellend, stark dosiert depressiv auf das Zentralnervensystem. Hohe Dosen führen zu gefährlichen Rauschzuständen!

Papaya

Carica papaya
deutsch: Papaya, Melonenbaum
englisch: Papaya, Paw Paw-tree
Papaya ist eine essbare, sehr geschätzte Frucht – kein Gewürz. Papayapräparate haben jedoch in der Naturheilkunde eine gewisse Bedeutung.

Verwendete Pflanzenteile: Früchte, Samen.
Die frischen Früchte werden als Obst gegessen und auch zur Verdauungsförderung eingesetzt.

Wirkstoffe: Papain (Ferment aus Milchsaft unreifer Früchte) in konzentrierter Form (eingetrockneter Milchsaft).
Präparate, die durch Fällung mit Alkohol entstehen, heissen Papayotin. Es sind dies eiweisslösende Fermente.
Papayalatex enthält ausser Papainferment auch Lysozym, Lipase, Aminosäuren usw. Ausser Eiweiss können somit Kohlenhydrate und Fett verdaut werden.

Verwendung/Wirkung: Milchsaft als Anthelminthicum (gegen Darmparasiten), besonders gegen Bandwürmer und andere Magendarmstörungen. Papain als Fleischweichmacher und zur Kaugummiherstellung.
In verschiedenen phytotherapeutischen Mitteln gegen Verdauungsschwäche, in Abführmitteln und Präparaten gegen Darmparasiten enthalten.
Schwer verdauliche Speisen werden oft mit der Papayafrucht oder der Fruchtschale gekocht.

Pfeffer

Piper nigrum
deutsch: Pfeffer
englich: Pepper

Verwendete Pflanzenteile: Frucht (Steinfrucht)

Wirkstoffe: Harz, Stärke, Fermente, ätherische Öle, fette Öle, Alkaloide (Piperin und Chavicin)

Verwendung/Wirkung: Gewürz, bei Magen- und Verdauungsschwächen, in der Lebensmittelindustrie.

Schwarzer Pfeffer: Um schwarzen Pfeffer zu bekommen, werden die noch unreifen Früchte getrocknet.

Weisser Pfeffer: Um weissen Pfeffer zu bekommen, werden die Früchte reif gepflückt, durch Anhäufen fermentiert und anschliessend geschält.

Gruner Pfeffer: Um grünen Pfeffer zu bekommen, werden die unreifen Früchte geerntet und in Salzlauge eingelegt.

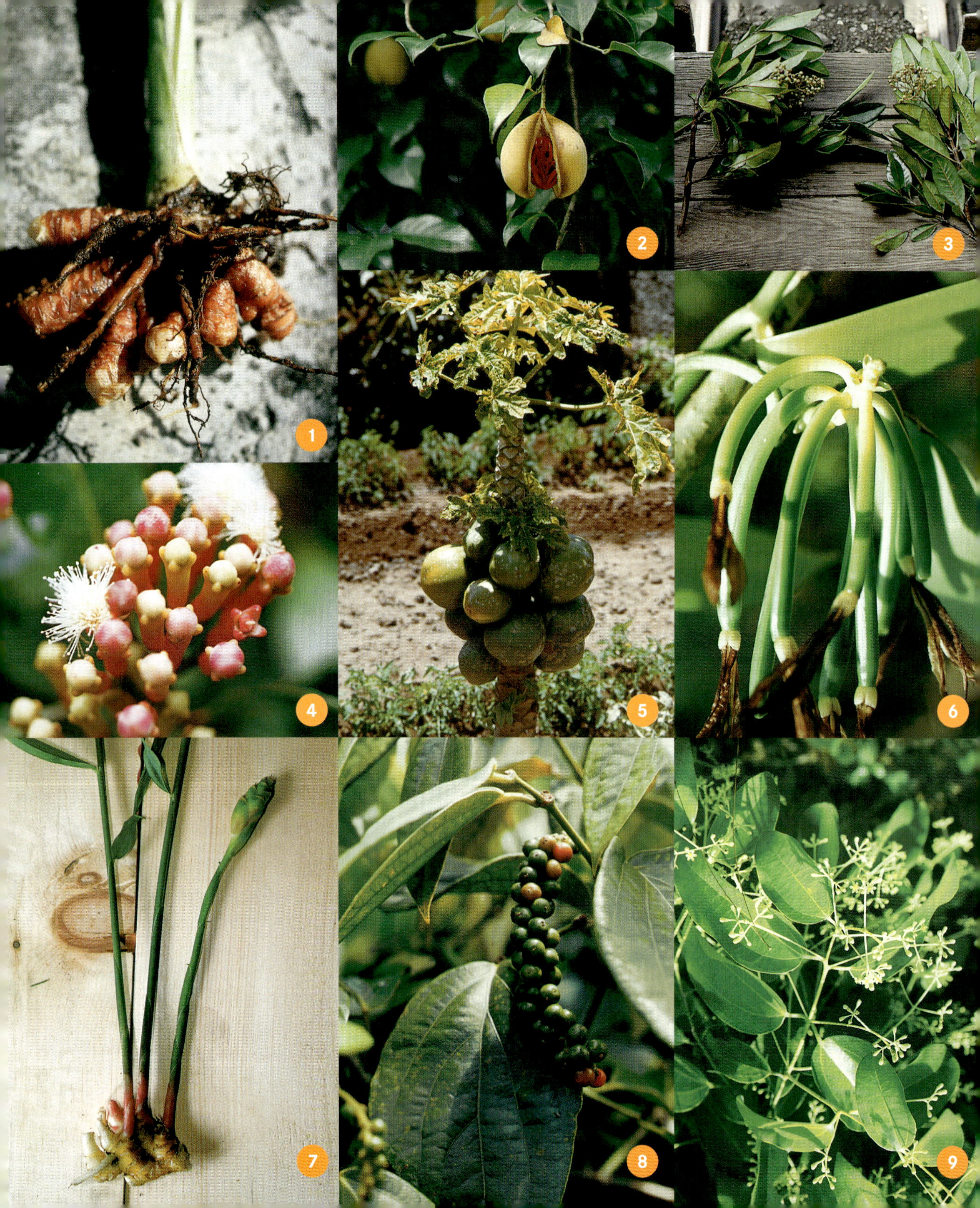
1
2
3
4
5
6
7
8
9

Roter Pfeffer: In einigen Ländern wird der selten verwendete rote Pfeffer produziert, d.h., die Früchte werden im Moment des Reifezustandes gepflückt, wenn die Fruchtschalen rot gefärbt sind.

Bemerkung: Je weiter die ausgewachsenen Früchte von der völligen Reife entfernt sind, desto härter und schwerer sind die getrockneten Beeren und desto intensiver ist auch der Geschmack.

Piment ***Pimenta dioica, Pimenta officinalis*** (syn.)
deutsch: Nelkenpfeffer, Piment, englisches Gewürz, Magengewürz
englisch: Jamaica Pepper, Allspice

Verwendete Pflanzenteile: Frucht

Wirkstoffe: Ätherisches Öl (mit viel Eugenol), fettes Öl, Harz, Gerbstoff.

Verwendung/Wirkung: Stimulans bei Verdauungsstörungen, Gewürz (besonders für Wurst- und Backwaren), Likör- und Kosmetikindustrie.

Hinweis: Der englische Name Allspice deutet darauf hin, dass in den Pimento-Früchten viele Geschmacksrichtungen anderer Gewürze (Pfeffer, Nelken) vereint sind.

Vanille ***Vanilla planifolia, Vanilla fragrans***
deutsch: Vanille, Vanilleschote
englisch: Vanilla Beans

Verwendete Pflanzenteile: Frucht

Wirkstoffe: Vanillin (2–3%), Duftstoffe, Säure, Harze, Schleim, Fermente usw. Um den typischen Geruch zu bekommen, muss die Frucht fermentiert werden.

Verwendung/Wirkung: Aromaticum, Korrigens, Gewürz, Likör, Lebensmittelindustrie, besonders Glace, früher als Aphrodisiakum verwendet.

Hinweis: Kann in tropischen Ländern als eingeführte Pflanze kultiviert, aber nicht vermehrt werden, da die entsprechenden Insekten zur Befruchtung fehlen (Heimat Mexiko).

Wichtig: Wenn in einem Produkt (Desserts usw.) Vanillin deklariert ist, so ist dieses nicht natürlichen Ursprungs, sondern rein synthetisch!

1 Kurkuma, 2 Muskatnuss, 3 Piment, 4 Gewürznelke, 5 Papaya, 6 Vanille, 7 Ingwer, 8 Pfeffer, 9 Zimt

Zimt

Cinnamomum aromaticum, Cinnamomum zeylanicum, C. verum
deutsch: Zimt
englisch: Cinnamom

Verwendete Pflanzenteile: Rinde (Innenrinde)

Wirkstoffe: Ätherische Öle (Zimtaldehyd, Eugenol usw.), Gerbstoff, Harz, Zucker.

Verwendung/Wirkung: Gewürz (speziell Lebkuchen und Weihnachtsgebäck), das ätherische Öl als Stomachicum, in der Kosmetik- und Likörindustrie.
In der Phytotherapie als Bestandteil in Mitteln gegen Reisekrankheit, speziell Seekrankheit.

Hinweis: Als Zimt werden zwei Arten von *Cinnamomum* verwendet: *Cinnamomum aromaticum* und *Cinnamomum zeylanicum*.

Vorsicht: *Cinnamomum* camphora wird zur Gewinnung von Kamfer verwendet (durch Holzdestillation).
Bei Überdosis krampferzeugend!

Sammeln und behandeln von Heilpflanzen

Ist es sinnvoll, sich auf das Sammeln von wilden Pflanzen zu spezialisieren? Sicher nicht, wenn man dies kommerziell oder im grossen Stil betreiben will. Dazu bieten sich in Deutschland, Österreich und der Schweiz und generell in Mitteleuropa zu wenig Gelegenheiten, der Aufwand wäre zu gross. Die Landwirtschaftsgebiete hierzulande sind so intensiv genutzt, dass ein grosser Teil der Böden überdüngt ist. Die meisten Heilpflanzen brauchen jedoch Magerboden, der hier eine Seltenheit geworden ist. Trotzdem bleiben an ungedüngten Bachufern, Waldrändern, in vielen Berggebieten der Voralpen und Alpen und vielleicht auch im eigenen Kräutergarten genügend Möglichkeiten, um für den Hausgebrauch ausgewählte Heilpflanzen zu ernten.
Auch zu diesem Thema sind Grundkenntnisse notwendig und einige Regeln zu beachten.

Regeln zum Sammeln

- Der Erfolg beginnt mit der guten Vorbereitung einer Kräuterwanderung betreffend die mutmasslichen Fundorte und Ernte.
- Geeignete Behältnisse für das Sammelgut sind Körbe, Leinen- und Baumwollsäcke oder Papiersäcke. Plastiksäcke oder Kunststoffbehälter eignen sich allenfalls zu einem kurzen Transport von Beeren.
- Nur gezielt und genau bestimmte Pflanzen sammeln.
- Die Vorschriften von Naturschutz und lokale Bestimmungen genau beachten.
- Nebst den Gesetzen sind auch Anstandsregeln zu beachten, das heisst: Bauern, Sennen und andere Besitzer um Erlaubnis fragen.
- Nur auf ungedüngten Wiesen sammeln, die frei von Mist und Jauche sind.
- Gesammelt werden nur gesunde Pflanzenteile, die frei von Pilzen und Läusen sind.
- Blätter und Blüten können von Hand gepflückt werden. Ganze oberirdische Teile oder ganze Kräuter niemals ausreissen, sondern mit einem Messer abschneiden, um die Wurzel zu schonen.
- Der Fortbestand der Pflanzen muss gewährleistet sein, deshalb nur dort sammeln, wo genügend Bestände vorhanden sind. Keine Wurzeln sammeln oder nur in Ausnahmefällen!
- Nicht eine grosse Ausbeute darf das Ziel sein, sondern die Freude, die Erfahrung und der sinnvolle Gebrauch der gesammelten Drogen.
- Erde, Gräser und andere Fremdstoffe gleich nach dem Pflücken entfernen.
- Wenn nötig, Pflanzen waschen. Wurzeln und andere unterirdische Pflanzenteile müssen immer gewaschen werden.

Das Trocknen

Das Trocknen ist eine natürliche Konservierung, wobei der Wassergehalt allmählich verschwindet. Damit werden die biologischen Vorgänge stillgelegt, und es können sich auch keine Pilze oder Bakterien mehr entwickeln.

Das Trocknen geschieht in jedem Fall an einem schattigen, jedoch gut durchlüfteten Ort. Blätter oder Kräuter werden in ganzem Zustand getrocknet, das heisst, die ganzen Kräuter werden aufgehängt oder die geernteten Blätter oder Blüten auf einem Leintuch oder nichtbedruckten Papier ausgebreitet. Wurzeln werden zum Trocknen in noch frischem Zustand aufgeschnitten, das heisst halbiert. Wenn nötig können die Drogen während des Trocknungsvorgangs mit einer Gaze vor Insekten (Spinnen und Fliegen) geschützt werden.

Ein idealer Trocknungszustand ist dann erreicht, wenn das Sammelgut nicht vollkommen brüchig ist, das heisst noch einen Wassergehalt von ungefähr 5–10 % aufweist. Nun können die Drogen so geschnitten werden, dass sie für die Lagerung und Teezubereitung eine ideale Grösse erreichen.

Mit einem Sieb können die trockenen Drogen noch von etwaigen Käfern separiert werden. Stiele, die man als Droge nicht braucht, werden von Hand verlesen und entfernt.

Richtiges Lagern

Drogen sollten lichtgeschützt aufbewahrt werden, da Licht oder gar Sonnenbestrahlung den Wirkstoffgehalt beeinträchtigt.

Durch den Einfluss von Licht, Feuchtigkeit und Luft entsteht in vielen Drogen das Abbauprodukt Furanfettsäure, welches für feine Nasen etwas übel nach Fisch oder Heu riecht. Speziell empfindlich ist der Grüne Tee. Die Nase, das heisst die Prüfung durch Riechen, ist immer noch eine der besten Prüfmethoden, ob Tees noch brauchbar sind.

Am besten werden die Drogen in Holzdosen, Gefässen aus Porzellan oder Glas, Schachteln aus nichtbehandeltem Karton oder Leinen- und Papiersäcken gelagert. Blechdosen sind absolut ungeeignet, da Metall die Wirkstoffe ebenfalls beeinträchtigen kann. Eine korrekte Lagerung hat selbstverständlich einen grossen Einfluss auf die Lagerfähigkeit, auf die Zeit, in der eine optimale Qualität der Drogen erhalten bleibt. Drogen, die ätherische Öle enthalten, die beim Zerreiben zwischen zwei Fingern stark riechen, sollten nach 1–2 Jahren ersetzt werden. Etwas zähere Blätter, Hölzer und Wurzeln können 2–3 Jahre lagern. Drogen, in denen sich Insekten eingenistet haben oder die schimmlig wurden, sofort wegwerfen!

Optimale Erntezeiten

Das Klima, die Wetterverhältnisse, die Sonne, zum Teil der Mond bestimmen die besten Erntezeiten, den Zeitpunkt, zu dem das Sammelgut den optimalen Wirkstoffgehalt aufweist.

Bei aufgehender Sonne steigen die Säfte und Kräfte der Pflanzen in die oberirdischen Teile, in die Blätter und Blüten, und gegen Abend ziehen sich die Kräfte wieder in die Wurzeln zurück. Dieses Phänomen kann man auch selbst beobachten, nämlich bei denjenigen Blüten, die sich bei Regenwetter gar nicht öffnen oder sich bei Tag und Nacht und entsprechender Witterung öffnen und schliessen. Somit erklärt sich die beste Sammelzeit für oberirdische Pflanzenteile: Bei einigermassen schönem Wetter und nach Sonnenaufgang, sobald sich der Tau von den Pflanzen gelöst hat, bis in die frühen Nachmittagsstunden; niemals bei Regenwetter.

Braucht man von einer Pflanze nur die Blätter, sammelt man diese, bevor sich die Blüten entwickelt haben und somit noch mehr Kraft in den Blättern bleibt. Braucht man jedoch die Blüten, so sammelt man diese, sobald sich die Blüten entfaltet haben, in jedem Fall bevor sie verblüht sind. Sammelt man das ganze Kraut, ist die ideale Zeit gleich nachdem sich die ersten Blüten der Pflanze entwickelt haben. Sammelt man in Ausnahmefällen unterirdische Pflanzenteile – Wurzeln oder Zwiebeln –, so geschieht dies am besten im Frühjahr, bevor sich die oberirdischen Pflanzenteile voll entwickelt haben und somit noch mehr Kraft in den Wurzeln vorhanden ist, oder dann im Herbst, wenn sich die Pflanze wieder in die unterirdischen Teile zurückzieht und Nährstoffe für den Winter speichert.

Wo dies möglich ist und mit den entsprechenden Vegetationsphasen der Pflanzen übereinstimmt, sammelt man die oberirdischen Pflanzenteile bei aufgehendem Mond, meidet jedoch 2–3 Tage um die Vollmondzeit, da während dieser Tage viele Pflanzen etwas entkräftet sind. Eine weitere Spitzfindigkeit wäre das Beachten von astrologischen Konstellationen. Ich bin damit einverstanden, dass es sinnvoll sein kann, beim Säen nicht nur Mondphasen, sondern eben die genannten Konstellationen zu beachten, um möglichst starke und gesunde Pflanzen zu erhalten. Da jedoch die Vegetationsphasen der Pflanzen je nach Witterungsverhältnissen, Höhenlage, Besonnung ganz verschieden sein können, möchte ich diese astrologische Spitzfindigkeit beim Ernten wirklich nur den Freunden der Astrologie überlassen.

Noch ein Wort zur gesunden Vernunft: Man kann durchaus zum Beispiel gegen Abend und dazu noch bei Regenwetter einen frischen Tee mit Melisse aus dem eigenen Kräutergarten anbrühen. Auch wenn die Pflanze nicht zum geeignetsten Zeitpunkt mit optimalem Wirkstoffgehalt gesammelt werden kann. Zu beachten sind aber die Vorschriften der Natur, wenn es darum geht, Pflanzen in grösseren Mengen oder zum Trocknen zu sammeln.

Gefahren beim Sammeln von Pflanzen, Beeren und Pilzen

Aus Pressemeldungen ist immer wieder die Gefahr von Infektionen mit Fuchsbandwurmeiern zu vernehmen. Wie ernst ist dies zu werten?
Die weitaus häufigsten Unfälle im Zusammenhang mit dem Sammeln von Kräutern, Pilzen und Beeren geschehen auf waghalsigen Touren durch unwegsames, gefährliches Gelände!
Die zweitgrösste Gefahr sind die Insekten und in einigen bewaldeten Regionen unter 1400 m ü. M. die Zecken. Helle Kleidung (lange Hosen und lange Ärmel) und eine Kopfbedeckung sind immer sinnvoll.
Je mehr man sich auf das Sammeln konzentriert, desto weniger achtet man auf Insekten, wie Bienen und Wespen. Darum ist es ratsam, im Rucksack stets eine kleine Wanderapotheke mitzunehmen.
Tipp: Natürlich gibt es auch in der Natur ideale Heilmittel gegen Mücken-, Bienen- und Wespenstiche. Ein solches Heilmittel bieten die überall vorhandenen Wegericharten, allen voran der Breit- oder Spitzwegerich. 1–2 solcher Blätter werden mit den Fingern zerquetscht und auf der Einstichstelle stark eingerieben. Dieser Vorgang sollte ungefähr alle 10 Minuten wiederholt werden, dann stellt sich eine baldige Linderung ein. Eine noch intensivere Wirkung wird erreicht, wenn aus den zerquetschten Wegerichblättern an der Einstichstelle während 5–10 Minuten eine Kompresse aufgelegt wird.
Der Fuchsbandwurm: In Mitteleuropa sind tatsächlich etwa ein Drittel bis die Hälfte aller Füchse vom Fuchsbandwurm befallen. Pro Million Einwohner werden jedoch jährlich bedeutend weniger als eine Person mit den Fuchsbandwurmeiern infiziert. Trotzdem ist ein Befall für den Menschen gefährlich, kann jedoch medikamentös behandelt werden.
Dass die Übertragung des Fuchsbandwurms über Waldbeeren, wie zum Beispiel Heidelbeeren, erfolgt, ist eine spekulative Annahme, die keineswegs erwiesen und eher unwahrscheinlich ist.
Die Fuchsbandwurmeier sind leicht wie Staub und fast mikroskopisch klein und werden auch mit dem Wind weitergetragen. Es existieren also unendlich viele Möglichkeiten, etwas zu essen, das vom Fuchsbandwurmei befallen ist. Zudem ist der Fuchs sogar in Grosstädten urban, das heisst heimisch geworden.
Panik oder übertriebene Angst ist demnach nicht angebracht. Zudem ist ein

gesunder Stoffwechsel eine natürliche Abwehr gegen verschiedene Infektionen. Als sinnvolle Vorsichtsmassnahme können die gesammelten Beeren vor dem Geniessen gewaschen werden.

Herbarien und Drogensammlungen

Herbarien sind auf Papier aufgezogene, gepresste Pflanzen, die wie Drogensammlungen zu Lern- und Studienzwecken angefertigt werden.
Zur Herstellung eines Herbariums müssen unbedingt die gleichen Regeln wie für das Sammeln, insbesondere der Schutz der Natur, beachtet werden. Niemals dürfen für Herbarien Wurzeln gesammelt werden, da dies zum Erkennen der Pflanzen auch keinen Sinn macht.
Drogensammlungen werden am besten mit Handelsdrogen, die im Fachhandel gekauft werden, angefertigt. Im Handel sind auch geeignete durchsichtige Dosen erhältlich.

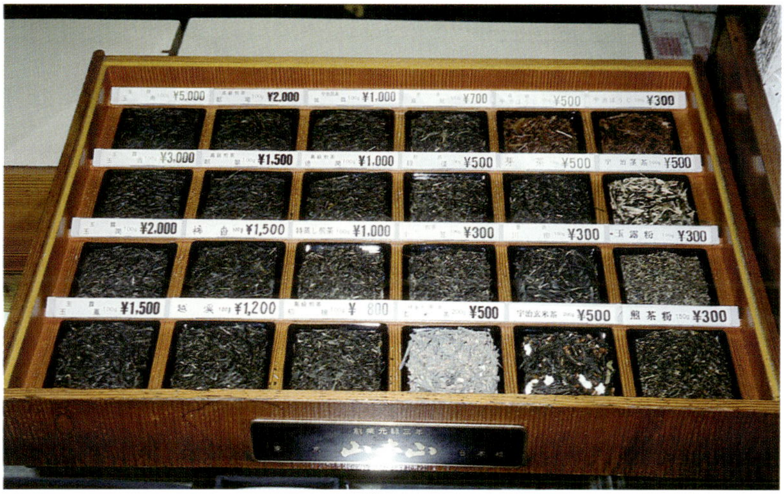

Beispiel einer Drogensammlung von Grüntees.

Die Auswahl an Heilpflanzen beziehungsweise Drogen ist enorm gross, und es gibt in der Naturheilkunde verschiedene Möglichkeiten, um Krankheiten oder Leiden zu lindern. Zudem haben seit alters her Kräuterspezialistinnen und -spezialisten immer zu gewissen Heilpflanzen besondere Beziehungen oder Sympathien, die dann auch die Rezepturen prägen.
So können nachfolgende Mischungen nicht allein richtig sein, basieren jedoch auf Erfahrung und ganzheitlichem Denken.
Die Anwendung aller nachfolgenden Rezepturen macht erst dann richtig Sinn und kann erst dann richtig verstanden werden, wenn das ganze Buch studiert wurde. Alle Rezepturen können individuellen Verhältnissen und Bedürfnissen angepasst werden.

Die Herstellung von Mischungen:

- In Fachbüchern, wie auch nachfolgend, werden die Mengenverhältnisse immer in Gewichtsverhältnissen (Gramm) angegeben. Mit etwas Erfahrung, wenn die Verhältnisse von z. B. leichten Blüten gegenüber schwereren Wurzeln beachtet werden, kann für den Hausgebrauch auch mit Prisen gemischt werden.
- Das Mischen von Drogen soll idealerweise in Holz-, Steingut- oder Plastikgefässen, nicht in Blechgefässen erfolgen.
- Die Zubereitungsart (siehe am Ende der Teerezepte) soll eine optimale Extraktion der Hauptwirkstoffe ermöglichen.
- Ist nach einer absehbaren Zeit keine Besserung festzustellen, Arzt konsultieren!

Genusstees

Diese Mischungen sind ideale Durststiller für Erwachsene und Kinder, sind allgemein gesundheitsfördernd und haben eine sanfte Wirkung für gezielte Indikationen. Sie eignen sich zu Anwendungen über längere Zeit, ohne spezielle Einschränkungen.
Genusstees dürfen niemals stark wirkende Medizinaldrogen enthalten!

Morgentee Ideales Getränk zum Frühstück
Brombeerblätter 40 • Himbeerblätter 30 • Erdbeerblätter 30
Zubereitung B

Sommertee Idealer Durstlöscher, warm oder kalt, für die ganze Familie
Lindenblüten 20 • Melissenblätter 20 • Eisenkraut (Verveine) 10 • Brombeerblätter 30 • Pfefferminzblätter 20 ***Zubereitung A***

Wintertee Vitaminreicher Durststiller
Hagebuttenschalen 20 • Zimtrinde 5 • Sanddornbeeren (zerstossen) 10 • Lindenblüten 20 • Apfelschalen 20 • Thymian (Quendel) 5 • Heidelbeeren (zerstossen) 20 ***Zubereitung D***

Liebes- und Gutelaunetee
Bohnenkraut 20 • Johanniskraut 10 • Eisenkraut (Verveine) 30 • Melissenblätter 20 • Basilikum 20 ***Zubereitung A***

Medizinaltees

Die folgenden Drogenmischungen sind Grundrezepte, die Hauptbestandteile für die entsprechenden Indikationen enthalten und einer möglichst ganzheitlichen Therapie entsprechen.

Entschlackungstee, Blutreinigungstee
(Blutreinigungstee ist eine veraltete Bezeichnung, da das Blut nicht gereinigt werden kann. Es werden damit die entsprechenden Organe günstig beeinflusst.)
Wirkt stoffwechselfördernd, bei Ekzemen, Hautunreinheiten und Gicht; nach längerer Medikamententherapie; während Saft- und Fastenkuren.
Salbeiblätter 10 • Brennnesselblätter 20 • Fenchelfrüchte (zerstossen) 20 • Löwenzahnblätter 20 • Birkenblätter 30 ***Zubereitung B***

Magentee
Bei Magenbeschwerden jeder Art, Appetitlosigkeit, Magenübersäuerung, Magenschleimhautentzündung, Blähungen und Darmreizungen; wirkt magenstärkend, gegen leichte Magenkrämpfe.
Süssholz 20 • Enzianwurzel 10 • Tausengüldenkraut 10 • Kamillenblüten 10 • Melissenblätter 10 • Schafgarben 20 • Kümmel (zerstossen) 20 ***Zubereitung B***

Leber- und Gallentee
Wirkt anregend auf Leber, Gallentätigkeit sowie den gesamten Stoffwechsel; als Kur nach einer Leberkrankheit (Gelbsucht) sowie bei allgemeinen Leberbeschwerden.
Enzianwurzeln 15 • Johanniskraut 20 • Löwenzahnblätter 20 • Kamillenblüten 5 • Pfefferminzblätter 20 • Tausengüldenkraut 10 • Ringelblume 10 ***Zubereitung B***

Die nachfolgenden drei Rezepturen Nierentee, Blasentee und Nierenblasentee sind sich nur in den Bezeichnungen, nicht aber in der Wirkung ähnlich. Hier verordnen auch Fachleute oft die falschen Tees, wenn bei all diesen etwas ähnlichen Indikationen allzu schnell ein Nierenblasentee für alle Indikationen verordnet wird.

Nierentee
Bei Nierenbeschwerden; unterstützt die Ausheilung von Nierenbeckenentzündungen und fördert auf schonende Weise die Nierenfunktion.
Petersilienwurzel 20 • Brennnesselblätter 10 • Salbeiblätter 20 • Goldrute 40 • Ringelblumen 10 ***Zubereitung B***

Blasentee
Bei Blasenentzündung sowie Erkrankung der Harnwege und Beschwerden beim Wasserlösen.
Thymian (Quendel) 20 • Kamillenblüten 20 • Bärentraubenblätter 20 • Goldrute 20 • Sanikel 20 ***Zubereitung B***

Nieren- und Blasentee (wassertreibend)
Zur Anregung der Nierentätigkeit bei Wasseransammlungen in den Geweben; wirkt günstig auf Prostata; zur Unterstützung einer verordneten Medikamententherapie; zur Ausscheidung (Arzt konsultieren).
Brennnesselblätter 20 • Ringelblumen 5 • Birkenblätter 20 • Petersilienwurzel 20 • Wacholderbeeren (zerstossen) 35 ***Zubereitung B***

Rheuma- und Arthritistee
Zur Ausscheidung von Giftstoffen bei allgemeinen Rheuma- und Arthritisbeschwerden.
Brennnesselblätter 30 • Holunderblüten 20 • Schachtelhalm (Zinnkraut) 20 • Salbeiblätter 20 • Spierblumen 10 ***Zubereitung B***

Kreislauftee
Fördert die Blutzirkulation, wirkt regulierend bei Blutdruckbeschwerden; bei mangelnder Durchblutung von Händen und Füssen, Venenproblemen, Arterienverkalkung und Stresssituationen, nervösen Herzbeschwerden.
Weissdornblüten und -blätter 60 • Mistel 15 • Spierblume 20 • Arnika 5 ***Zubereitung C***

Bronchial- und Hustentee
Bei Erkältungshusten, Hustenreiz, Entzündung und Verschleimung der Lunge und Atemwege; fördert den Auswurf.
Stechpalmenblätter 20 • Fenchelsamen (zerst.) 10 • Spitzwegerich 10 • Thymian 20 • Lindenblüten 10 • Pestwurz 10 • Süssholz 20
Zubereitung C

Erkältungs- und Grippetee
Gegen Erkältungen, Grippe und Fieber
Lindenblüten 30 • Salbei 20 • Holunderblüten 20 • Kamillenblüten 10 • Spierblumen 20 ***Zubereitung B***
Dazu Echinacea-Tropfen (verschiedene Präparate im Handel erhältlich) oder Echinacea-Urtinktur.

Frauentee
Bei Monats- und Wechseljahrbeschwerden; kräftigt die Unterleibsorgane.
Schafgarbe 30 • Frauenmantel 10 • Pestwurz 20 • Johanniskraut 20 • Silbermantel 20 ***Zubereitung B***

Männertee
Zur Unterstützung von Prostatatherapien
Brennnesselwurzel 50 • Goldrute 20 • Weidenröschen 30 ***Zubereitung C***
Dazu ein Präparat aus der Sabalpalme (im Handel erhältlich).

Diättee
Zur Unterstützung von Diabetestherapien
Heidelbeerblätter 30 • Brombeerblätter 20 • Bohnenschalen 20 • Kalmuswurzel 10 • Brennnesselblätter 20 ***Zubereitung C***

Migräne- und Kopfwehtee
Unterstützt die Heilung von Migräne und chronischem Kopfweh; speziell angezeigt bei Veranlagung zu Migräne und regelmässigen Kopfschmerzen.
Lavendelblüten 10 • Pestwurz 20 • Melissenblätter 20 • Pfefferminzblätter 10 • Ringelblumen 5 • Kümmel (zerstossen) 5 • Spierblumen 20 • Mutterkraut 10 ***Zubereitung B***

Schlaf- und Nerventee

Wirkt beruhigend auf das Nervensystem; gegen Schlaflosigkeit, bei überreizten Nerven.

Schlüsselblumen 10 • Melissenblätter 20 • Orangenblüten 15 • Fenchel (zerstossen) 10 • Lavendelblüten 20 • Baldrianwurzel 20 • Pfefferminzblätter 5 ***Zubereitung B***

Zubereitungsarten

A Mit kochendem Wasser übergiessen und 5 Minuten ziehen lassen, dann absieben.

B Kurz, (1–2 Minuten) aufkochen und 5 Minuten ziehen lassen.

C Einige Minuten leicht kochen und 5 Minuten ziehen lassen.

D Kalt ansetzen (einige Stunden oder über Nacht), dann einige Minuten leicht kochen und 5 Minuten ziehen lassen.

In der Regel werden 2 bis 4 Tassen Medizinaltee – verteilt auf den ganzen Tag – getrunken.

Bei chronischen Problemen können Medizinaltees über längere Zeit (einige Wochen), bei Grippe, Erkältungen, Nieren- und Blasenproblemen nur kürzere Zeit (1 bis 2 Wochen) eingenommen werden.

Schlaftees nur wenn nötig und nur abends einnehmen.

(Siehe auch Seite 50, «Tee richtig zubereiten», und Seite 68, «Die Organuhr»)

Tinkturen

Alkohol ist eines der besten Extraktionsmittel zur Herstellung von Tinkturen.

Für innerlichen Gebrauch wird «Trinkfeinsprit 40%» und zum äusserlichen Gebrauch «Feinsprit äusserlich 40%» (billigere, mit Kampfer denaturierte Qualität) verwendet.

Zur Herstellung von Tinkturen aus frischen und getrockneten Drogen bestehen in den offizinellen Arzneibüchern genaue Vorschriften.

Zum Hausgebrauch kann eine Frischpflanzentinktur folgendermassen hergestellt werden:

Frische, geschnittene Drogen werden lose in eine Weithalsflasche gegeben und mit Feinsprit bzw. Trinkfeinsprit etwa 60 Prozent aufgefüllt, dass die Drogen zugedeckt sind. Das Glas wird gut verschlossen, vor Sonnenlicht geschützt, bei Zimmertemperaturen 3–5 Tage unter wiederholtem Schütteln belassen. – Dann wird abgepresst und filtriert.

Warnung: Tinkturen von Giftpflanzen können lebensgefährlich sein!

Für medizinisch optimal hergestellte Tinkturen rate ich, im Fachhandel (Apotheken und Drogerien) Urtinkturen Ø zu kaufen.

Bewährte Tinkturenmischungen

Diese Rezepturen sind nicht genau identisch mit den Medizinalteerezepten, da die Wasser- oder Alkohollöslichkeit der Wirkstoffe und auch Tinkturen (Urtinkturen) von ganzen Pflanzen mit den Wurzeln berücksichtigt sind.

Bronchial- und Hustentropfen

Bei Erkältungshusten, Entzündung und Verschleimung der Atemwege; auswurffördernd.

Stechpalmenblättertinktur	Ø 20	Süssholztinktur	Ø 20
Spitzwegerichtinktur	Ø 20	Pestwurztinktur	Ø 20
Thymiantinktur	Ø 20		

Hustentropfen

Gegen Reizhusten		Pestwurztinktur	Ø 30
Thymiantinktur	Ø 50	Fenchelsamentinktur	Ø 20

Herz- und Kreislauf-Tropfen

Bei nervösen Herzbeschwerden, Stresssituationen, Föhnbeschwerden, Zirkulationsbeschwerden.

Weissdorntinktur (Blätter, Blüten, Früchte)	Ø 50	Spierblumetinktur	Ø 15
Misteltinktur	Ø 30	Arnikatinktur	Ø 5

Magen-Darm-Tropfen

Bei Magenbeschwerden jeder Art, Appetitlosigkeit, Magenübersäuerung, Blähungen, leichten Magenkrämpfen und Lebensmittelvergiftungen.

Schafgarbetinktur	Ø 10	Kamilletinktur	Ø 10
Süssholztinktur	Ø 10	Melissetinktur	Ø 30
Tausengüldenkrauttinktur	Ø 10	Kümmeltinktur	Ø 10
Enzianwurzeltinktur	Ø 20		

Entspannungs-Tropfen

Bei allgemeiner Nervosität, Schlaflosigkeit infolge nervöser Störungen, Stresssituationen.

Pestwurztinktur	Ø 30	Johanniskrauttinktur	Ø 10
Passionsblumetinktur	Ø 30	Kamilletinktur	Ø 10
Melissetinktur	Ø 20		

Schlaftropfen
Gegen nicht schmerzbedingte Schlaflosigkeit, bei überreizten Nerven, wirkt beruhigend auf das Nervensystem.

Baldriantinktur	Ø 30	Passionsblumetinktur	Ø 20
Melissetinktur	Ø 20	Lavendelblütentinktur	Ø 10
Hopfentinktur	Ø 20		

Bäder

Für ein Vollbad aus Heilpflanzen wird aus den entsprechenden Drogen ein Tee bereitet und dieser dem Badewasser beigemischt: Eine Hand voll getrockneter Drogen oder 2 Hand voll frischer Drogen werden mit etwa einem Liter Wasser zubereitet, abgesiebt und dem Badewasser beigemischt.
Nebst Bädern mit getrockneten oder frischen Drogen können aus ätherischen Ölen mit Hilfe von Medizinalschmierseife eigene Badezusätze hergestellt werden. Als Herstellungsgefäss dient am besten ein Porzellanmörser mit Pistill.
Die nachfolgenden Angaben sind Dosierungen für ein Vollbad:
Ein gut gefüllter Esslöffel Medizinalschmierseife (im Fachhandel erhältlich) wird im Mörser mit der nachfolgend angegebenen Anzahl Tropfen der ätherischen Öle gut gemischt. Danach werden etwa 3 Esslöffel Wasser dazugegeben und wieder gemischt. Es entsteht ein milchiger, perfekter Badezusatz.

Beruhigungsbad
ätherisches Lavendelöl 3 Tropfen • ätherisches Eisenkrautöl 2 Tropfen • ätherisches Bergamotteöl 2 Tropfen • ätherisches Melissenöl 3 Tropfen

Anregendes Bad
ätherisches Rosmarinöl 4 Tropfen • ätherisches Pfefferminzöl 4 Tropfen • ätherisches Zitronengrasöl 2 Tropfen

Erkältungsbad
ätherisches Eucalyptusöl 4 Tropfen • ätherisches Fichtenöl 3 Tropfen • ätherisches Thymianöl 3 Tropfen

Umschläge und Wickel

Wichtig: Bei jeder Art von Entzündungen dürfen ohne Konsultation von Fachleuten keine warmen Umschläge und keine wärmenden Salben angewendet werden!

Kalte Umschläge

Anwendung nur bei Entzündungen, Fieberhitze und normaler Körperwärme. Um kalte Umschläge zu machen, wird ein Tuch (Handtuch, Dreiecktuch) in kaltes Wasser getaucht, gut ausgedrückt und in vier- bis achtfacher Lage auf den kranken Körperteil aufgelegt. Kalte Umschläge sind mindestens alle 5 Minuten zu erneuern, da sie sonst warm werden.

Feuchtwarme bis heisse Umschläge

Anwendung nur bei geringer Körperwärme, Frostgefühl oder krampfartigen Erscheinungen (nie bei Entzündungen).
Wie kalte Umschläge, jedoch mit warmem Wasser. Sodann mit wasserdichtem Stoff oder Plastikfolie abdecken und mit wollenem Tuch warm halten. Alle 3 bis 4 Minuten erneuern.

Heilkräuterumschläge

Ein Heilkräuterzusatz verstärkt die Wirkung der Umschläge:

- Heublumen bei rheumatischen Leiden und Unterleibskrämpfen;
- Fichtennadeln wirken kräftigend auf das gesamte Nerven- und Blutgefässsystem und sind zugleich anregend.

Leinsamenauflage

Verwendet wird gemahlener Leinsamen (Flachssamen) *(Linum usitatissimum)*. Leinsamenmehl wird mit Wasser zu einem dicken Brei gekocht oder in ein dünnes Stoffsäcklein gebracht und so kurz aufgekocht. Fingerdick auf ein Stofftuch auftragen, zu einem Päckchen zusammenfalten und untere Seite (nur aus einer Lage bestehend) auflegen. Mit einem Wolltuch einpacken und nach Abkühlung erneuern.
Leinsamen werden zur Erweichung von Eiterherden, zur wirksamen Schmerzstillung bei Furunkeln und schmerzhaften Entzündungen verwendet.

Einreibemittel

In eine Haus- und Reiseapotheke gehört ein Einreibemittel oder eine entsprechende Salbe bei Quetschungen, Verstauchungen, Muskelschmerzen, Gelenkschmerzen oder Zerrungen.
Wichtig ist, dass bei nicht genau definierten Schmerzen keine wärmenden Behandlungen vorgenommen werden, da diese allfällige Entzündungen fördern können.

Rezeptur für ein allgemein anzuwendendes Einreibemittel (die Mengenangaben sind Volumenmasse, z.B. cm^3):

Wallwurztinktur	Ø 40	Lavendeltinktur	Ø 10
Arnikatinktur	Ø 30	Johannisöl	Ø 10
Ringelblumentinktur	Ø 10		

Das Johannisöl ist ein fettes Öl (aus Olivenöl hergestellt – siehe unten) und mischt sich nicht mit den anderen Tinkturbestandteilen. Darum muss das Einreibemittel vor Gebrauch geschüttelt werden.

Öle

Analog dem Beispiel des Johannisölrezeptes können auch weitere Kräuteröle hergestellt werden:

Johannisöl

150–200 Gramm frische Johannisblüten in eine Zweiliterflasche bringen und mit 1 Liter Olivenöl oder Sonnenblumenöl auffüllen. Etwa 2–3 Wochen an die Sonne stellen, zwischendurch gut schütteln. Das Öl färbt sich durch die Einwirkung des Sonnenlichtes schön rot und wird dann abgepresst.
Verwendet wird es zum Einreiben oder als Umschlag bei Verbrennungen, Sonnenbrand, Hautentzündungen, ebenso bei schlecht heilenden Wunden, Stich- und Schnittwunden. Johannisöl ist kein Sonnenschutzmittel! (Siehe auch Johanniskraut, Seite 78)

Salben

Als so genannte Salbengrundlage sollen nur hautfreundliche pflanzliche Fette, allenfalls im Handel erhältliche Salbengrundlagen verwendet werden. Vaseline oder Schweinefett sollten nicht verwendet werden, da diese nicht hautfreundlich sind und die optimale Resorption (Aufnahme) der Wirkstoffe verhindern.

Ringelblumensalbe

Eine Hand voll frische Ringelblumen (Blüten und Kraut) fein geschnitten, 250 Gramm gehärtetes Erdnussfett.
Das Erdnussfett wird im Wasserbad auf kleinem Feuer geschmolzen, dann werden die Ringelblumen dazugegeben. Achtung vor dem Überlaufen!
30 Minuten auf ganz kleinem Feuer leicht kochen lassen, dann vom Feuer nehmen und vor dem Erkalten durch Gaze abseihen.
Verwendung als kühlende Salbe gegen Entzündungen und bei offenen Beinen sowie zur Ausheilung von Narben.

Mischungen von ätherischen Ölen zum Verdampfen

Als Ergänzung zum Kapitel Aromatherapie (siehe Seite 63) folgen hier Tipps und Rezepturen für eine sinnvolle Anwendung der ätherischen Öle.
Die in den Rezepturen beschriebenen Mischungen dürfen nicht eingenommen werden!
Es ist möglich, ätherische Öle gefahrlos und trotzdem mit guten Wirkungen in Duftlampen oder auf Duftsteinen anzuwenden.
Duftlampen bestehen aus einem Teelicht – einer kleinen Kerze – die eine kleine flache, mit Wasser gefüllte Schale erwärmt. In dieses Wasser kommen einige Tropfen des ätherischen Öles, allenfalls ein Gemisch aus verschiedenen ätherischen Ölen. Dadurch werden die feinen Duftmoleküle im ganzen Raum verteilt. Für eine Anwendung in einem grossen Zimmer reichen 5–6 Tropfen vollkommen aus. Für einen kleinen Raum genügen 3–4 Tropfen. Pro Tag sollte eine Anwendung nicht mehr als dreimal wiederholt werden.
Poröse Duftsteine sind noch einfacher in der Anwendung, da die Steine nur mit der oben angegebenen Menge der Essenz beträufelt werden. Die Verdunstung der ätherischen Öle geschieht entsprechend langsamer, da die Wärmequelle fehlt. Damit ist auch das romantische Kerzenlicht nicht vorhanden. Duftsteine eignen sich jedoch bestens für die Anwendung in einem Kinderzimmer.

Rezepturen für das Verdunsten von ätherischen Ölen

Harmonisierende Mischung bei Stresssituationen

Bergamotte 2 Tropfen • Lavendel 2 Tropfen • Verbena 2 Tropfen

Ätherische Öle, die das Nachdenken und Studieren fördern

Lemongrass 2 Tropfen • Melisse 2 Tropfen • Pfefferminz • 1 Tropfen • Rosmarin 1 Tropfen

Vorbeugende, antibakterielle Wirkung bei Erkältungen und Grippe

Eukalyptus 2 Tropfen • Fichten 1 Tropfen • Pfefferminz 1 Tropfen • Thymian 2 Tropfen

Ätherische Ölmischung für ein festliches Ambiente, zum Beispiel in der Weihnachtszeit

Bergamotte 2 Tropfen • Nelken 1 Tropfen • Orange 2 Tropfen • Zimt 1 Tropfen

Mediterranes Geniessermenü aus jahrtausendealten Kulturpflanzen

Gesunde Ernährung ist die beste Vorbeugung gegen Zivilisationskrankheiten und unterstützt die Wirkung aller Heilmittel.
Als Ergänzung zum Kapitel «Vier Kulturpflanzen mit verborgenen Heilkräften und uralter Geschichte» hat ein Küchenchef ein gesundes, mediterranes Geniessermenü zusammengestellt. Dabei wurden die vier alten Kulturpflanzen mit dem ebenso alten Reis und Knoblauch sowie gesundheitsfördernden Gewürzen und Salaten ergänzt:

Aperitif
Oliven grün, gefüllt, schwarz; Mandeln, gesalzen, geröstet; Knoblauchbrot mit Basilikum und Tomaten.

Suppe
Mandelsuppe mit Sprossen und Knoblauchchips.

Salat
Rucolasalat mit rohen Randen, Oliven, Traubenkernöl, Dörrtomatenvinaigrette.

Hauptgericht
Weinblattroulade mit Gemüsefüllung auf Wirzbett mit Minze, Pinienkernen, Weinbeeren, umgeben von scharfer Kurkumasauce, garniert mit Reistimbal.

Käse
Junger Ziegenkäse und reifer Schafskäse mit Akazienhonig und Dörrobst.

Dessert
Grünteeglace oder Grünteesorbet.

Tee
Mattcha-, Hojicha- oder Jasmintee mit Mandelgebäck und Honig-Marzipan.

Zubereitung

Aperitif
Diverse Oliven, gefüllte, schwarze, grüne, marinierte; Salzmandeln, geröstete Mandeln. Südländischer Weisswein.

Suppe
Mandelpaste (ca. 2 EL pro Person) mit frischer Gemüsebouillon verdünnen, würzen mit Salz, Pfeffer, Sojasauce, frischen Sprossen, Knoblauchchips.

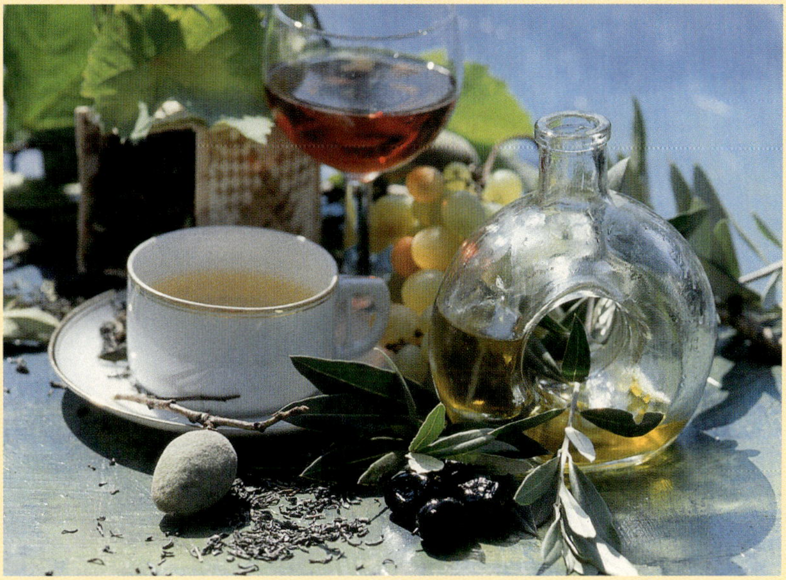

Suppe in Tasse anrichten, Sprossen darüber geben und Knoblauchchips separat reichen (dünne Knoblauchscheiben in der Pfanne mit Olivenöl rösten, bis sie goldbraun sind).

Salat
Ruccolasalat waschen, schneiden und auf einen geeigneten Teller geben, rohe Randen schälen und mit einer Raffel in dünne Streifen schneiden und über den Salat geben, einige Olivenstücke (wenn möglich schwarze) dazu.
Vinaigrette: Dörrtomaten, Zwiebeln und Schnittlauch klein schneiden, in einer Schüssel mit Traubenkernöl, Olivenöl, Balsamicoessig mit Salz, Pfeffer würzen und über den Salat geben.

Hauptgericht

Roulade: Weinblätter frisch in Salzwasser leicht vorkochen oder aus dem Glas, auf trockenem Küchentuch auslegen.
Mit einem Suppenlöffel geschnittenes, getrocknetes Gemüse auf das Blatt geben und einrollen.

Wirzbett: Wirzkohl in feine Streifen schneiden, in Olivenöl andünsten, Weinbeeren, frische Minze und Pinienkerne dazugeben, abschmecken.

Sauce: Etwas Mandelpaste, Gemüsebouillon und Kurkuma aufkochen und mit Chili, Salz, Sojasauce würzen, darf leicht scharf werden.
Roulade im Ofen dämpfen und auf das Wirzgemüse geben, Kurkumasauce auf dem Teller verteilen, dazu Vollkornreis servieren.
Frischen Ziegenkäse und etwas gelagerten Schafskäse dünn schneiden und auf einen Teller legen, ein paar Teelöffel Honig darüber geben, mit Mandeln und Dörrobst garnieren.

Dessert

Grünteeglace
2 dl kalter Grüntee (Sencha), 1 Teelöffel Mattcha-Grünteepulver, ca. 160 g Akazienhonig, 250 g Tofu (stichfest), ein Schuss Vanilleextrakt, 1 EL Mandelpüree, ein paar Tropfen Zitronensaft.
Tofu und Grüntee zu einer cremigen Masse mixen, restliche Zutaten dazugeben und bei minus 15 °C in einer Schüssel in den Tiefkühler stellen. Die Masse etwa alle 10–15 Minuten mit einem Schneebesen gut rühren, so lange, bis das Eis die gewünschte Konsistenz hat und mit dem Glacelöffel portioniert werden kann.

Grünteesorbet
6 dl Wasser, Saft von ½ Zitrone und geraffelte Schale (Bio), 200 g Akazienhonig, 1 Teelöffel Mattchateepulver, nach Belieben etwas frische gehackte Pfefferminze.
Alle Zutaten gut mischen und in einer Schüssel in den Tiefkühler stellen. Alle 5–10 Minuten gut rühren, bis die Eiskruste eine formbare Konsistenz erhalten hat.
In einem Champagner- oder Weinglas anrichten und mit Wildfrüchten garnieren.

Tee
nach dem Essen
Mattcha-oder Hojichatee, dazu Mandelsüssgebäck und Honig-Marzipan servieren.

Alle Zutaten sind in Bio-Qualität in Reformhäusern erhältlich.

Die Hausapotheke und die Reiseapotheke

Für die Ausstattung der Hausapotheke sollte man die persönlichen Bedürfnisse, allfällige regelmässig benötigten Arzneimittel berücksichtigen und für die Reiseapotheke an die gegebenen Umstände der Reiseziele denken. In eine Haus- und Reiseapotheke gehören nicht nur natürliche Heilmittel, sondern beispielsweise auch Schmerzmittel für Notfälle, die mit natürlichen Heilmitteln nicht abgedeckt werden können. In Apotheken und Drogerien sind Listen mit Empfehlungen und auch persönliche Ratschläge erhältlich.

Empfehlungen

Zur Grundausstattung einer Haus- und Reiseapotheke gehören auch Verbandmaterial und Instrumente wie Schere, Pinzette, Fiebermesser.

Hausapotheke

- Heilpflanzen: Lindenblüten, Melissenblätter, Pfefferminz, Fenchel (ganz), Kümmel (ganz), Kamillen, Ringelblume, Tausendgüldenkraut.
- Genuss- und Medizinalmischungen nach Bedarf.
- homöopathische Hausapotheke (im Fachhandel erhältlich).
- Tinkturen: Baldriantinktur, Echinaceatinktur.
- Tinkturmischungen: Herz- und Kreislauftropfen, Magendarmtropfen, Bronchial- und Hustentropfen, Kohletabletten oder -kapseln.
- Einreibemittel gegen Verstauchungen, Quetschungen usw. und ein homöopathisches Verletzungsmittel, innerlich, z.B. Arnikaglobuli, homöopathische Augentropfen aus Augentrost *(Euphrasia)*.

Reiseapotheke

Homöopathische Reiseapotheken sind im Fachhandel erhältlich.
Speziell wichtig für die Reise sind:

- Pflanzliche oder homöopathische Reisetabletten.
- Einreibemittel und homöopathische Arnikaglobuli.
- Magendarmtropfen und Kohletabletten oder -kapseln.
- Herz- und Keislauftropfen.
- Augen- und Ohrentropfen (homöopathische).
- Insektenschutz und Mittel zur Behandlung von Insektenstichen.
- Homöopathische Wundtinktur (im Fachhandel erhältlich).
- Mittel zur Wasserdesinfektion auf Silberbasis.

Wer zum Beispiel in malariagefährdete Länder reist, sollte sich vor der Reise in einer spezialisierten Apotheke, Drogerie oder allenfalls auch von einem Arzt beraten lassen.

Nebst dem Denken, der Arbeit, den Aktivitäten, der Kleidung, der Behausung und den Umwelteinflüssen ist die Ernährung besonders bestimmend für die Lebensweise und die Gesundheit.
Nahrung kann heilen, die Gesundheit fördern, die Wirkung von Heilmitteln unterstützen – aber falsche Nahrung kann krank machen und vor allem Zivilisationskrankheiten fördern.
Über alle diese Aspekte existieren viele sehr gute Bücher (siehe Seite 185). Darum erwähne ich hier nur einige Massnahmen und Naturgesetze, die mit der Naturheilkunde in engstem Zusammenhang stehen.

Ernährung

Unzählige Studien beweisen, dass

- eine vorwiegend vegetarische Vollwerternährung ohne tierische Fette und ohne Industriezucker die gesündeste Ernähung ist.
- viele Atemprobleme, Verschleimungen der Atemwege, Kiefer- und Stirnhöhlenprobleme, Infektionskrankheiten und Entzündungen mit Unverträglichkeit von Milch- und Milchprodukten in Zusammenhang stehen. Muttermilch ist fast unersetzlich, Kuhmilch und Milchprodukte sind für Kinder und Erwachsene eine unnatürliche Nahrung!
- für den Menschen eine basenüberschüssige Ernährung Voraussetzung für eine gute Gesundheit ist.
- die zunehmenden Allergiekrankheiten im Zusammenhang mit Lebensmittelfarbstoffen, synthetischen Aromen, Konservierungsmitteln und weiteren Zusatzstoffen stehen. Frische Saisonnahrungsmittel sind frei von solchen Stoffen!

Ausserdem:

- sollte man Produkte und Gewürze mit Glutamat (als Geschmacksverstärker deklariert) meiden.
- Sollte man sich Listen mit E-Zusätzen in der Nahrung besorgen und diese meiden.
- Wenn der Mensch scheinbar alles essen kann, heisst das nicht, dass alles scheinbar Essbare auch gesund ist!

Selbstverständlich gehört auch genügend Flüssigkeit (Wasser, Tee) zur gesunden Ernährung. Je gesünder wir uns ernähren, desto eher können wir uns auf unseren Durst verlassen!
Limonaden und andere Genussmittel sind keine Getränke!
Gesunde Nahrung bedeutet keinesfalls eine Kasteiung, ganz im Gegenteil – gesunde Ernährung ist von der Naturheilkunde nicht zu trennen!

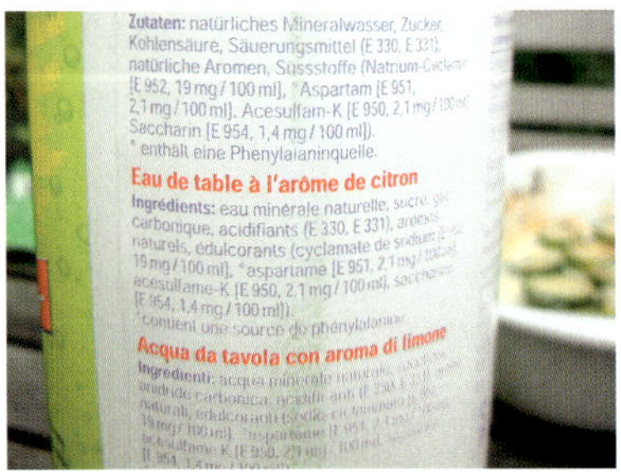

Vorsicht Zusatzstoffe!
Lebensmittel-Zusatzstoffe, die als so genannte E-Stoffe registriert und bewilligt sind, beziehen sich auf Tests von Einzelstoffen, jedoch nicht auf die Gesamtmenge aller eingenommmenen Stoffe!

Je gesünder die Nahrung ist, desto eher können wir auf alle Diäten verzichten. Gewiss müssen für Diabetiker oder andere Probleme spezielle Ernährungsregeln eingehalten werden.
Die wahrscheinlich älteste, seit Jahrtausenden bewährte Form einer Art Diät ist das Fasten, oft auch Heilfasten genannt. Darum kann ich in einem Buch für Naturheilkunde nicht darauf verzichten, die Vorzüge und Regeln des Fastens zu erläutern.

Fasten

Eine wichtige Naturregel

Jedes Tier, das ernsthaft krank ist oder sich durch schlechte Nahrung vergiftet hat, beginnt intuitiv zu fasten und wird damit normalerweise nach kurzer Zeit wieder gesund.
Wenn man sich den Magen verdorben hat, wirkt ein Fastentag oder zumindest sehr leichte Nahrung Wunder. Die immer noch verbreitete Ansicht, man müsse einen kranken Menschen mit möglichst viel Nahrung füttern, damit er wieder zu Kräften komme, hat wirklich keine Berechtigung mehr.

Warum soll man fasten

Im Laufe der Zeit lagern sich in unseren Geweben, nebst dem Übergewicht, unendlich viele Giftstoffe ab, welche die körperlichen Leistungen, die Funktionen der Sinne, und speziell auch des Immunsystems, belasten.
Fasten bedeutet also in erster Linie eine vollkommene Entgiftung und Entschlackung, was mit keiner so genannten Diät möglich ist. Diät ist fast immer falsch, besonders dann, wenn den immer einseitigen und oft sogar gefährlichen Modediäten geglaubt wird.

Begriff und Geschichte des Fastens

Fasten bedeutet nicht Hungern, sondern bewusstes Einstellen der Aufnahme von fester Nahrung, von mehreren Tagen bis zu mehreren Wochen. Während einer Fastenkur nimmt der Mensch nur ausgewählte Flüssigkeiten in Form von Wasser, Kräutertees oder Gemüsesäften zu sich. Richtiges Fasten ist eine äusserst wirksame, oft wunderwirkende Heil- und Reinigungsmethode für Körper und Geist. Darum war Fasten in wirklich allen Weltreligionen als Vorschrift für die Gläubigen enthalten. Diese religiösen Fastenregeln dienten zur Gesunderhaltung des Menschen sowie zur Förderung der Konzentration, wozu auch geistige Hingabe oder das Gebet gehören.

In der Bibel ist an 43 Stellen vom Fasten die Rede. Das Christentum kannte in seinem Ursprung während Jahrhunderten sechs vollständige Fastentage pro Jahr und hat als einzige Religion die Vorschriften so stark gelockert, dass nun sogar der wöchentliche fleischlose Freitag aufgehoben wurde.
Die Fastenvorschriften, speziell bei Christen und Mohammedanern, wurden in den letzten 100 Jahren so stark gelockert – ich nenne das sogar degeneriert –, dass im Fasten nur noch das Opfer oder die Kasteiung eine Bedeutung hat.
Vor einigen Jahren kam mir während der Vorbereitung einer Fastenwoche die Idee, in einem Luzerner Kloster nachzufragen, ob bei den Mönchen das Fasten zur Fastenzeit immer noch aktuell sei. Ein Pater gab mir gerne Auskunft: «Selbstverständlich ist bei uns im Kloster das Fasten noch alljährliche Pflicht, und zwar so, dass wir während der Fastenzeit nur etwa ein Viertel des üblichen Haushaltgeldes zur Verfügung haben und darum in dieser Zeit nur billiges Fleisch und Kartoffeln kaufen können.» Ein Kommentar dazu ist wohl überflüssig und erklärt sich aus dem bereits Besprochenen!
Durch richtiges Fasten bewirken wir im Stoffwechselsystem schon nach drei Tagen einen Zustand, in dem unser ganzes Verdauungssystem und die entsprechenden Organe nur noch auf Ausscheidung arbeiten und somit kranke Zellen, abgelagerte Giftstoffe, Fett und Schleimansammlungen total ausgeschieden werden. Der Körper kann dabei sehr lange Zeit von den Reserven leben. Es kommt sogar vor, dass Sportler nach zwei oder drei Wochen Fasten ihre sportliche Höchstleistung erreichen.

Die verschiedenen Fastenmethoden

Nebst den verschiedensten Fastenmethoden von Spezialkliniken oder Fastenärzten können die Fastenkuren folgendermassen eingeteilt werden:

Vollständiges Fasten (Nulldiät)

Der Flüssigkeitsbedarf wird nur durch Wasser oder ungezuckerten Kräutertee gedeckt. Der Körper versorgt sich aus den eigenen Reserven. Viel trinken ist zur Förderung der Ausscheidung sehr wichtig. Diese Methode eignet sich nur für fastenerfahrene Personen, ansonsten gehört diese Art des Fastens eher in ein Fastenkurhaus.

Saftfasten

Diese Fastenkur wird durch die Einnahme von Säften (Gemüsesäfte, spezielle Saftmischungen oder in Ausnahmefällen allenfalls Gemüseabkochungen oder fettfreie Gemüsebouillons) gemildert. Zweifellos ist dies eine der idealsten und gleichzeitig auch sinnvollsten Fastenkuren, da durch die Gemüsesäfte niemals ein Vitaminmangel entstehen kann und die Säfte die Anregung der so wichtigen Entgiftung unterstützen.

Reiskur
Dies ist eine in Asien uralte und bewährte Methode zur Reinigung des Körpers. Dabei wird während rund 10 Tagen nur Vollreis und viel Flüssigkeit eingenommen. Eine solche Entschlackungskur eignet sich speziell bei Krankheiten oder schwächlichen, sehr untergewichtigen Menschen.
Schon die Durchführung von einem wöchentlichen Safttag (am besten Gemüsesäfte) kann von grossem Nutzen und für die Heilung von vielen Leiden sinnvoll sein. Ein solcher Schontag darf allerdings nicht mit einer Fastenkur verglichen werden, ist jedoch von jedermann durchführbar und entlastet auf natürliche Weise die Stoffwechselorgane.

Fastenkliniken
Spezialisierte Fastenkliniken gibt es im In- und Ausland in grosser Auswahl. Für nicht vollständig gesunde Menschen sind der Zeitpunkt für eine Fastenkur sowie die Wahl des richtigen Fastensystems ausserordentlich wichtig. Sicher ist keine der existierenden Fastenkliniken als allein selig machend anzusehen. Es ist hier aber auch nicht der Ort, um über Qualität oder Sinn der angebotenen Methoden zu urteilen.

Wichtige Regeln sind beim Fasten unbedingt einzuhalten
Für die Durchführung einer wirklichen und längeren Fastenkur ist es für Anfänger unbedingt ratsam, einen Spezialisten, eine Spezialistin oder einen entsprechend ausgebildeten Arzt zu konsultieren.

- Der Körper muss einige Tage vor einer Fastenkur durch langsamen Abbau der Nahrungsmenge auf das Fasten vorbereitet und nach der Kur durch gesunde Nahrung, anfänglich in kleinsten Mengen, während einigen Tagen wieder an die normale Nahrungsmenge gewöhnt werden (siehe Anleitung bei Saftfastenkur).
- Die Därme müssen nötigenfalls durch Klistiere oder saline, das heisst osmotisch wirkende Abführmittel rein gehalten und vollständig entleert werden. Solche salinen Abführmittel sind Glaubersalz, Bittersalz, Karlsbadersalz und Magnesia San Pelegrino. Das Glaubersalz gilt als das klassische Abführmittel unter den osmotisch wirkenden Abführmitteln, hat

jedoch den Nachteil, dass die Einnahme des Geschmackes wegen sehr unangenehm ist. Deshalb empfehle ich die Anwendung des altbewährten italienischen Abführsalzes Magnesia San Pelegrino, das auch mit Anisgeschmack im Handel erhältlich ist.

- Bei Nierenfunktionsstörungen sind saline Abführmittel nur nach Rücksprache mit dem Arzt zu verwenden.
- Für die Durchführung von Klistieren gibt es entsprechende Anleitungen, die relativ einfach zu handhaben sind. Darmbäder und Einläufe sollten nur durch geübte Personen durchgeführt werden und gehören daher eher in eine Fastenklinik. Herkömmliche Abführmittel, auch pflanzlicher Art, dürfen während einer Fastenkur nicht gebraucht werden, da diese Krämpfe erzeugen können und nicht die gleiche Reinigungskraft haben wie die salinen Abführmittel.

Eine richtig durchgeführte Saftfastenkur erlaubt praktisch volle Arbeitsleistung auch während der Kur.

Nach einigen Fastentagen braucht der Körper normalerweise etwas weniger Schlaf. Trotzdem brauchen wir während des Fastens vermehrt Ruhe und Entspannung, da sich unser ganzer Organismus nur in entspanntem Zustand völlig regenerieren kann und sich auch nur in entspanntem Zustand alle notwendigen Abwehrstoffe bilden können.

Eine entsprechende Freizeitgestaltung sowie ein harmonisches Umfeld, ohne Stress und Ärger, ist Bedingung für erfolgreiches Fasten.

- Selbstverständlich sind Kaffee, Alkohol oder das Rauchen Gifte, die für den Menschen während einer Fastenkur absolut unverträglich sind.
- Unnötige Medikamente (auch Naturheilmittel) sind während der Fastenkur zu unterlassen. Konsultieren Sie allenfalls Ihren Arzt.
- Schwangere und stillende Frauen sowie Menschen, die nach schwerer Krankheit geschwächt sind, dürfen nicht fasten!
- Diabetiker oder medikamentenabhängige Menschen sollten nur unter ärztlicher Aufsicht fasten!
- Das Fasten sollte kein Mittel sein, um sich dauernd von immer wiederkehrenden Exzessen und chronischen Schlemmereien zu erholen. Richtig sinnvoll wird Fasten erst, wenn danach eine bewusste Lebensgestaltung mit gesunder, natürlicher Ernährung eingehalten wird.
- Die beste Jahreszeit für eine Fastenkur ist Frühling oder Herbst. Für den Wärmehaushalt und das Wohlbefinden ist es besser, nicht eine extrem kalte oder extrem heisse Jahreszeit zu wählen.

Die Vorbereitung auf das Fasten

Nachdem man die entsprechende Fastenmethode gewählt hat, beginnt man mit einer geistigen beziehungsweise mentalen Vorbereitung. Man soll sich mit Freude aufs Fasten einstellen und den sich vorgenommenen Zeitplan unbedingt einhalten. Das Ziel ist eine verbesserte Gesundheit von Körper und Geist! Mindestens drei Tage vor der eigentlichen Fastenkur ist auf leichte Nahrung zu achten, die täglich in der Menge etwas mehr reduziert wird. Dazu können bereits etwas Gemüsesäfte in kleinen Mengen durch langsames Einspeicheln eingenommen werden. Der Genuss von Kaffee und Schwarztee ist schon während diesen Abbautagen zu unterlassen.

Schon bei der Planung muss man sich ernsthafte Gedanken machen, wie man seinen Lebensstil und speziell die Ernährung nach der Fastenkur eventuell ändern oder neu beginnen soll.

Das Fastenbrechen

Nach einer Kurzfastenkur beginnt nach dem 7. Fastentag (oder nach der vorgenommenen Zeit) der langsame Nahrungsaufbau von mindestens einer Woche. Der von fester Nahrung entwöhnte Stoffwechsel muss wieder sehr schonend auf die normale Energiezufuhr gewöhnt und umgestellt werden. Nur so kann ein Stoffwechselschock vermieden werden, der den ganzen Nutzen der Fastenkur zunichte machen würde. Ein Beispiel zum Aufbau:

- Am 1. Tag sehr wenig Getreideschleim (Reis, Hafer) mit einem geraffelten Apfel, verteilt auf den ganzen Tag bzw. auf die Essenszeiten, dazu noch etwas Gemüsesaft, Mineralwasser und Kräutertee.
- Ab dem 2. Tag zusätzlich einige Scheiben Knäckebrot mit etwas Olivenöl.
- Ab dem 3. Tag ein leichtes Reisgericht (selbstverständlich Vollreis), ein Apfel usw.
- Ab dem 4. Tag zusätzlich ein ungezuckertes Müesli.

Auf diese Weise wird langsam die Menge Gemüsesäfte ganz reduziert und der Stoffwechsel an die normale, natürliche Vollwertnahrung und die übliche Menge Flüssigkeit gewöhnt.

Je gesünder wir uns ernähren, desto mehr sagt uns unser Durst, wann und wie viel wir trinken müssen.

Fastenkrisen

Kleine Krisen können bei jeder Fastenmethode auftreten. Je besser vorbereitet wir auf die Kur sind, desto problemloser werden auch die Krisen bewältigt. Die Krisen können körperlicher, seelischer oder geistiger Natur sein. Diese treten meist am 7., 14. und 21. Tag mehr oder weniger intensiv auf. Sie äussern sich oft als Müdigkeit, Unlust, Drang nach Gelüsten, leichten Gleichgewichtsstörungen, leichtem Kopfweh oder Sinnestäuschungen.
Zur Behebung solcher Krisen kann die Einnahme einer Messerspitze Honig oder eines Gläschens Orangensaft (ungezuckert) Wunder wirken. Mit diesen kleinsten Mengen natürlichen Zuckers wird unser Zuckerspiegel meist wieder in Harmonie gebracht.
Um auch während einer Fastenkur möglichst fit zu sein, kann zu den Gemüsesäften etwas reiner Ginsengextrakt eingenommen werden. Hier gilt jedoch eine Dosierung von maximal einem Drittel der üblichen Einnahmemenge.
Autogenes Training mit entsprechenden gezielten Formulierungen kann zum Durchhalten der Fastenkur sowie zur Behebung von Fastenkrisen äusserst wirksam sein.
Atemübungen und Bewegung an frischer Luft sind auch während der Fastenkur unbedingt zu empfehlen. Die Atmung steht in direktem Zusammenhang mit dem Stoffwechsel, indem durch die Tätigkeit der Bauchmuskeln (Bauchatmung) die natürliche Darmperistaltik angeregt wird. Ein vollständiges Ein- und Ausatmen fördert die Entgiftung und entlastet dadurch die Nieren und andere Ausscheidungsorgane.

Die Saftfastenkur

Saftkuren sind von alters her bekannt und werden in der Literatur immer wieder erwähnt. Dank dem äusserst geringen Gehalt an Eiweiss und Fett und dem Mangel an Kochsalz haben Saftfastenkuren eine reinigende und entschlackende Wirkung auf den gesamten Organismus. Zugleich sind sie aber auch ein schonender Weg zur Gewichtsabnahme, werden doch dem Körper trotz des Fastens die lebensnotwendigen Vitamine und Spurenelemente zugeführt.
Alle Fastenregeln, die richtige Vorbereitung, das Fastenbrechen und allfällige Massnahmen bei Fastenkrisen gelten auch für die Saftfastenkur!

Die Wahl der Säfte

Ideale Fastensäfte sind Karottensaft, Randensaft, Selleriesaft, die entweder frisch hergestellt werden oder im Handel erhältlich sind. Diese Säfte werden aus biologisch angebautem Gemüse hergestellt und mit milchsaurer Molke haltbar gemacht.

Fruchtsäfte sollten für eine Saftfastenkur nicht verwendet werden, da die meisten Fruchtsäfte sehr sauer und oft aufgezuckert sind. Zudem enthalten die industriell hergestellten Fruchtsäfte oft noch sehr viele Ballaststoffe, die man während einer Fastenkur nicht braucht.

Gemüseabkochungen oder fettfreie Bouillons wirken sich neben den praktisch rohen Säften eher nachteilig aus. Eine Bouillon hat, da diese warm gegessen wird, eher einen psychologischen Effekt als Essensersatz.

Die Kur

Während einer Saftfastenkur trinkt man fast ausschliesslich Saft, Wasser, Kräutertee- oder Grüntee. Man nimmt also keine feste Nahrung zu sich. Eine solche Kur dauert 1 bis 3 Wochen, wobei der Gewichtsverlust je nach dem bis zu 15 kg betragen kann, ohne dass dem Körper etwas fehlt und vor allem, ohne dass man Hunger leiden muss.

Für das erstmalige Fasten eignet sich eine Fastenkur von einer Woche!

Wichtig ist, dass der Saft auf keinen Fall glasweise, sondern langsam und schluckweise eingenommen und eingespeichelt, beziehungsweise gegessen wird, je nach dem eigenen Körpergewicht bis gut ein Liter Saft pro Tag. Eine bewährte Methode ist, die Einnahme der Gemüsesäfte auf die bisher üblichen Essenszeiten zu verteilen, das heisst anstelle der Mahlzeiten ruhig und gelassen eine entsprechende Menge Gemüsesaft zu trinken.

Genügend Flüssigkeit in Form von Kräutertees, Grüntee und Mineralwasser

Ganz entscheidend ist, dass täglich mindestens zwei Liter Mineralwasser, ungesüsster Kräutertee oder Grüntee und allenfalls täglich 1–3 Tassen sehr schwach dosierter Nierentee und Leber-/Gallentee getrunken wird. Bei der Anwendung dieser sehr schwach dosierten Medizinaltees ist es am besten, einen Tag Nierentee und anderntags Leber-/Gallentee, die Menge jeweils auf einen ganzen Tag verteilt, zu trinken. Auch die Kräutertees (Lindenblüten, Eisenkraut, Pfefferminze, Brennnessel, verschiedene Genussteemischungen) sollten sehr schwach zubereitet und langsam schluckweise getrunken werden. Damit lässt man kein Durstgefühl aufkommen.

Einige Tassen Grüntee pro Tag (am besten Sencha oder der koffeinarme Bancha) helfen, so genannte Fastendepressionen und Müdigkeit zu vermeiden. Die entgiftende und harntreibende Wirkung des Grüntees sorgt für eine zusätzliche Entschlackung. Das Trinken von einigen Tassen Grüntee pro Tag ersetzt die Anwendung von Nieren- und Leber-/Gallentee.

Die Darmtätigkeit

Auch bei einer Saftfastenkur ist der Darmtätigkeit grosse Beachtung zu schenken, damit eine vollständige Entschlackung sichergestellt ist. Auch hier beginnt die Darmentleerung durch die Einnahme von 1–2 gestrichenen Teelöffeln Glaubersalz, Bittersalz oder Karlsbadersalz auf ein Glas warmes Wasser oder, wie schon besprochen, mit entsprechender Menge des Magnesia San Pelegrino. Es ist empfehlenswert, speziell während den ersten Tagen der Kur, die Einnahme der abführenden Salzmischung (noch ein gestrichener Teelöffel auf ein Glas warmes Wasser) zu wiederholen, um Verstopfungen oder die Ansammlung von Giften zu vermeiden.
Jeder Tag wird mit einer Tasse Tee begonnen, anschliessend etwas Gemüsesaft und dazwischen wie üblich viel Flüssigkeit, wie oben beschrieben.

Ruhe und Entspannung

Die heutige rastlose Zeit, in der sich viele Menschen weder am Sonntag noch in den Ferien die so dringend notwendige Ruhe gönnen und als Kompensation Beruhigungsmittel oder stimulierende Medikamente einnehmen, weist auf die Wichtigkeit dieses Themas hin. Gesundheit, Widerstandskraft und Regenerationsmöglichkeiten stehen in engem Zusammenhang mit Ruhe und Entspannung.
Der Mensch braucht Spannung und Entspannung. Als Gegenpol und Ausgleich zu Aktivität und Bewegung ist Entspannung absolut notwendig.
Kontinuierliche Dauerspannung oder gar Dauerstress überspannt das Nervensystem und macht krank. Auf die Dauer wird das ganze System von den Muskeln bis zu den Organen unbrauchbar.
Ständige, andauernde Entspannung macht schlaff, schläfrig und träge. Dauerstress – als Arbeits- oder Freizeitstress – ist leider eine gefährliche Zeiterscheinung. Um körperlich, seelisch und geistig gesund zu bleiben oder um wieder gesund zu werden, braucht man den richtigen Mittelweg als Ausgleich von Aktivität und Ruhe.
Der menschliche Körper besteht aus Milliarden von einzelnen Zellen, die fast alle – je nach Gewebeart innert weniger Stunden, längstens aber nach etwa sieben Jahren – erneuert werden. Nebst der grossen Bedeutung von

Nahrung und Atmung können sich die menschlichen Körperzellen nur im Zustand der Entspannung richtig und vollständig regenerieren. Ebenso kann der Mensch nur im Zustand von Ruhe und Entspannung alle notwendigen Abwehrkräfte gegen Infektionen aller Art im richtigen Mass und in guter Qualität mobilisieren.

Verkrampfung ist ebenfalls eine Art Spannung. Sie entsteht, wenn sich Spannung und Entspannung nicht richtig ergänzen können. Ein chronisch verkrampfter Mensch führt jede Bewegung mit zu viel Kraftaufwand aus und leistet jede Arbeit mit zu viel Nervenspannung. Auch hier ist das Resultat eine mangelhafte Regeneration und zu wenig Abwehrkräfte, begleitet von einem überreizten Nervensystem und einem verwirrten Geist. Der Geist braucht Aktivität als Training und Entspannung zur Regeneration.

Die bewährten Lehren und Methoden von Yoga oder autogenem Training helfen enorm, die Gesundheit zu erhalten und auch zu heilen.

Gesunder Schlaf

Im Zustand der Ruhe und Entspannung, ganz speziell im natürlichen tiefen Schlaf, lösen sich die verschiedensten körperlichen und auch seelischen Probleme über das Regenerationsvermögen ganz von selbst.

Auch wenn die bewährten Entspannungsmethoden zur Unterstützung der Regeneration von Körper und Geist sehr sinnvoll und hilfreich sind, kann damit auf die Dauer niemals der gesunde, tiefe Schlaf ersetzt werden. Ich möchte hier nicht über die notwendige tägliche Schlafdauer, die beim gesunden Menschen etwa zwischen sieben und neun Stunden beträgt, philosophieren, sondern vielmehr darauf hinweisen, dass wir unseren Körper und Geist nicht an der Möglichkeit des tiefen Schlafes hindern dürfen.

Ein überfüllter Magen, belastete Därme und Stoffwechselorgane, Missbrauch von Kaffee und Tee, stimulierende Medikamente, Spannung durch aufregende Fernsehgeschichten, Elektro- und Strahlungsstörfelder im Schlafbereich sind einige mögliche Ursachen, dass Menschen schlecht und oberflächlich schlafen.

Rauchen

Ein Hinweis auf die enorme, wissenschaftlich erwiesene Schädlichkeit des Rauchens und Passiv-Rauchens sollte sich in diesem Zusammenhang erübrigen. Ich bin sicher, dass die meisten von Ihnen überzeugte Nichtraucher sind oder sich zumindest der Folgen des Rauchens bewusst sind.

Verschiedene Aspekte der Geistheilung

Es existiert keine klare und eindeutige Definition von Geistheilung. Ganz allgemein bedeutet es Heilung durch den Geist, was wieder eine Definition von Geist verlangt. Geist kann das Feinstoffliche, das Unbewusste, die feinstofflichen Energien und auch den feinstofflichen Körper bedeuten.
Je unfassbarer eine Heilmethode ist, desto mehr Unfug und desto mehr falsche Versprechungen können damit gemacht werden! Dies schliesst jedoch nicht aus, dass Geistheilung absolut seriös sein kann.
Zum Verständnis der Geistheilung ist es notwendig, mit den Gesetzen des Denkens und der Bewusstseinslenkung etwas vertraut zu sein.

«Sind Sie Geistheiler oder Geistheilerin?» Mit dieser Frage gelange ich jeweils an Kursteilnehmer und -teilnehmerinnen, wenn an meinen Wochenkursen «Heilkräfte der Natur» dieses Thema besprochen wird.
Sehr selten meldet sich dann jemand und erklärt: «Ja, ich habe schon versucht, aber …» Oft kommt jedoch die Antwort: «Nein, ich habe Angst.»
Nachfolgend versuche ich dann jeweils zu beweisen, dass wir alle Geistheiler sind. Wenn wir positiv an jemanden denken oder jemandem, der in einer gesundheitlich schwierigen oder andern hilfesuchenden Situation (Prüfung, Reise, Vorstellungsgespräch) ist, sagen: «Es wird alles gut gehen, ich denke dann an Dich»– dann sind wir bereits Geistheiler!
Wichtig für den Erfolg ist dabei, dass wir die Naturgesetze des Denkens kennen und wissen, dass sich nicht nur positive, sondern auch negative Gedanken und auch Ängste auf hilfesuchende Personen, ganz speziell auch auf Kinder, übertragen können. Das heisst, dass wir in solchen Situationen niemals mitleiden, mitfiebern oder unsere Sorge übertragen dürfen. Helfen können wir nur mit wirklich positiven Gedanken, die das angestrebte Ziel, zum Beispiel gute Gesundheit, rasche Genesung, erfolgreiche Prüfung, problemlose Reise oder worum immer es geht, beinhalten. Die positive Vorstellung, nicht der krampfhafte Wille hilft!
Nach den Gesetzen der Telepathie wirken solche Gedanken und Vorstellungskräfte auch auf Distanz!
Die üblichen Arten der Geistheilung sind:

Magnetopathie

Die Bedeutung ist Heilung durch Handauflegen, das heisst Energieübertragung auf andere Menschen, natürlich in jedem Fall kombiniert mit entsprechender Bewusstseinslenkung. Fast jede Mutter hat damit Erfahrung, indem sie ein Kind mit Handauflegen beruhigen kann. Handauflegen ausserhalb eines Kreises von sehr nahe stehenden Menschen soll nur ausgeübt werden, wenn zum Beispiel an Kursen über Gefahren und entsprechende Naturgesetze informiert worden ist. Andernfalls wäre es möglich, Probleme des Hilfesuchenden selbst zu übernehmen. Energien dürfen nur einseitig vom Heiler zum Patienten fliessen, und die Heiler müssen lernen, sich (die eigene Batterie) wieder aufzuladen!

Spiritual Healing

Die Bezeichnung stammt aus England, wo die verschiedensten Heilerinnen und Heiler unter diesem Titel tätig sind und auch entsprechenden aus langer Tradition anerkannten Organisationen angehören.

Viele dieser medial begabten Heilerinnen und Heiler arbeiten mit so genannten jenseitigen Helfern, das heisst, das Medium leitet lediglich die heilende Energie (mit oder ohne Körperkontakt) an die Patienten weiter.

Eine andere Methode dieses Heilens ist zum Beispiel das mentale Arbeiten mit Farben.

Fernheilung

Dieses im Englischen als «absent healing» bezeichnete Heilen ist das Heilen auf Distanz, ohne dass Patienten persönlich anwesend sind. Dies geschieht mit Gedankenkraft, wie schon erwähnt, oder auch mit Hilfe von jenseitigen Helfern.

Diese Ausführungen sind in erster Linie als Information gedacht. Jeder und jede muss sich darüber ihre eigenen Gedanken machen und vor allem vorsichtig und nicht zu leichtgläubig sein, wenn sich Heiler anbieten!

Dazu gehört auch, dass man nur dort helfen soll, wo dies gewünscht wird, ohne sich als Heiler aufzudrängen!

Auch Geistheilung wird zum Unsinn, wenn dabei die gesunde Lebensweise oder die Überprüfung der bisherigen Lebensweise nicht berücksichtigt wird. Es ist kaum möglich, gesundheitliche Probleme mit Hilfe einer Heilerin oder eines Heilers zu lösen, ohne selbst etwas dazu beizutragen, insofern man dazu in der Lage ist.

Geistheilung wird oft unter dubiosen modernen Bezeichnungen angeboten. Prüfen Sie die Angebote sorgfältig und seien Sie nicht leichtgläubig!

Der eigene Heilpflanzengarten

Sofern die Gesetze des biologischen Gartenbaus berücksichtigt und die richtigen Heilpflanzen, die auch in die Gärten passen, ausgewählt werden, steht einem eigenen Kräuter- oder Gewürzgarten nichts im Wege.

In einem gesunden Kräutergarten müssen die Bedürfnisse der Menschen, die den Garten erfolgreich nutzen möchten, ebenso berücksichtigt werden wie die Bedürfnisse der einzelnen Pflanzen. Dies betrifft nicht nur die klimatischen Verhältnisse, sondern auch die Nachbarschaft der einzelnen Pflanzen. So gehört zum Beispiel Liebstöckel in ein grösseres Beet an den Rand eines Gartens, da er den anderen Pflanzen zu viel Energie und Nährstoffe nimmt. Minzenarten, die sich im Garten wohlfühlen, wuchern stark und müssen, damit sie die anderen Pflanzen nicht verdrängen können, ebenfalls separat oder in Abteilen mit tiefen Abgrenzungen gepflanzt werden.
Eine möglichst einheimische Mischkultur hilft, dass der Garten weitgehend schädlingsfrei bleibt. Dies ist auch darum wichtig, da in einem gesunden, biologischen Kräutergarten weder Kunstdünger noch chemische Spritzmittel eingesetzt werden sollten. So hilft Thymian Blattläuse und der Ysop Schnecken fernzuhalten.
Fremdländische und typische Mittelmeerpflanzen, die sich aus klimatischen Gründen kaum im Freien überwintern lassen, pflanzt man am besten in Töpfe. Dazu gehört auch Basilikum, der zudem enorm viele Schnecken anzieht und deshalb in einem hohen oder speziell geschützten Topf am besten gedeiht.
Wenn eine Pflanze im Heilkräutergarten nicht oder nur sehr ungesund gedeiht, muss man dies als naturgesetzliche Tatsache verstehen. Aus irgendwelchen Gründen wird dieser Pflanze der Standort nicht passen. Es gibt sicher noch viele Möglichkeiten, für diese Stelle ein anderes Kräutlein zu finden. Im Buchhandel gibt es eine grosse Auswahl entsprechender Literatur für biologischen Gartenbau.

Ich werde immer wieder mit ähnlichen Fragen konfrontiert, welche die Lebensweise und die Naturheilkunde betreffen. Die Antworten auf eine Auswahl solcher Fragen soll helfen, die Eigenheiten der Naturheilkunde noch besser zu verstehen.

Wie finde ich den richtigen Therapeuten, Naturarzt, Arzt oder Heiler, der von der Naturheilkunde etwas versteht?

Die Empfehlung eines Arztes oder Therapeuten ist immer auch mit Verantwortung verbunden, gerade dann, wenn Empfehlungen von Fachleuten kommen.

Die beste Antwort auf diese Frage hat der Schriftsteller und Spezialist des guten Benehmens, Adolf Freiherr von Knigge, gegeben. In seinem Buch «Über den Umgang mit Menschen», publiziert in der zweiten Hälfte des 18. Jahrhunderts, erklärt er:

«Fordert die Not, dass Du Dich an einen Doktor wendest, und Du willst Dir einen unter dem Haufen aussuchen, so gib zuerst acht, ob der Mann gesunde Vernunft hat; ob er über andre Gegenstände mit Klarheit, unparteiisch, ohne Vorurteil räsoniert; ob er bescheiden, verschwiegen, fleissig, anhänglich an seine Kunst ist; ob er ein gefühlvolles, menschenliebendes Herz offenbart; ob er seine Kranken mit einer Menge verschiedener Arzeneien zu bestürmen oder sich einfacher Mittel zu bedienen, der Natur womöglich ihren Lauf zu lassen pflegt; ob er eine Diät empfiehlt, die nach seinen Begierden abgemessen; ob er verbietet, was ihm zuwider ist, anrät wozu er Appetit hat; ob er sich im Reden zuweilen widerspricht; ob er Brotneid gegen seine Kunstverwandten; ob er sich bereitwilliger zeigt, den Grossen und Reichen als den Niedern und Armen beizustehn? Bist Du über diese Punkte befriedigt und beruhigt, so vertraue Dich ihm an.»

Sind Sie Homöopath?

Nein, aber ein grosser Freund der Homöopathie und ein überzeugter Anwender von einigen Einzelmitteln und vielen Komplexmitteln. Trotz dem Besuch vieler Kurse bin ich kein spezialisierter Homöopath. Als Spezialist der Naturheilkunde, hauptsächlich der Phytotherapie, versuche ich mit etwas Erfahrung von Fall zu Fall zu entscheiden, ob ein homöopathisches oder anderes Naturheilmittel vorzuziehen ist.

Wie weiss ich, ob für mein Problem ein pflanzliches, spagyrisches oder homöopathisches Mittel die beste Wahl ist?
Vertrauen Sie Ihrem eigenen Gefühl, nachdem Sie sich nun mit allen Methoden befasst haben. Vertrauen Sie aber auch den richtigen Fachleuten (siehe erste Frage), jedoch nur dann, wenn diese Fachpersonen nicht unbegründet behaupten, nur die eine Methode sei richtig.
In jedem Fall ist es falsch, wenn Sie sich für ein Problem gleichzeitig vielen Fachleuten anvertrauen und dann erst noch alle empfohlenen Mittel zusammen einnehmen!

Ich muss vom Arzt verordnete Medikamente einnehmen, kann ich dazu zur Unterstützung Naturheilmittel einnehmen?
In den meisten Fällen, wo es um die gleichen Probleme und Leiden geht, ist dies nicht sinnvoll. Man kann aber beispielswese parallel zu einem die Nieren belastenden Medikament zur Förderung der Ausscheidung einen Nieren-/Blasentee einnehmen. Jedenfalls ist der Arzt zu orientieren oder zu konsultieren!
Wenn es sich um grundsätzlich verschiedene Erkrankungen handelt, ist dies meistens kein Problem, muss aber trotzdem besser wegen möglicher Nebenwirkungen von Fachleuten abgeklärt werden.

Kann ich ein homöopathisches Mittel einnehmen, wenn ich am gleichen Tag Pfefferminztee getrunken habe?
Die Behauptung, ein homöopathisches Mittel könne nicht wirken, wenn gleichentags Pfefferminztee eingenommen wurde, ist ein längst klinisch widerlegter Unsinn! Wäre dies wahr, müsste man in solchen Fällen auch auf sehr viele Nahrungsmittel und auch auf den Gebrauch von Zahnpasta und anderen Produkten verzichten. Wichtig ist, dass homöopathische Mittel logischerweise nicht in irgendeinem Tee, sondern separat, vor dem Essen eingenommen werden.

Kann man direkt aus dem eigenen Kräutergarten, aus frischen Pflanzen einen Kräutertee zubereiten, oder muss man diese zuerst trocknen?
Selbstverständlich lassen sich die eigenen Heilpflanzen aus dem Garten, sowie auch Wildpflanzen, direkt für Tees gebrauchen. Die nicht als frische Drogen verwendeten Heilpflanzen lassen sich durch Trocknen für den Winter konservieren.

Zu bedenken ist hier noch Folgendes: Da frische Pflanzen sehr viel Wasser (über 80 %) enthalten, brauchen wir für einen gleichwertigen Tee mehr frische als getrocknete Drogen!

Wie stark muss ich mich beim Genuss von Industriezucker, Kaffee und Fleisch einschränken, damit ich von meiner Arthrose und Rheuma geheilt werde?

Erstens: Sagen Sie bitte nie mehr «meine» Arthrose oder «meine» Krankheit! Die Krankheit gehört ja nicht Ihnen, und Sie wollen diese auch nicht behalten, sondern loswerden.

Zweitens: Die Lösung heisst hier nur Konsequenz, das heisst bei rheumatischen Leiden jeder Art ist gesunde Ernährung der einzige Weg zur Heilung. Medikamente und Naturheilmittel können natürlich eine Heilung enorm unterstützen. Industriezucker (natürlich auch in Form von Schokolade und Süssgebäck), Kaffee, erhitzte Fette, Milchprodukte und möglichst auch Fleisch (speziell Wurstwaren und Schweinefleisch) sind gänzlich zu meiden! Ich spreche hier wirklich aus Erfahrung. Im Alter von 24 Jahren litt ich an einer unheilbaren Kniearthrose. Dies war für mich der Einstieg in die gesunde Ernährung! Heute mit 62 Jahren bin ich körperlich (Sport, lange Bergtouren) in jeder Hinsicht aktiver und fühle mich besser als mit 24 Jahren.

Warum legen Sie so grossen Wert auf gesunde Lebensweise, wollen Sie mindestens einhundertjährig werden?

Nein! Das Alter scheint mir nicht so wichtig wie die Gesundheit und wie man seine Lebensjahre nutzt. Mit einer gesunden Lebensweise versuche ich nur meine Gesundheit zu erhalten und wenn möglich die verbleibenden Jahre bewusst, körperlich und geistig aktiv nutzen zu können.

Gesunde Ernährung ist und darf keine Kasteiung sein! Man soll sich am Essen erfreuen können, und dies ist bei gesunder Ernährung erst recht möglich!

Was halten Sie von Nahrungszusätzen, Multivitaminen und «Functional-Food»-Zusätzen?

Nichts – aber wirklich gar nichts! Das Angebot der Natur liefert alle Nährstoffe, die der Mensch braucht. Voraussetzung ist selbstverständlich gesunde Ernährung. Sicher gibt es Situationen, wie Zeiten von Krankheit oder Schwächezuständen, wo vorübergehend eine Kur mit Spurenelementen

und Vitaminen sinnvoll sein kann. So macht es auch Sinn, wenn zum Beispiel während den Wechseljahren ein natürliches Vitamin-E-Präparat eingenommen wird.
Tägliche künstliche Vitaminzufuhr und andere Nahrungszusätze braucht der gesund lebende Mensch nicht!

Was halten Sie von Farbtherapie?
Licht und Farben haben einen enormen Einfluss auf die Menschen, hauptsächlich auf die menschliche Seele. Farben können tatsächlich heilen. Die bekanntesten Farbtherapien sind Bestrahlungen mit Farben, Bestrahlen von Trinkwasser und viele noch unfassbare Formen der Farbtherapie. Wie bei vielen unfassbaren oder feinstofflichen Therapien liegt das Problem nicht in der Fragwürdigkeit einer solchen Therapie, sondern bei allenfalls unqualifizierten Therapeuten oder Therapeutinnen ohne eine gründliche Ausbildung. So kann eine falsch angewandte Farbtherapie statt Heilung auch unangenehme Disharmonien bei Patienten auslösen (siehe auch erste Frage).
Eine tägliche für sich selbst ausgeführte Farbtherapie ist zum Beispiel die intuitive Wahl der Kleiderfarben, ohne die Modetrends zu berücksichtigen.

Sind Sie Vegetarier, wenn ja, warum?
Ja – aus innerer Überzeugung seit gut vierzig Jahren!
Die Hauptgründe sind:

- Die Überzeugung, dass eine vorwiegend vegetarische Ernährung für die Erhaltung oder allenfalls zur Wiederherstellung der Gesundheit viel besser ist.
- Es liegen dazu sehr viele wissenschaftliche Studien vor, am ausführlichsten ist die so genannte Berliner Studie von Prof. Dr. Rottka.
- Aus Protest gegen die heutige Tierhaltung und aus Respekt vor den Tieren. Ich finde es fast etwas ironisch, wenn ein überzeugter Fleischesser einem Tierschutzverein angehört.
- Raubtiere und Aasfresser haben in der Natur eine klare biologische Aufgabe, die der Mensch nicht zu erfüllen hat.
- Gebiss und Stoffwechsel des Menschen beweisen eindeutig, dass der Mensch kein Fleischesser ist. Rohes Fleisch wäre für uns ungeniessbar.
- Es ist ökologisch erwiesen (Studien des WWF und des Club of Rome), dass ohne den energieverschwendenden Umweg über die Fleischproduktion etwa elf Mal mehr Menschen dieser Erde ernährt werden könn-

ten. Ein grosser Teil des Tierfutters (Getreide) wäre für die Menschen direkt nutzbar.

- Pflanzliches Eiweiss ist für den Menschen in vieler Hinsicht dem tierischen Eiweiss überlegen.
- Vegetarier sind in der Natur mit den vegetarisch lebenden Tieren (Elefanten, Antilopen, Hirschen, den meisten Affenarten und anderen) in sehr guter Gesellschaft.

Ich esse hin und wieder ein Ei und wenig Schaf- und Ziegenkäse, trinke jedoch niemals Milch.

Ich bin kein Missionar und anerkenne, dass der Mensch mit wenig, jedoch ausgewählten Fleischsorten gesund leben kann. Sicher gebe ich allen den Rat, aus gesundheitlichen Gründen den Fleischkonsum einzuschränken und sicher Wurstwaren und Schweinefleisch zu meiden. Auch Fisch ist Fleisch, jedoch für den Menschen bekömmlicher.

Alles weitere ist eine Frage der Gewohnheit, des Gewissens und der Überzeugung. Jeder und jede muss seinen eigenen Weg finden, der zu seiner Überzeugung passt!

Wie kann ich meinem Mann ein Naturheilmittel oder Bachblütentropfen geben, ohne dass er davon etwas merkt. Er glaubt nicht an eine Wirkung und würde auch nichts einnehmen. Kann ich etwas in die Suppe oder ins Essen geben?

Dies ist sicher der absolut falsche Weg! Noch besser kann man diese Frage beantworten mit einer Anekdote aus dem Leben von Micheli Schüppach, der vor etwa 200 Jahren im Emmental (Schweiz) eine weitherum bekannte Praxis für Naturheilkunde hatte:

Eine im Dorf für ihren etwas schwierigen Charakter bekannte Bäuerin, Marili, besuchte Micheli Schüppbach. «Micheli, du musst mir dringend helfen, ich brauche ein Mittel für meinen Mann. Es ist nicht mehr auszuhalten, er streitet mit mir den ganzen Tag.» Micheli erkannte das Problem und fing gleich an, das Mittel zu mischen. Marili sah ungeduldig zu und fragte Micheli «... aber wie kann ich dann meinem Mann diese Tropfen geben, ohne dass er davon etwas merkt?» Micheli war nicht nur ein erfahrener Kurpfuscher, sondern ein Psychologe und antwortete: «Marili, das ist ganz einfach, diese Tropfen sind nicht für deinen Mann, die sind für dich; jedes Mal wenn dein Mann zu streiten beginnt, nimmst du sofort selber zehn Tropfen und behältst diese fünf Minuten im geschlossenen Mund!»

Schlusswort

Wenn Sie das Buch vollständig gelesen oder gar studiert und nicht wie oft bei Romanen von hinten angefangen haben, so sind Sie tatsächlich am Schluss angekommen. Ich hoffe, dass Ihnen die Zusammenhänge der verschiedenen Aspekte der natürlichen Heilkräfte etwas verständlicher geworden sind oder dass ich Sie gar für die Naturheilkunde begeistern konnte.

Ich habe versucht, einen Teil meines Wissens, meiner Erfahrungen und Überzeugungen zu vermitteln. Das Lernen geht jedoch immer weiter, es darf nie aufhören.

Glauben Sie nur den Lehrerinnen und Lehrern, die ihr Wissen glaubhaft erklären können und nicht Gehörtes weitergeben. Werden Sie nicht fanatisch oder sektiererisch, aber für die eigene Lebensweise konsequent.

Schulen Sie Ihre Intuition, urteilen Sie selbst, denken Sie selbst und vertrauen Sie sich selbst. Vertrauen Sie dem Arzt, dem Therapeuten, aber werden sie von niemandem abhängig.

Ich wünsche gute Gesundheit und in jeder Hinsicht alles Gute!

Empfohlene Literatur

Fachliteratur (professionelle Fachbücher)
Hoppe, Drogenkunde, Band 1 und 2, de Gruyter Verlag
R. F. Weiss, Lehrbuch der Phytotherapie, Hippokrates-Verlag
W. Schaffner, Phyto Pharmaka Kompendium, Arboris-Verlag
Wichtl, Teedrogen, Wissenschaftliche Verlagsgesellschaft

Heilpflanzen
Bruno Vonarburg, Natürlich gesund mit Heilpflanzen, AT Verlag
Prof. Flück, Unsere Heilpflanzen, Ott-Verlag
Chr. Rätsch, Enzyklopädie der psychoaktiven Pflanzen, AT Verlag
D. Aichle, Was blüht denn da?, Kosmos
P. Kremer, Welches Blatt ist das?, Kosmos
Chr. Rätsch, Hanf als Heilmittel, AT Verlag
Chr. Rätsch, Räucherstoffe, AT Verlag
Roger Kalbermatten, Wesen und Signaturen der Heilpflanzen, AT Verlag

Homöopathie/Biochemie
C. Odermatt/A. Späni, Homöopathie, Gremag
D. Ullmann, Homöopathie, die sanfte Heilkunst, Scherz Verlag
Jaedike, Biochemie nach Dr. Schüssler, Fröhlich Verlag
Richard Kellenberger/Friedrich Kopsche, Mineralstoffe nach Dr. Schüssler, AT Verlag

Bachblüten
Bach, Blumen, die durch die Seele heilen, Hugendubel-Verlag

Aromatherapie
Valnet, Handbuch der heilenden Aromen und Essenzen, Heyne-Verlag
S. Fischer, Himmlische Düfte, AT Verlag

Tee
P. Oppliger, Das neue Buch vom Grünen Tee, Midena-Verlag (Auslieferung durch Bahnhof-Drogerie-Apotheke Bahnhof Shopping, 6002 Luzern)

Naturheilkunde

Oppliger/Schneeberger/Zeller, Grossmutters Hausmittel, AT Verlag, (Auslieferung durch Bahnhof-Drogerie-Apotheke Bahnhof Shopping, 6002 Luzern)

A. Vogel, Der kleine Doktor, Verlag A. Vogel

Ernährungsbücher

Jacqueline Fessel/Margrit Sulzberger, Osteoporose-Kochbuch, AT Verlag

Jill Norman, Das grosse Buch der Gewürze, AT Verlag

Troth Wells, Vegetarisch leicht und schnell, AT Verlag

Erica Bänziger, Ziegen- und Schafskäse, AT Verlag

Erica Bänziger, Das goldige Buch vom Olivenöl, Fona Verlag

Erica Bänziger, Abnehmen mit der Balance Trennkost, Fona Verlag

Erica Bänziger/Brigitte Speck, Blutgruppen Kochbuch 0 und A, AT Verlag

Dank

Bei der Realisierung dieses Buches war ich auf Informationen, Daten und Dokumentationen angewiesen, die mir von folgenden Personen vermittelt wurden und denen ich hier ganz besonders danke:
Meinen Mitarbeiterinnen Agathe Schnyder, Thea Villiger und Julia Bissig (alle Hausapotheke) sowie Jeannette Wampfler (Homöopathie), Pfr. Peter Bachmann, Johann Imfeld und Hans Schwarz (Hexen), Moses Dallafiora (Knigge), Prof. Dr. Hans Schlegel (Hippokrates), Hansjörg Wüthrich (Imkerei), Reto Wild, Fa. Dixa (Prüfmethoden).
Mein Dank geht auch an alle «Lehrmeister», von denen ich hauptsächlich im Bereich der Naturheilkunde sehr viel gelernt habe:
Robert Quinche (Spezialist für Naturheilmittel), Victor Studer (eidg.dipl. Drogist und Fachlehrer), Dr. h.c. A. Vogel (weltweit anerkannter Pionier der Naturheilkunde), Michio Kushi (East West Foundation, Boston), Prof. Dadaji Gupta (Himachal Pradesh University, Indien), Dr. pharm. G. Marcelle und Dr. med. Stan Friday (Spezialisten für tropische Heilpflanzen, Grenada), Max Zumsteg (Spezialist für Botanik, Heilpflanzen und Naturheilkunde), Dr. med. Stefan Schindler (prakt. Arzt für Naturheilkunde und Allg. Medizin), Prof. Dr. Hirota Fujiki (Direktor im Krebsforschungsinstitut und Spezialist für Grüntee, Japan) u.v.m.
Anne-Marie Gisler danke ich für die PC-Bearbeitung des Manuskripts und meinem Sohn Thomas für die Kreation des Geniessermenüs aus den vier Kulturpflanzen.
Die meisten Pflanzenfotos dieses Buches wurden von meinem Freund und Kollegen Fredy Käser, Pflanzenspezialist und Hobbyfotograf, realisiert und zur Verfügung gestellt.
Die Zeichnungen auf den Seiten 15 und 31 stammen von meinem Freund und Kollegen Werner Speck.
Ganz besonders danke ich meiner Ehefrau Hanny für die grosse Unterstützung bei allen meinen Aktivitäten, insbesondere auch für die Mithilfe zur Realisierung meiner Ideen wie dieses Buches.

Der Autor

Peter Oppliger, geb. 1940
dipl. Drogist, Ausbildung in Naturheilkunde, Homöopathie und Phytotherapie
Ausbildung in Ernährung an der East West Foundation in Boston
Seminarleiter für Autogenes Training und Yogalehrer (Ausbildung an der Himachal-Pradesh University in Indien)

Der Autor ist Inhaber der Firma Peter Oppliger AG in Luzern mit folgenden Tätigkeiten:

- Bahnhof-Drogerie-Apotheke in Luzern
- Grüntee-Import
- Organisation und Führung von Studienreisen für Naturkunde und Naturheilkunde im In- und Ausland
- Organisation von Kursen für Naturheilkunde, Gesundheitswochen und Heilpflanzenexkursionen
- diverse Lehraufträge im Bereich Naturheilkunde
- Gründer der Historischen Drogerie und der Heilkräutergärten im Freilichtmuseum Ballenberg
- Fachstelle für Grüntee und Phytotherapie

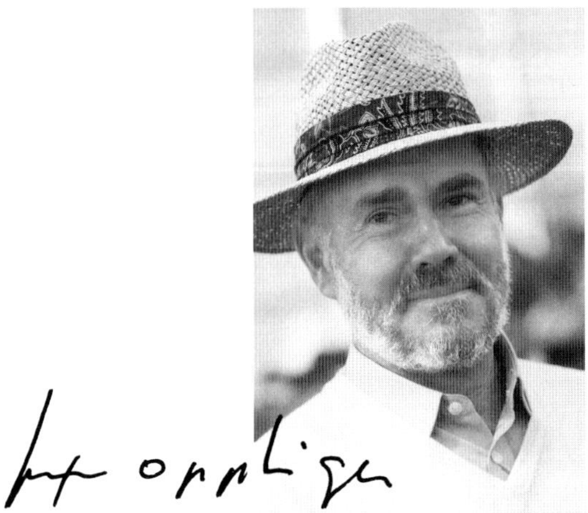

Stichwortindex

Bildnachweis
Sämtliche Pflanzenfotos von Fredy Käser, Kirchberg
ausser folgende Abbildungen:
Ulla Mayer-Raichle, Kempten 2/3, 27, 63, 126, 135 (Mitte rechts), 140, 163
Adrian Pabst, Gebenstorf 29, 32, 45, 55, 110, 124 (links), 166
Christan Rätsch 113 (oben und unten rechts)
Robert Schmid, Erlinsbach 128

AT Verlag, Aarau, Schweiz
Umschlagabbildung: Ulla Mayer-Raichle, Kempten
Lithos: AZ Grafische Betriebe AG, Aarau
Druck und Bindearbeiten: Proost, Turnhout
Printed in Belgium

ISBN 3-85502-743-9
www.at-verlag.ch